王新明

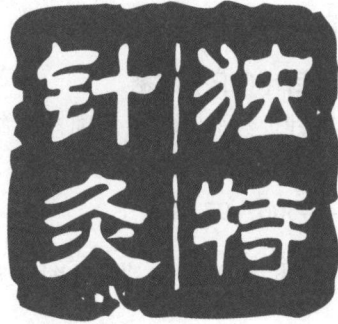

独特针灸

经验真传

主审○王新明

主编○王凯军

中国医药科技出版社

内 容 提 要

王新明先生，陕西省名中医，从事中医针灸医疗、教学及科研50余年，临床经验丰富。一生致力于经络学说的临床实践探索，注意观察经络敏感人的感传及"气至病所"。创作"手经图疗法"及"头发际象针疗法"，创新"燎灸法"，注重皮下针法。在学术界及广大病人中有很高的声望，誉称"宝鸡针灸王"。本书介绍了王新明先生的从医历程、学术思想、临床经验、部分经典验案，以及师徒对话等，颇具临床参考及实用价值，适合中医临床工作者及中医爱好者阅读参考。

图书在版编目（CIP）数据

王新明独特针灸经验真传 / 王凯军主编 . — 北京 ：中国医药科技出版社，2018.3

ISBN 978-7-5067-9720-7

Ⅰ . ①王… Ⅱ . ①王… Ⅲ . ①针灸疗法 – 临床应用 – 经验 – 中国 – 现代 Ⅳ . ① R246

中国版本图书馆 CIP 数据核字（2017）第 275122 号

美术编辑 陈君杞

版式设计 南博文化

出版 中国医药科技出版社

地址 北京市海淀区文慧园北路甲 22 号

邮编 100082

电话 发行：010-62227427 邮购：010-62236938

网址 www.cmstp.com

规格 710×1000mm $^1/_{16}$

印张 17

彩插 4

字数 244 千字

版次 2018 年 3 月第 1 版

印次 2023 年 11 月第 3 次印刷

印刷 三河市百盛印装有限公司

经销 全国各地新华书店

书号 ISBN 978-7-5067-9720-7

定价 **49.00 元**

编委会

序

作为一个教育工作者，听到自己的学生有作为、有成就，就喜出望外，就"到处逢人说项斯"①。我的学生多，所以我经常是笑口常开，喜事连连。最近学生王新明之子的《王新明独特针灸经验真传》将要出版发行，新明托我写序，我即欣然答应。

王新明是1962年考入陕西中医学院（现陕西中医药大学）的，时间不长我就发现他是一位聪明好学的学生，每天早晚经常可以看见他在楼角路边，诵读中医经典，背诵汤头歌诀的身影，而且坚持不懈，即使在"文化大革命"特殊时期，虽然不上课了，他仍然努力学习，并且自己联系了医院去实习，遇到问题就会来问我或其他老师。在那样一个年代，他还留下一张1967年来我处，我给他指点经穴位置的照片，作为他大学学习生活的写照，真是十分难得，弥足珍贵。毕业时，他已经有了扎实的中医针灸基本功。

毕业后，他主动要求到麟游山区去工作，那里山大沟深，缺医少药，他经常得翻山越岭去出诊；群众生活困难，发现他扎针能治病，还不要钱，就纷纷找他来治病，他热情接待，精心治疗，解除了许多人的病痛。

新明从苏丹援外回来后，调入宝鸡市中医药学校工作，1980年又返回母校重读经典，寒暑假回乡义诊，由于基本功扎实，加之临床不断应用，使他医术精湛，针灸技艺超群，曾在省级活动中表演针灸技艺，在他们学校创办针灸专业，主编全国中等中医《针灸学》教材。王新明已把自己打造成一位名副其实的中医学针灸专家。

---

① 唐代杨敬之《赠项斯》一诗云："平生不解藏人善，到处逢人说项斯。"项斯，唐代诗人。

他善于从中医学经典名著《内经》《难经》中继承其精华，重视经络学说，注意观察经络敏感的病人在针灸时所出现的经络感传和"气至病所"的现象，重视"守神"在针灸过程中的作用。他认为"守神"即"守气"，并提出"守气"的五个要点：一是"察气"，即针灸前先验病人脉、舌症状，以观察其精气神；二是在针灸过程中重视调气与得气；三是认为在针刺得气过程中必然耗气；四是针刺时要注意"护气"；五是补气，若病人气血不足，针之不宜，则应该用灸法温阳补气，或配合药补。

他认为皮部是十二经脉功能活动反映于体表的部位，所以他在临床上注重皮下针法（毛刺法）的应用。除常用皮下针法之外，若出现经筋病变，则按《内经》"病在经筋，治在经筋"的原则，以局部取穴为主，宜用深刺；若病在络脉，出现"盛络"者，按《内经》"十二经者，盛络皆当取之"，针刺"盛络"，或刺络拔罐法，祛邪外出。

他在针灸临床中注重整体，善于平衡阴阳。《内经》云："察色按脉，先别阴阳。"《内经》又云："善用针者，从阴引阳，从阳引阴。"所以在治疗中，他善从《内经》旨意，按上下、左右、前后、表里分阴阳相互配合取穴，或交叉取穴。经常用缪刺法和巨刺法及"四根""三结"配合应用，治疗疑难杂症。

他不仅善于继承，也敢于创新，他自创"燎灸法"，即用火针燎灸病灶皮肤的方法，提高了灸法的效用和治疗范围。

在针灸临床中，他认为针刺得气时，必然耗气。所以他倡导"经气疲乏""腧穴疲劳"论。为了不断维持针刺效果，就得不断护气。其方法是：少取穴，取准穴，腧穴交替，轮换针刺，合理留针时间，准确安排疗程等。

他在观察经络敏感人的过程中，发现每个手指和四肢一样，也有六条经络分布，分别各自与四肢经脉相连，从而受到启发，首创"手经图疗法"，临床应用已达四十余年，疗效甚佳。

他在实践前人头针的基础上，还发现以人头发际为像，似人之整体，又创造出"头发际象针"，这是一种新的头针疗法。验之于临床，效果甚好，可以推广。

　　总之，他所积累和创造的医疗经验和名方，非常丰富而且实用。必将在弘扬中医经典理论，指导临床治疗方面，起到十分重要的指导作用。

　　因为王新明非常重视修身、励志、学习、实践、继承、创造，所以他终于把自己锻造成一代名医，名医就是这样炼成的。我为有这样有作为的学生而自豪，人民因为有这样的名医而高兴。

国医大师 郭诚杰

2015 年 11 月

前言

王新明先生，陕西省名中医，宝鸡市职业技术学院退休教授。从事中医针灸医疗、教学科研50余年，不断继承发掘，发扬创新，形成了自己诸多独特的中医针灸经验。在这些独特的中医针灸经验的指导下，先生在治疗偏瘫、面瘫、突发性耳聋、带状疱疹、颈椎病、腰椎病、头痛、眩晕、各种关节病及一些神经性疾病方面等有独特疗效。在学术界及广大病人中享有很高的声望，誉称"宝鸡针灸王"。

为发扬先生的独特针灸疗法，继承《内经》《难经》经典精华，揭秘经络实质，传承中医学，发展创新，共享创新成果，我们特地编写此书。本书着重从以下六个方面介绍王新明先生的学术特色。

1.提出"精气疲乏"观点。特别重视病人精、气、神变化，认为"得气"的同时必然"耗气"，并提出了减少精气疲乏等"护气"的方法。

2.重视经络感传和"气至病所"。先生[1]在针灸的过程中曾发现一例十四经脉都有感传，并在感传的过程中沿经出现肌肉抽动现象的经络敏感人。

3.创立"手经图疗法"。在观察经络敏感人的过程中，先生发现每个手指都和人的四肢一样，有六条经脉，从而创立了"手经图疗法"，提高了临床治疗效果。

4.重视"皮部"理论在临床中的作用。先生认为十二皮部是针灸施术的主体，因而非常重视"皮部"在针灸临床中的作用，在平时针灸时多以针刺皮部（沿皮刺）为主。实践证明，针刺皮部不仅效果好，而且不伤及内脏。

5.创立"头发际象针疗法"。在学习应用"头针疗法"的过程中，先生

---

① 本书中所说先生即为王新明先生。

发现沿头皮发际绘成的图像恰似整个人体的缩影伏在头皮上，即称这一图像为"头发际象"，在"头发际象"的相应部位取穴针刺，治疗人体相应部位疾病的方法称为"头发际象针疗法"。"头发际象针疗法"用于临床，扩大了治疗范围，提高了治疗效果。

6.改良灸法。由于"艾柱灸"操作复杂，容易烧伤起泡，还有污染空气的缺点，在临床实践中，先生不断摸索，改用火针燎灸皮肤的方法治疗疾病，取名"燎灸法"。燎灸法点灸皮肤，面积小，时间短，操作简单，相对安全，因不刺入皮肤，也没有火针刺伤血管、肌肉、内脏的危害。"燎灸法"的创立，扩大了灸法和火针的治疗范围。

由于编者水平有限，书中难免存在疏漏瑕疵，敬请广大读者提出宝贵意见，共同为发展中医针灸事业再作贡献。

编者

2017年9月

目 录

第三篇　临证经验

第四篇　师徒对话

第
一
篇

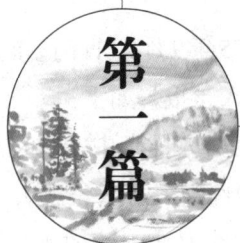

学术主张
与贡献

第一章 重视经络学说

第一节 观察经络敏感人

一、发现经过

王新明先生（以下统称"先生"）于1975年9月23日门诊时，发现1例感传"气至病所"出现肌肉抽动的经络敏感人，报告如下。

崔某某，女，29岁，汉族，河北省保定市人，高中文化程度，无医学知识，宝鸡某厂干部。1970年曾患左侧周围性面瘫（未痊愈），1975年9月23日又因"口眼歪斜"（右侧周围性面瘫）2个月余，疗效不显著，来宝鸡市中医学校针灸科治疗。先生依据"经脉所过，主治所及"的针灸理论，先刺右侧足阳明胃经内庭穴时，出现感传，感传循经上行，抵胸上乳，但未过头面。此时又按"面口合谷收"的治则，针右侧合谷穴后，感传沿手阳明大肠经上传面口时，出现了患侧下组面肌不由自主地节律性运动，进而波及健侧，表现为口角左右交替牵动，捻转行针时，抽动增强并伴下颌左右节律性摆动，停止针刺时，运动休止。起针后，病人自觉病侧面部有舒适感。这一特异的经络感传现象，引起了先生的极大注视。在以郭诚杰教授为首的陕西中医学院（现陕西中医药大学）经络感传现象研究组的指导下，共同进行了观察。

二、临床观察

（一）观察方法

在病人的井穴、原穴或非经穴上用针刺、艾灸、按压及电脉冲刺激等方法，重点对其"气至病所"出现肌肉抽动的经络感传现象进行了观察。

【刺激穴位】右侧（患侧，下同）少商穴。

【感传路线】从拇指桡侧上经鱼际过腕，沿上肢内侧前缘抵肩锁。关节下分二支，一支入胸，另一支上颈，经耳，下过面颊及人中抵对侧迎香穴。从腕又分一支循食指桡侧到商阳穴。

【肌肉运动】感传抵达头面时患侧不自主地节律性口角牵动，进而波及健侧，且出现下颌左右摆动。

【脏器反应】感传到胸时自觉胸闷。

注："——"代表14经循环路线。（下同）

"——"代表感传路线。（下同）

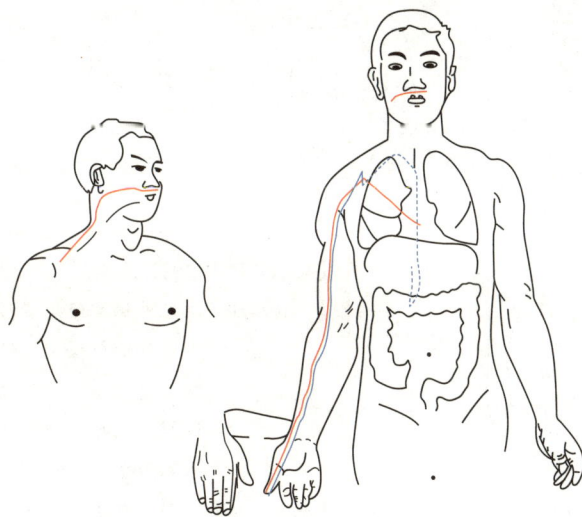

图1　手太阴肺经

【刺激穴位】右侧商阳穴。

【感传路线】沿食指桡侧上行过合谷，经上肢外侧前缘上行至肩，汇入大椎穴，复向前由锁骨上窝行经耳下到面，绕唇过人中抵迎香。

【肌肉运动】同肺经。

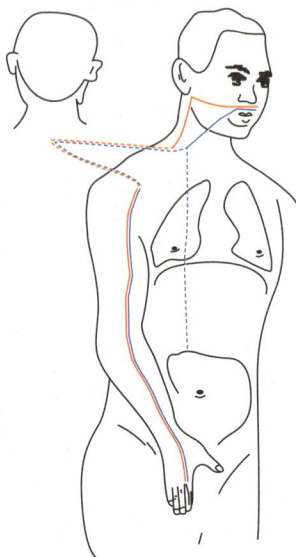

图2　手阳明大肠经

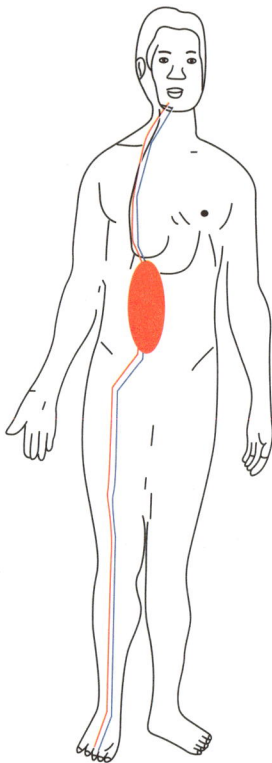

图3　足阳明胃经

【刺激穴位】右侧厉兑穴。

【感传路线】次趾外侧端经足背过解溪穴，循下肢外侧前缘上行过腹沟经腹上胸，沿乳线上行，经锁骨上窝，过颈，从耳下到面颊，环下唇过承浆至对侧目下。

【肌肉运动】两侧不自主地节律性眨眼及口角交替牵动，伴承泣穴处的肌肉细震颤。按压足三里下传达2、3趾，该两趾作交替伸屈徐动。

【脏器反应】2分钟后上述运动终止，病人俯首闭目，自觉前额发闷，按压足三里，感传过腹时为片状跳动感。

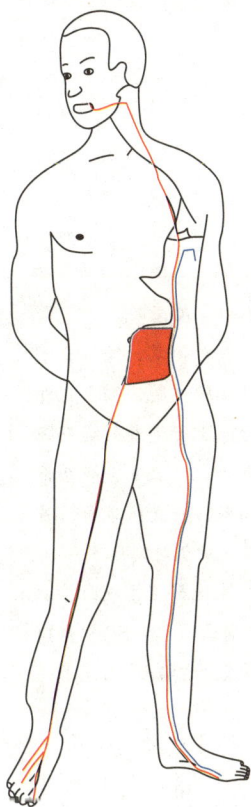

图4　足太阴脾经

【刺激穴位】左侧（健侧，下同）隐白穴。

【感传路线】沿大趾内侧端过内踝前，上胫骨后过膝，循股内侧前缘入腹上胸，一支抵舌下，一支从耳下止口角，又从下腹沿对侧脾经传至趾。

【肌肉运动】上廉泉穴处肌肉细震颤，下颌不自主地"张口式"的节律性运动，右下肢不自主地节律性抖动。

【刺激穴位】右侧少冲穴。

【感传路线】沿小指桡侧端经掌面4、5掌骨间过腕后，沿上肢内侧后缘上行到肩，绕肩上颈，过耳下，上面颊，一支至唇及眼，另支过人中达对侧目下。

【肌肉运动】两侧不自主地节律性眨眼及口角交替牵动。

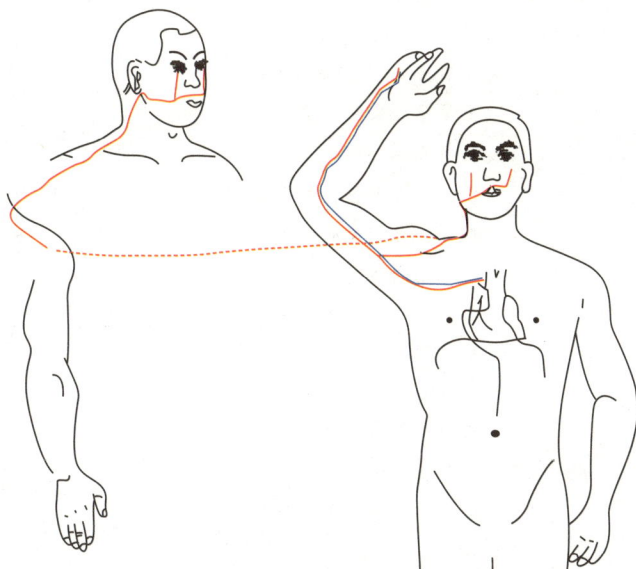

图5　手少阴心经

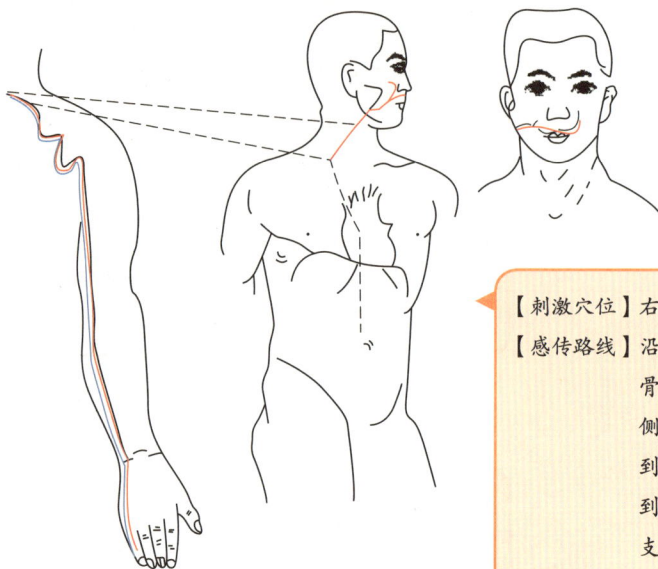

图6　手太阳小肠经

【刺激穴位】右侧后溪穴。

【感传路线】沿小指外侧端，经第五掌骨尺侧缘过腕，循上肢外侧后缘上行到肩，绕肩胛到大椎穴，上头，经耳下到面颊，一支终眼角，另支过人中至对侧目下。

【肌肉运动】不自主地节律性眨眼，口角交替牵动，伴下颌"张口式"及左右摇摆复合运动。

【刺激穴位】左侧至阴穴。

【感传路线】沿小趾外侧端，过外踝后，沿小腿后面上行过委中，直上至承扶穴分两支：一支沿督脉旁3cm直上，过风门，斜上大椎，再上至头顶旁；另一支从承扶穴上臀沿督脉旁6cm直上至项旁，会于第一支，然后过颈，经耳下，上面颊至眼；另一支从面颊分出经下唇过承浆至对侧眼。

【肌肉运动】两侧节律性眨眼，口角交替牵动。伴左侧手指节律性徐动。

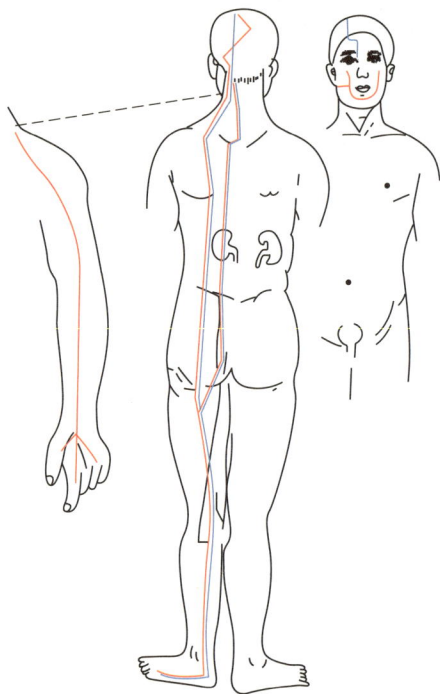

图7　足太阳膀胱经

【刺激穴位】右侧然谷穴。

【循行路线】沿内踝后循下肢内侧后缘上行入腹，沿任脉旁2cm上俞府穴，循喉抵舌根两旁，过耳下，上面。

【肌肉运动】两侧口角节律性交替牵动，伴上廉泉穴处肌肉细震颤。

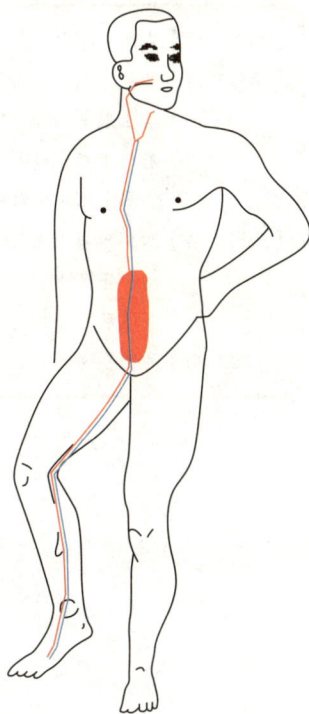

图8　足少阴肾经

【刺激穴位】右侧中冲穴。

【循行路线】沿中指内侧过掌，循上肢内侧中线，上行到肩，过颈经耳下，上面颊，终眼外侧；另一支从面颊过人中穴，至对侧眼外侧。

【肌肉运动】两侧节律性眨眼及交替性口角牵动。

【脏器反应】气至头面，自觉耳鸣。

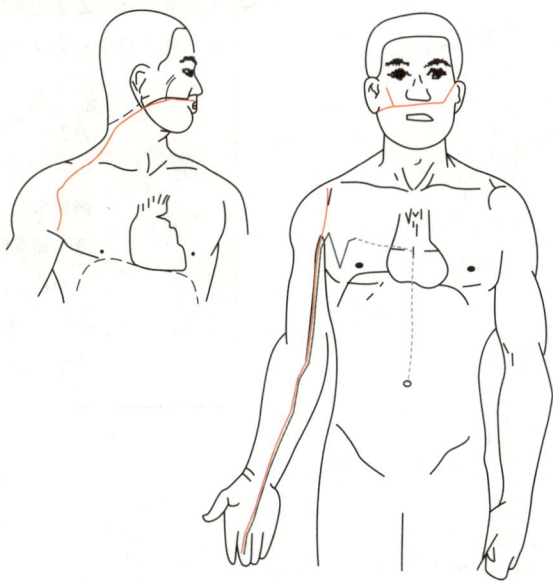

图9　手厥阴心包经

【刺激穴位】右侧关冲穴。

【感传路线】经手背4、5掌骨间，过腕，沿上肢外侧正中上肩，从肩外上颈，过耳下到面颊，绕唇上止对侧眼外。

【肌肉运动】两侧节律性眨眼及口角牵动，下颌作"张口式"上下运动。

【脏器反应】两侧耳鸣。

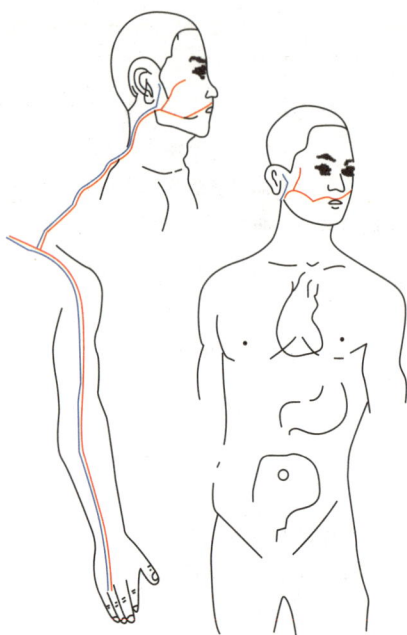

图10　手少阳三焦经

【刺激穴位】右侧足窍阴穴。

【感传路线】从第4趾外经足背4、5跖骨间，过外踝前，沿下肢外侧正中上行过环跳穴，斜行入少腹，上循胁肋到肩，经项过风池沿头侧至眼外侧，另一支从耳后上面颊，止口眼。

【肌肉运动】眨眼，39次/分钟；口角牵动，140次/分钟。

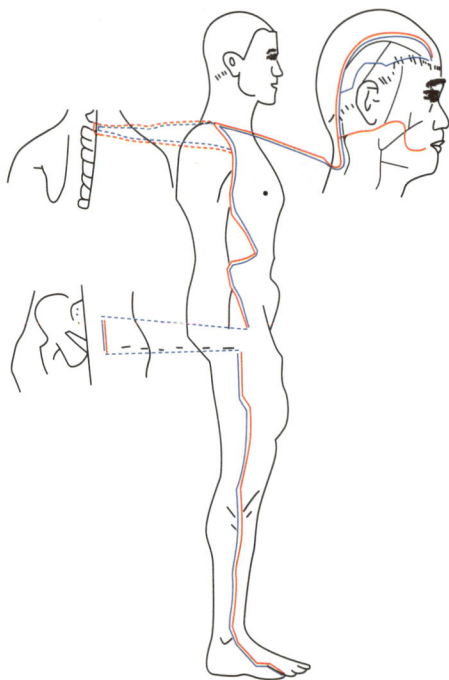

图11-1　足少阳胆经（一）

【刺激穴位】左侧侠溪穴。

【感传路线】与针刺右侧足窍阴同。此外，一支从肩沿同侧手少阳三焦经止指；一支从腰过腰阳关沿对侧足少阳胆经止趾。

【肌肉运动】与刺激右侧足窍阴同，同时伴左侧手足徐动，右侧下肢节律性抖动。

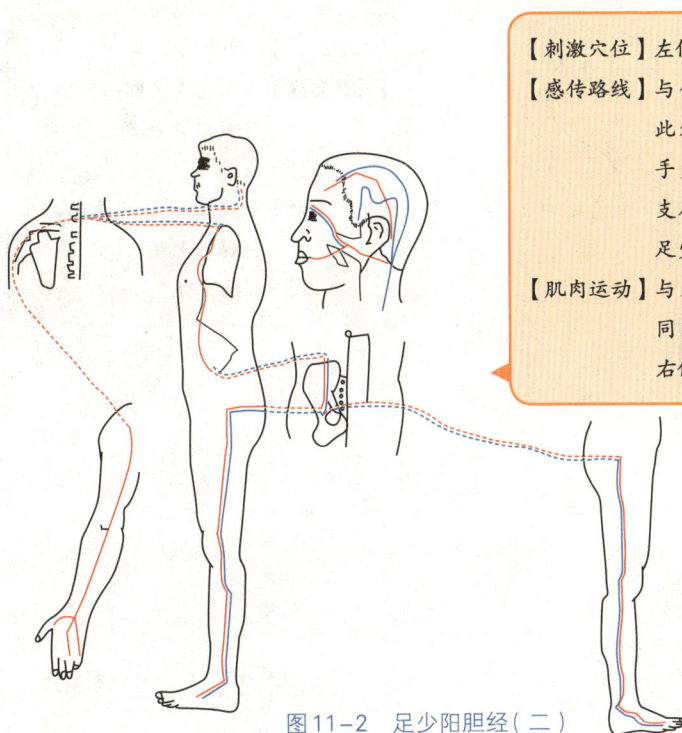

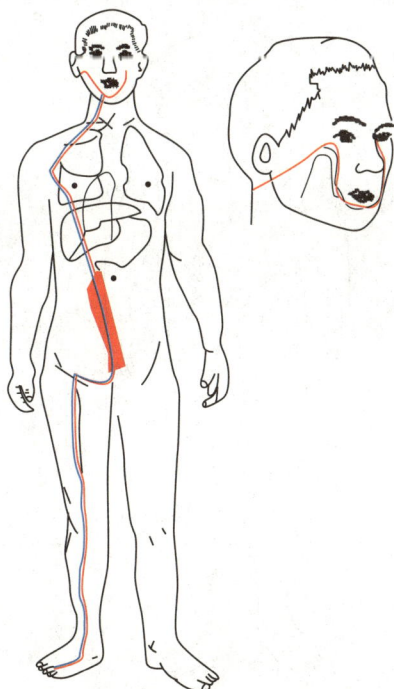

图11-2　足少阳胆经（二）

【刺激穴位】右侧大敦穴。

【感传路线】沿大趾外侧，经足背1、2跖骨间，过内踝前，循下肢内侧中线上行，过阴部入少腹，感传为片状，过脐后又为直线上行，经章门下胸侧上肩，循颈经耳下，上面颊分支止眼；另一支从面颊过承浆至对侧目下。

【肌肉运动】患侧颞部肌肉节律性颤动。

图12　足厥阴肝经

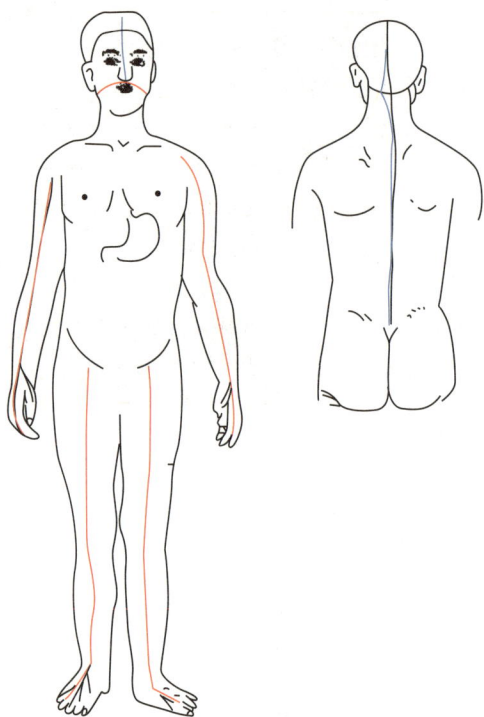

图13　督脉

【刺激穴位】人中穴。

【感传路线】沿两侧手足阳明经循行路线，从头面传至指、趾端。

【肌肉运动】除眨眼和口角牵动外，出现双上肢及双下肢节律性抖动。

【刺激穴位】承浆穴。

【感传路线】沿两侧足阳明胃经下传至趾端。

【肌肉运动】除口眼抽动外，出现双下肢节律性抖动。

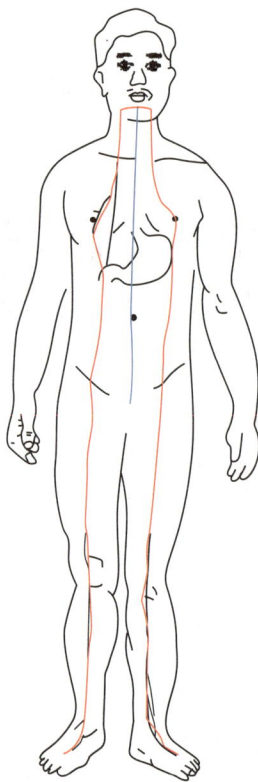

图14　任脉

（二）观察结果

1.感传性质

感传为"1~2mm"的线状：针刺时为凉感，艾灸则为温热感；感传速度为"8.4~21cm/s"。随着刺激次数的增加及疾病的好转，凉感变为"滑过"感，感传速度加快，感传线变细，趋于消退。感传在四肢体表部位浅而清晰呈线状；在胸腹部深而模糊；在腹部感传呈双向传导。当在循行线的中间某点刺激时，感传可向两端传导；当在四肢井穴刺激时感传沿经络线向躯干、头面传导；当在头面刺激时，感传则向四肢末端传导。

2.感传路线

感传多与中医学记载的14经循行路线基本相符。

3."气至病所"出现肌肉运动

根据"经脉所过，主治所及"的治疗原则，针刺患侧手足阳明经的合谷、内庭穴时感传抵达头面，出现患侧下组面肌的抽动，同时患侧眼睛不能闭合，根据同一原则，针刺患侧足少阳胆经侠溪穴，又出现了眨眼运动。此后，刺激其他经穴或非经穴，均能使感传循本经，或交表里经，或并入临近经上抵头面出现不自主地节律性眨眼、口角交替牵动及下颌运动，有的经脉还伴有一些手足、肢体的不同节律、不同方式的速动或徐动。此外，在刺激某些经脉的腧穴时，在上述现象出现的同时还出现了头面部与该经循行特点有关部位的肌肉细震颤。如刺激足太阴脾经患侧隐白穴时颌下肌肉细震颤，刺激足阳明胃经患侧的厉兑穴时双侧承泣穴处细震颤，刺激足厥阴肝经患侧大敦穴时出现两颧肌肉细震颤。

4.感传与脏器的关系

感传至某些脏器时出现了相应脏器的功能活动。如刺激肺经少商穴，感传循肺经上抵胸时，病人自觉胸闷；刺激肝经大敦穴，感传循肝经过阴部时，病人有尿急感；刺激胃经历兑穴，感传循胃经过腹时，觉腹内有跳动感，抵头面时病人俯首闭目，觉前额发闷；刺激胆经足窍阴穴，感传沿胆经上头过耳时，自觉耳鸣等。

5.感传与疾病的关系

感传上抵患侧面部时,病人自觉面部轻松,温热舒适(用半导体点温计测皮温升高2℃),疗效满意,疾病显著好转。随着疾病的好转,感传现象及肌肉运动又由明显到不明显。

6.阳性反应物

在疾病发生的同时,病人左足背侠溪穴上出现一个7mm×7mm×2mm的"皮肤疣",当用艾灸或掐压该疣时感传沿胆经上行,出现上述敏感现象,较刺激对侧侠溪穴及其他腧穴时明显,而且该阳性物随着疾病的好转由大变小。

7.感传的可阻滞性

感传可被机械压迫所阻滞,如先按压上述阳性反应物,出现了病人的口眼抽动,当在该胆经阳陵泉穴加压阻滞时口眼抽动即停,又用血压带加压于右侧小腿下1/3处,按压阳性反应物时,不出现口眼抽动,当解除压迫,抽动即现。

8.温度对感传的影响

如艾灸三阴交穴可使消失了的脾肾二经感传重现。

9.感传有后作用

如刺激胆经、膀胱经的次日,病人沿膀胱经循线出现跳动感,在胆经出现了从右侧风池穴到阳白穴的线状抽痛感,同时感觉眼轻松,闭眼灵活。

10.感传与条件反射

用电脉冲刺激时(附加语言:"开始"和开关的"时间声作为条件刺激"),强光4次以后,用条件刺激亦引出了与电脉冲刺激相同的效应,即眨眼、口角抽动。

三、讨论

(一)"气至病所"出现患侧面部肌肉抽动

《灵枢·本脏》曰:"经脉者,所以行血气,而营阴阳,濡筋骨,利关节。"这就概括了经络通过传导、调节功能,起着运行气血、营养全身的作用，从而保障了机体脏腑、百骸的正常生理功能。针灸就是依据上述经络功能，来疏通气血，平衡阴阳，从而达到治疗疾病的目的。

该病人在针灸治疗中感传"气至病所"出现患侧面肌抽动的现象，是在病理状态下机体正邪相博时，经络通过传导、调节功能，以达到抗病祛邪的功能体现。经气沿十四经，通过交会、表里经的相合（经别）、相络（络脉）抵达患处，使气血得以疏通，经筋得以濡养，肌肉运动得以恢复。

（二）阳性反应物

经络的传导功能把人体的内自五脏六腑、外至皮肉筋骨通过经气的运行，构成了一个统一的有机体，从而使内脏（五脏六腑）与体表（十二皮部）均有密切联系。该病人为右侧周围性面瘫且系胆经循行所过，而阳性物在左足胆经侠溪穴处，且此阳性物的变化与疾病演化平行，说明皮肤、经络各内脏在生理及病理上均有密切关系，临床上观察到的经气所过引起相关脏器的功能反应也证明了这一点。

（三）感传与神经系统的关系

在临床观察中不仅非经穴刺激，而且条件反射均可引起"气至病所"时出现的面肌抽动，还有感传的后遗作用均说明了感传现象是通过反射（包括痕迹反射）实现的。

（四）感传与疾病的关系

感传与疾病有密切的关系，它出现在病程中的一定阶段，有发生、发展（高峰）和随疾病治疗而消失的动态变化。在感传的上升阶段可因连续刺激致"经气疲乏"，使感传减弱。艾灸可使"经气"恢复。另外先生在病人感传消失，但刺激后而面肌运动仍微弱存在的现象启发下，认为是否有一种不被感知的感传在进行着。我们以面肌运动作为感传的客观指标，对这种"不被感知的感传"进行压迫阻滞，得到了成功，若摒除条件反射的因素，是否可认为感传现象是一种存在于人群中的普遍现象，感传的出现是否为机体被某种未知因素所"致敏"，从而使这种在正常情况下不被感知的冲动通过神经系统上升为"感传感"。在感传的发生过程中致敏因素（包括艾灸）均为变化的条件而起决定作用的是机体的反应性。

第二节　重视皮部理论

十二皮部是十二经脉功能活动反映于体表的部位，也是络脉之气散布之所在。《素问·皮部论篇》曰："皮者，脉之部也""凡十二经络脉者，皮之部也。"十二皮部是以十二经脉在体表的分布范围为依据而划分的。《素问·皮部论篇》又曰："欲知皮部，以经脉为纪者，诸经皆然。"十二皮部居于人体最外层，与经络气血相通，故是机体的卫外屏障，具有保卫机体、抗御外邪的作用，又有反映脏腑、经络病证的作用。

基于十二皮部的分布特点及作用，皮部理论的临床应用相当广泛。人体如患有疾病，会通过经络系统表现在相关的皮部上，如出现阳性反应点、痛点等，以及相关腧穴上出现的异常反应。这些阳性反应点，既是诊断的依据，又可作为针刺施术的部位（穴位）。先生认为十二皮部是针灸施术的主体，因而非常重视皮部在针灸临床中的作用。在平时的针灸临床中，多以刺皮部（沿皮刺）为主，很少直刺。实践证明，针刺皮部不仅效果好，又不易刺伤内脏。

临床中先生推广了毛刺法的应用。"毛刺"是《灵枢·官针》中"九刺"之一，是针在皮下的一种针刺方法。虽然经文称毛刺法是治疗受病比较浅的痹证，但是根据《素问·皮部论篇》中"皮部以经脉为纪"与"十二经络脉者，皮之部也"等皮肤分布与脏腑经络相联系的理论，用毛刺的方法，针刺皮部也可以治疗经络、脏腑、气血、筋骨等方面的疾病，在这一方面先生积累了丰富的临床经验。

第三节　重视络脉

《灵枢·经脉》载："十五络者，实则必见，虚则必下。"邪气内袭，流于经络脏腑，其络脉必暴然而起。《内经》把此称作"盛络"或曰"结上甚血者"。其状如《灵枢·血络论》所载："血脉者盛坚横以赤，上下无常处，小者如针，大者如筋。"在临床中，先生非常重视络脉在诊断和治疗中的作用。

一、络脉在诊断中的作用

《灵枢·经脉》曰："脉之卒然盛者，皆邪气居之。"《太素·经络别异》注云："十二经脉有卒然动者……络脉将邪入于卫气，卫气将邪入于此脉本末之中，流而不去，故为动也。"邪气入侵，由络及经，络脉充盛而怒张，经脉也会搏动急迫。《灵枢·经脉》又云："经脉常可不见，其虚实也，以气口知之。脉之见者，皆络脉也……凡诊络脉，脉色青则寒且痛，赤则有热。"据此，先生在针灸临床诊断中，把切寸口脉与观察盛络结合起来，以测知疾病所在经络、脏腑，以及邪气的盛衰与寒热属性。凡寸口脉盛大有力的一侧，同时也会有盛络出现，盛络出现于何经所在部位，说明该经及其相关的脏腑为邪所居。

二、络脉在治疗中的作用

《灵枢·根结》曰："十二经者，盛络皆当取之。"说明盛络既为诊断之证据，又为针刺之部位。《灵枢·经脉》云："诸刺络脉者，必刺其结上，甚血者。"又云："凡刺寒热者，皆多血络，必间日而一取之，血尽乃止，乃调其虚实。"遵其旨意，在临床中，用粗毫针（26号针）刺其盛络，出血数滴，待尽后用消毒干棉球按之。对于病程较长病人，隔日针刺1次，均取得显效。

【病例】王某，男，21岁。首诊日期：1979年9月9日。下肢痿躄1周。7天前自觉四肢末稍有麻木感，继而延至膝肘关节，同时四肢软弱无力，尤以下肢较重，不能步履，但无痛感。即于宝鸡市某医院住院治疗。诊断为急性感染性多发性末稍神经炎。但治疗未见显效，复来要求针刺。寸口脉洪大而数（右侧较左侧有力），右耳"胃区"有紫红色络脉浮显，其小如针；右侧列缺、冲阳、委中穴等处有怒张之络脉，其大如筋，呈紫青色，舌质红，苔薄黄，口渴欲饮，头汗淋漓。辨证为热邪瘀阻太阴、阳明、太阳等经，经气不通，加之热盛伤津，经脉失养，发为痿证。治疗用粗毫针刺破右耳之盛络，出血数滴。病人即觉全身轻松有力，并开始独自行走数步，头汗亦减。以后隔日用同法依次刺右侧列缺、冲阳、委中穴等处之"盛络"及手太阴、足阳明经之井穴。症状逐日减轻，已能独自行走及上下台阶，手可提起椅子。但寸口脉还是右侧较左有力。四肢末端麻木感仍存在，不能用脚尖站立。休息5天，再按前法针刺2个疗程（20次），全部恢复，寸口脉左右平和，右侧盛络隐消。

第四节　重视经筋理论

十二经筋是十二经脉之气输布于筋肉骨节的体系，是附属于十二经脉的筋肉系统。十二经筋皆隶属于十二经脉，并随所辖经脉而命名。十二经筋主要是约束骨骼，屈伸关节，维持人体正常运动功能。

《素问·痿论篇》曰："宗筋主束骨而利机关也。"十二经筋失用，就会出现一系列的经筋病证，多表现为各条经筋循行所过部位的筋肉、关节的运动障碍和疼痛。如筋肉的牵扯、拘挛、疼痛、转筋、强直和筋肉的松弛、口僻、肢体的瘫痪麻痹、痿弱不用及关节活动不利等。临床上常见的肩背腰腿疼痛或活动不利以及肌肉痉挛、麻痹、瘫痪等症，皆属于经筋病的范畴，疼痛是经筋病常见的临床表现。针灸治疗经筋病多以局部取穴为主，且多用火针或温针灸，如《灵枢·经筋》曰："治在燔针劫刺，以知为数，以痛为腧。"

对久而不愈的偏瘫病人，采用刺经筋法为主，以缓解偏瘫之挛急，效果显著。久而不愈的偏瘫病人往往瘫侧上肢屈曲难伸，手指挛急不开；下肢强直或足内翻，甚至走路时足背着地，或足趾挛急内收，这些皆为脑血管意外所致的中风后遗症之偏瘫，属脑性瘫痪。偏瘫日久，十二经脉之气血，长期不能正常濡养经筋，阴阳经筋失于协调，阴筋急而阳筋缓发生拘挛。出现瘫侧肢体内翻、强直。采用补益气血，调节阴阳经筋，缓挛止急之法，根据《内经》中"病在经筋，治在经筋"的原则，以局部取穴为主，对上肢屈曲难伸者，取手三里、曲泽、天井；手指挛急不开者，取阳溪、合谷、大陵。下肢强直者，除深刺阳陵泉外，若有足内翻者，阳经取飞扬、申脉、昆仑；阴经中肝经取蠡沟、曲泉、阴廉、五里、阴包等穴，肾经取阴谷穴，脾经取血海、箕门、阴陵泉等穴（上述腧穴均可根据病位不同而分别选用）。属肝阳上亢，配选膈俞、肝俞、肾俞、关元、脾俞、气海等穴。采用火针刺法及毫针刺法，根据病人脉症及肢体挛急之部位选用不同的穴位治疗。通过针刺治疗，病人绝大多数上肢伸展可攀过头，手指可握物，走路基本正常，生活能自理。

另外，肩周炎亦主要为经筋病变，在临床治疗中以悬颅透率谷作为治疗肩周炎的基本穴，取悬颅透率谷之部是手足三阳经筋之所聚之意，往往使一些病人能当即举过头，甚至恢复正常。

第二章　平衡阴阳，注重整体

人体各部，由于经络内连脏腑，外络肢节，通达上下，左右交会，构成了一个统一的有机体。正常情况下，机体保持着"阴平阳秘"的平衡状态。若因某种因素使这种平衡遭到破坏，就会产生阴阳偏盛或偏衰的病理变化，因而也会有上下、左右、表里、内外等方面的相互影响。《素问·阴阳应象大论篇》中载有："善用针者，从阴引阳、从阳引阴……"在疾病诊断上注重"察色按脉，先别阴阳"，在治疗原则上注重"谨察阴阳所在而调之，以平为期"，因而在应用法则上就有"从阴引阳，从阳引阴"之法。正如张志聪所说："夫阴阳气血，外内左右交相贯通，故善用针者，从阴引阳分之邪，从阳引阴分之气。"

对"从阴引阳，从阳引阴"针法的应用，必须按照中医学辨证施治的原则，运用经络、脏腑、八纲辨证，对疾病的各种临床表现及脉舌等进行综合分析，作出临床诊断，分清疾病的部位、阴阳属性、标本缓急以及正气的虚实，然后才能正确施本法予以治疗。

一、辨脏腑

如针灸治疗痢疾，属脾肾阳虚者，为病在脏属阴，以针刺背部脾俞、肾俞为主，用补法；属胃肠湿热者，为病在腑属阳，则以针刺胃募穴中脘、大肠募穴天枢为主，针用泻法。虽同属痢疾，但由于虚实不同，脏腑有异，在治法上，前者就得遵循以俞治脏，即"从阳引阴"的针法，后者就要按照以募治腑，即"从阴引阳"的针法。

二、辨阴阳

如某人颠顶痛，兼眼花目眩，舌红苔少，脉弦细而数。经过分析，其证属下焦肝肾阴虚，水不滋木，肝阳独亢所致。症见于上而病本于下，采用"以下治上"的针法原则，针刺肝经原穴太冲、肾经原穴太溪，皆用补法。经过一段治疗，使上亢之虚阳下归于肾水之中，达到了阴阳平衡，所以痛息症消。

三、辨虚实

某人患右侧偏瘫，在针刺过程中，越来越感到瘫侧酸软无力，影响了瘫肢功能的恢复。检查：左手脉实，右脉无力。其病机为左实右虚。根据"左盛则右病"，故采用巨刺法针泻左侧。这样达到了补右（患）侧之目的，病人很快见到卓效。

四、辨标本

如针灸治疗周围性面瘫。疾病早期，由于外邪阻于患侧面部之经络，致其经气阻滞，发生瘫痪而使面肌歪向健侧，这时标在健侧，本在患侧，其证属实。采用"歪左泻右"或"歪右泻左"之针法原则，在患侧面部取穴。若此病迁延日久，患侧面部经脉长期失养，发生痉挛，又可能歪向患侧，出现所谓倒错现象，这时标本均在患侧，其证属虚。按"歪左泻右，歪右泻左"之针法，就须针刺健侧穴位，这样就都达到了"泻左补右"或"泻右补左"的目的。《内经》之"从阴引阳，从阳引阴"是以阴阳学说、脏腑经络学说为理论指导，建立在循经取穴的基础上，它是远道取穴的理论依据，是标本根结理论的应用，是配穴处方的基础，是统一整体观的体现，它贯穿在取穴配方及针灸补泻的各个方面。针灸临床中，运用这一针法原则，分别采用上下分阴阳（上病下取，下病上取）、左右分阴阳（以左治右，以右治左）、腹背分阴阳（以募治腑，以俞治脏）、表里分阴阳（以表治里，以里治表）、内外分阴阳（以傍治中，以中治傍）的方法，大大提高了治疗效果。

第三章　重视"守神"

　　《灵枢·九针十二原》首先提出"守神"，曰："小针之要，易陈而难入，粗守形，上守神，神乎，神客在门，未睹其疾，恶知其原。""神"：正气；"客"：邪气；"神客"：正邪交锋；"在门"：正邪交锋过程中，邪气循经出入之路经。"守神"：守卫、固护正气，即：①首先观察正邪的盛衰；②判断邪正在何经争斗，即为何经之疾；③应取何经之穴诊治，如何运用补泻；④如何在治疗中调动正气与邪气作斗争（祛邪扶正）；⑤在调动正气时，如何保护正气不受或少受损伤；⑥守卫和固护正气是祛邪治病的关键。

　　"神者，正气也"，守神即守气。守气在针灸临床中有以下五个方面的内容：一是察气，二是调气与得气，三是耗气，四是护气，五是补气。

一、察气

　　察气，就是首先检查病人血气之有余或不足，其方法就是通过望闻问切四诊的方法，进行辨证施治。如《灵枢·小针解》云："观其色，察其目，知其散复，一其行，听其动静者，言上工知相五色于目，有知调尺寸小大、缓急、滑涩，以言所病也。"

　　【病例】某女，50岁，患呕吐症一月有余，曾先后在几个医院经中西医治疗无效，某院针灸科曾针刺足三里、中脘等穴无效果。先生接诊后，望其面色青黄，舌苔薄白，舌体胖，按其脉左侧弦紧有力，右脉沉弱，左侧肝俞穴压痛明显，辨其人病位虽在胃，病源却在肝，为肝气实，胃气弱，厥阴之气上逆，肝木克土之象，肝气不舒则胃气不降致使呕吐不断。左实右虚，阴阳失调，针灸治疗应泻肝实胃，泻左补右，即取左侧肝俞、内关、太冲等穴，用泻法，取右侧足三里穴用补法。针后病人当即神清气爽，1次有效，5次痊愈。

　　按：总观以上治法，均是以《内经》中"上守神，守人之血气有余不足，可补泻也"的精神为治疗准则。肝俞为肝的背俞穴，内关为手厥阴之络穴，又为八脉交会穴之一，太冲穴为足厥阴肝经之输穴、原穴，足三里为足阳明胃经的下合穴。泻肝补胃，泻左补右，达到肝得疏泄，胃气得复，左右阴阳得以平衡。故其病很快治愈。

所以，《灵枢·官能》又说："用针之理，必知形气之所在，左右上下，阴阳表里，血气多少，行之逆顺，出入之合，谋伐有过。"这就是治病之前先察气，也就是《灵枢·小针解》所说的"未睹其疾者，先知邪正何经之疾也，恶知其原者，先知何经之病所取之处也。"

二、调气与得气

《灵枢·官能》曰："审于调气，明于经隧。"就是通过针刺方法作用于病人一定的经络腧穴上，使之得气，这个过程就是调气，调气的目的是为了得气。正如《灵枢·九针十二原》所说："刺之要，气至而有效。"

"得气"在临床中有何表现呢？怎样才算气至呢？明代《标幽赋》中有此描述："轻滑慢而未来，沉涩紧而已至。"又说："气之至也，如鱼吞钩饵之沉浮，气未至也，如闲处幽堂之深邃。"所以古代至今把"得气"的表现皆描述为：针刺得气时，病人在针刺部位感到酸、麻、胀、重等感觉，施术者也会感到针下有沉重、紧涩等感觉，而针刺未得气时，病人针刺部位无特殊感觉，施术者感到针下空虚无物。

对于如何才算得气，先生通过临床提出了自己的看法。得气不一定都要求针处有酸、麻、胀、重等感觉，也不完全要求大夫针下出现沉、涩、紧等感觉。可以这么说，不同的针刺方法，要求不一样的针刺感觉。

1.毛刺法（沿皮下针刺）

既不要求针处有酸、麻、胀、重等感觉，而且尽量要求针下必须有空松感。近年来流行的"腕踝针"，应是毛刺法的一种，这种针法就明确要求，针下必须空松，也不要求针处有酸、麻、胀、重等感觉。

2.耳针疗法

局部有刺痛感，很少向远端扩散。

3.头皮针疗法

局部有胀、重、痛、麻等感觉，也很少有向远端扩散。

4.直刺体穴

针刺部位可出现酸、麻、胀、重等感觉，术者指下也会有沉、涩、紧等感觉。

这些认识的差异是经时代的变迁，针灸疗法发展的结果。但不论何种针法，都可能在针刺后出现以下几种得气现象（即产生了不同的经气感应）：①全身轻松感，即神清气爽的感觉；②患部出现轻松感，或麻感，或凉感，或热感；③针刺部位沿所刺经脉向病灶处扩散或出现一些经络现象；④病人可能出现短暂的昏晕、恶心及出汗等感觉。上述几种现象都称为"得气"现象，就是针刺入腧穴后所产生的经气感应。不论针刺局部有无感应，都可以产生相应的治疗效应。

1969年，有一天先生正在讲授针灸课，一位赤脚医生说他嫂子（女，30岁）患牙痛，先生即在课堂上给同学们针灸示范，选取合谷穴，当针刺入腧穴后约2分钟，病人即感觉头晕、恶心、出汗，处理完晕针后，牙痛顿然消失。病人给大家说："牙不疼了，头也清楚了。"并述当针扎进穴位后，突然有一股凉气从手经上肢传到牙痛处，此时感到头晕，随之出汗、恶心，一切过后牙痛也消失了。10多年后，那位赤脚医生说他嫂子以前经常上火牙疼，经那次针刺后未再犯过。并说那次治疗把他嫂子的牙疼病彻底治愈了。

这里要强调的是"针后即有一股凉气直达病所"，"气至"来得快，表现得明显猛烈，使病人出现类似晕针的表现，邪随汗解，正气恢复后，一切感觉又那么清爽。正如《灵枢·九针十二原》所说："刺之要，气至而有效，效之信，如若风吹云，明乎若见苍天。"证明晕针也是一种得气现象。

总之，得气的过程就是"神客在门"，正邪共会也，即在正邪斗争的过程中，得气后邪退正复，病人就会有神清气爽的感觉。

三、耗气

（一）晕针

既然晕针是针后经气感应，因而也是一种得气现象。同时这也是一次过猛过多的耗气过程，即气来过猛，一次性耗气过多的过程。

【病例】王某，45岁，患右肩背及右上肢疼痛多日，要求针灸。先生根据脉象，在同侧的手太阳经取阳谷穴沿皮下向肩横刺1.5寸，针下无感觉，但针后不足2分钟，即晕针，清醒后即言疼痛消失，全身清爽，1次愈。半年后又因右侧腿痛要求针刺，根据脉象，直刺对侧后溪穴0.5寸，局部有酸痛感，针3次愈，无晕针。又过一年因肩疼要求针刺，又取手太阳经阳谷穴沿皮下向肩横刺，针7次愈。此后该病人有病不服药，只来针灸。随着针灸次数的增多，针刺效果却越来越不明显，治愈的疗程（周期）也越来越长。

从这个病例可以看出此人在针刺过程中，从急速效（晕针感）、速效、慢效到不效。临床中常出现初针速效，随着针刺次数的增多，效果越来越不明显，甚至久刺后不但无效，反而出现身体疲乏、汗多等现象，这是由于长期针刺，经气不断损耗而导致的结果。晕针有体实和体虚两种截然不同的情况。

1.实证

本不虚，针后来气过猛，正邪交锋过急，正邪消耗过快。

一是初诊时多发生：气来急骤，针后即晕，晕后急醒，针后大效。二是针感人重时发生：气来急骤，一次耗气过快。三是由于留针时间过长，一次耗气过多而致。

2.虚证

饥饿、劳累、空腹、大泻、体虚、大汗、大出血等，本已虚，若针刺，气少再调，虚上加虚，使气匮乏。即《内经》所说的"精泄则病亦甚而恇"。

所以说，晕针是针后经气感应，是一种得气现象，同时也是一次过猛过多的耗气过程。或气来过猛，一次性耗气过多，或气少再调，使体虚者更虚。晕针后的处理，如头放低或卧床休息、喝水等都能使晕针恢复，说明所耗之气慢慢恢复。

（二）经气疲乏

经气疲乏这一观点，先生曾在1975年就已经提出。后又随机对门诊不同病种、不同年龄（2~70岁）的100例病人进行针刺观察，其中男49例，女51例。每次针刺7穴，每日1次，在连续针刺5次后，38例病人不同程度出现了或多汗，或困乏，或多梦，或失眠，或嗜睡等现象。小儿还会有惊悸等症，凡出现上述一症或数症的病人，针刺后的治疗效果就差，甚至无效。这时所有病人不同程度均有神疲乏力的感觉。停针3~5天后，上述现象就逐渐消失。另外，1990年暑假，先生回乾县义诊时，乾县、彬县一些地方小儿麻痹流行。先生对发病在2个月以内来要求针灸治疗的19例患儿（1~6岁）进行针刺观察，每次选玉枕透天柱、肾俞透命门、足三里等穴，每日1次，连续针刺5次后，就都出现了多汗、惊悸等症。于是把针刺过程中出现的上述反应就称为经气疲乏，这是因经气被长期不断激发而消耗的结果，这也证明了得气的同时也必然耗气。

西医学通过对各种针法作用原理的研究，发现传统针法作为一种非特异性刺激，通过针刺体表的特定部位，引起机体的各种反应，调动了机体本身固有的调节功能，从而起到改变患病器官或组织的生理、病理功能状态的作用。先生认为，针刺腧穴引起机体的各种反应就是得气现象，而调动本身固有调节功能的过程，也就同时是耗能（耗气）的过程。另外，多次多针的长期刺激，还可使人体固有的功能"泛化"或紊乱。中医学认为"经气"主要是经络功能的体现，是人体整个血气活动的概括。经气自然可以理解为人体固有的调节功能，所以说针刺使经气被激发，引起得气，得气促使邪去正复，身体康复。但得气的同时又是耗气的过程。《内经》指示医生："上守神，守人之血气有余不足，可补泻也。"这就要求医生不仅在治病之初察气之虚实，在治疗过程中也要密切观察气血活动的变化。

（三）腧穴疲劳

腧穴疲劳是指某腧穴长期不间断地接受针刺，使该穴经气损伤，减弱或暂时失去了对针刺的反应能力。腧穴疲劳也属经气疲乏的范畴。

2005年先生曾接收一位偏瘫病人：陈某，男，60岁，患脑梗死致左侧偏瘫42天。在先生对其针刺之前病人已于某医院针刺30余天。据病人讲述，开始还有效果，后来越扎越没效了，而且容易出汗，越来越觉得疲乏没精神。后来先生在给病人查体时，发现该病人患侧的曲池、肩髃、合谷、足三里等穴处都有0.5~0.8cm^{2}由针眼组成的瘢痕，这显然是某医生在这些腧穴上不间断地针刺造成的。针刺过频，不但容易造成经气疲乏，而且所针刺的腧穴已经很疲劳，经气无力反应，所以就不能得气，怎能言其效果呢？后来先生就给这位病人开了五剂补气为主的中药，让其停针休息5天，然后易穴，选用百会、太阳、风池、内关、肾俞、天枢、悬钟等穴，分成几组，每日2~3穴，交替取穴针刺，并根据病人的经气反应定为7日1个疗程，每个疗程间休息3天，针刺3个疗程，就基本恢复了。这就证明，临床治疗中要维持针刺效果，就要不断地护气。

综上所述，长期针刺会使经气逐渐耗损，到一定程度就会出现自汗、神疲等经气疲乏现象，这就说明针刺使之得气的整个过程，都伴随着耗气的发生。

四、护气

护气即固护经气，就是在针刺的过程中，为保护经气而采用的各种方法和措施，使之尽量减少耗损，并使经气保持旺盛，以提高针刺时的得气效应。临床实践证明多固护病人一分经气就多一分治疗效果。

前面提到的19例小儿麻痹病人在针刺治疗后续过程中，停针5天后惊悸、自汗等症状自然消失。第2个疗程选脑户透风府、肾俞透命门（沿皮刺）和足三里等穴，但每次选其中两穴交替针刺，隔日1次，针刺7次后只有3例患儿出现多汗等经气疲乏现象，而且症状较轻，针刺效果大多优于第1个疗程。从第3个疗程开始每针刺5次为1个疗程，再很少出现自汗、神疲的现象。第4个疗程结束后，19例患儿中有9例基本恢复，7例显效，3例效果不明显。这3例患儿除比其他患儿病程长之外，关键是在其他医院多次长期针刺，治疗过程中未采取"护气"措施，导致经气耗损太过，所以效果较差。根据临床实践，先生将保护经气的主要措施总结为以下四项。

（一）选穴要少而准确

在辨证的基础上，抓住疾病的主要方面，每次取穴要少而准确，一般不宜超过5~7穴（小儿酌减），尤其对长期不能恢复的慢性疾病病人，每次取穴更要尽量减少，取一穴有效者，不取第二穴。

（二）留针时间要适当

《灵枢·九针十二原》曰："刺之害中而不去，则精泄，害中而去，则致气，精泄则病益甚而恇。"这段经文强调了留针时间的长短对治疗效果有很重要的意义，留针时间过长则易伤精损气，甚至使人晕针，过短则会使邪气留滞。所以留针时间长短，要根据病人正邪的具体情况而定。准确掌握好留针时间的长短，是保护"经气"的手段之一。留针时间的长短，一要根据针刺的强度而定（如有强刺激不留针之说）；二要根据病人的体质而定；三要根据病情的轻重缓急和病邪的性质来定，如"寒则留之，热则疾之"等，一般留针在30~40分钟之间，最长不超过60分钟。

（三）交替取穴

交替取穴就是通过辨证分经后，将所取之输穴分成2~3组，分组轮流针刺，这样可以避免腧穴疲劳。

（四）合理安排疗程

急性病没有疗程可言，如急性阑尾炎、牙龈肿痛病人，可以每日多次针刺，直至病情稳定。对于慢性病病人一定要分疗程针刺，并且要根据病人的年龄、体质和疾病轻重严格按照疗程执行，每日或隔日针刺1次，每个疗程具体日期，要根据病人的病情和体质，1个疗程可5日、7日、10日不等。疗程之间停针休息3~5日，具体休息时间也要根据病人经气的恢复情况来定。

五、补气

（一）禁刺

阴阳俱虚、病情危重者不宜采用针刺。《灵枢·根结》曰："形气不足，病气不足，此阴阳气俱不足也，不可刺之，刺之则重不足，重不足则阴阳气俱竭，血气竭尽，五脏空虚，筋骨髓枯，老者灭绝，壮者不复也。"

（二）灸法

《灵枢·官能》载有："针所不为，灸之所宜。"就是说，当病人阴阳俱虚、病情危重的时候可以用灸法。因为灸法有回阳救逆、温阳补气的作用。1983年，张某，男，56岁，脑出血40ml，在某医院住院20余天，仍然昏迷不醒，家属请先生去医院针灸治疗。诊其脉细微，面色红艳，大小便失禁，此阴阳俱虚，阳气有欲脱之势。采用温灸器灸关元，每日2次，每次30分钟，3日见效，7日苏醒。出院后经针灸、中药配合治疗，除左侧上肢不能动外，其余如语言、走路等都基本恢复。

（三）药补

疗程期间根据针刺后耗气的程度，配合服用一些补益气血的药物，如一般用八珍汤加黄芪，效果较好。临床实践证明，慢性病需长期针刺的病人，凡在针刺治疗期间服用补益气血中药的病人，治疗效果就好。否则针刺效果就会随着时间推移而越来越差。

总之，《内经》中的"守神"在针灸临床中有着极其重要的指导意义。守神即守气，其内容包括：①针前诊查病人的虚实，曰察气。②治疗时用针刺调气，调气就能得气，得气的同时就得耗气，为了不断维持针刺的效果，就得采用各种办法减少耗气，名曰护气。③阴阳俱虚，不宜针刺，用灸法或配合药物补气。

第四章 创新发现

一、发现"手经图"疗法

经过对经络敏感人的测验，以及临床针刺实践的检验，证实手部能反映整个人体，手部也像整个人体一样，有独立的十四经脉分布，其分布规律基本与人体经脉相似，所以称手部这个似人体经脉缩影的图像为"手经图"。"手经图"的发现，把手部散在的治疗点用手部的经脉联系起来。在"手经图"相应的经脉、穴位针刺治疗疾病的方法，称为"手经图疗法"。

二、发现"头发际象针"新疗法

在学习应用头针疗法的过程中，先生发现沿头皮发际绘成的图像，恰似整个人体缩影伏在头皮上，即称这一图像为"头发际象"。在"头发际象"的相应部位取穴针刺，治疗人体相应部位疾病的方法称为"头发际象针"疗法。

第二篇

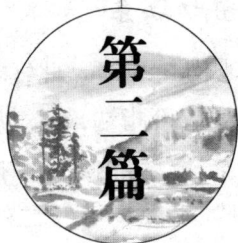

独特疗法和常用针法

第五章　手经图疗法

第一节　理论基础

一、手足部与全身的阴阳经脉有密切联系

早在《灵枢·动输》就已指出："夫四末阴阳之会者，此气之大络也。"《素问·太阴阳明论》载有："人身阴气……循臂至指端，阳气从手上行。"《素问·厥论篇》又述有："阳气起于足五趾之里。"《内经》中把十二经脉脉气的散布，以四肢肘膝以下的部位称"根"或"本"。十二经脉脉气都首先始于手足指（趾）端的井穴，因此针刺手足能治疗和调整全身各部的病痛。

临床上单独利用手足部穴位治疗全身疾病，已有很长时间。近年来，用手部穴位治疗疾病有了进一步的发展，而且已经为临床医生所喜欢应用。但是穴位的分布比较散在，各个穴位之间缺乏有机的联系，如何找出手部穴位的分布规律以及手部的经脉分布与其穴位的内在联系，乃是针灸疗法应研究的课题，亦是探索经络实质的一个组成部分。

二、手部有独立的"十四经"分布

这"十四经"与整个人体的经络有密切的联系。先生在观察1例经络敏感人的过程中，有一次和陕西中医药大学的畅兴国老师用电脉冲刺激该人的商阳穴观察其感传现象时，该人所指感传路线为手太阴肺经循行路线，当把电极向外移动约2mm时，所指感传路线基本与手阳明大肠经循行路线相符。寻其原因，发现前者电极在赤白肉际线内，后者在赤白肉际线外。此后，先生又用针刺方法在该敏感人的其他手指末端做同样的测验，结果

都是针刺点在手指赤白肉际线内者，感传路线循阴经，以外者循阳经。这是符合《内经》中，阴经循行肢体内侧，阳经循行肢体外侧的。根据以上观察现象，设想一个手指也和四肢中的一个肢体一样，分布着三阳经和三阴经六条经脉。为了证实这种设想，先生又对其他两例经络敏感人进行观察，结果证明了这种设想是正确的，而且又发现中指有两条感传线分别与督、任二脉相连。其方法是将两例经络敏感人，每一手指端距爪甲3mm之周围分为6个点，指背3个点和指腹3个点，分别为桡点、中点和尺点。用30号0.5寸毫针针刺。感传循行基本规律如下。

（一）第二、四指（食指和无名指）

1.指背
（1）桡点：感传沿手阳明经上行至头。
（2）中点：感传沿手少阳经上行至头。
（3）尺点：感传沿手太阳经上行至头。

2.指腹
（1）桡点：感传沿手太阴经循行至胸。
（2）中点：感传沿手厥阴经循行至胸。
（3）尺点：感传沿手少阴经循行至胸。

（二）第一、五指（拇指和小指）

1.指背
（1）桡点：感传沿手阳明经上行至头，接足阳明经下行至足。
（2）中点：感传沿手少阳经上行至头，接足少阳经下行至足。
（3）尺点：感传沿手太阳经上行至头，接足太阳经下行至足。

2.指腹
（1）桡点：感传沿手太阴经循行至胸，接足太阴经下行至足。
（2）中点：感传沿手厥阴经循行至胸，接足厥阴经下行至足。
（3）尺点：感传沿手少阴经循行至胸，接足少阴经下行至足。

（三）第三指（中指）

1.指背

中点：感传沿手少阳经上行至头，从百会穴向后沿督脉循行路线至会阴。

2.指腹

中点：感传先沿手厥阴经上肩，再上颈经头面至百会穴，向前沿任脉循行路线至会阴。

三、手部经脉分布和手部人像设想

根据几例经络敏感人的观察，证明手部有十四经脉的分布，而且可以看出手指第二、四指为手三阴、手三阳经循行部位，与上肢关系密切。第一、五指为足三阴、足三阳经循行部位，与下肢有关。中指为督脉、任脉循行部位与头颈有联系。

这样就设想手部人像为：①第二、四指代表人体上肢；②第一、五指代表人体下肢；③中指代表人体头颈；④手背代表人体背腰；⑤手掌代表人体胸腹。把这一手部经络分布规律和手部人像定名为"手经图"。

四、手经图是人体的缩影

经过对经络敏感人的测验，对手针疗法资料的分析对比，以及临床针刺实践的验证，说明手部能反映整个人体，手部也像整个人一样，有独立的经络分布（又与人体十四经脉关系密不可分），有脏器的分布，而且其规律的分配，基本与人体相似，所以手经图似一个人体的缩影。手经图的出现把手部散在的治疗点，用手部的经脉联系起来。

五、各个人体器官都可能反映整个人体

手经图的出现，说明手部也和其他如面、鼻、耳、头等器官一样，能反映整个人体，这一现象可用生物遗传学说和胚胎学说得到一些说明。所以人体内大到器官，小到一个穴位，甚至一个细胞，都有可能反映整个人体，因而也就可以解释，观察舌体能反映整个人体生理病理变化，寸口诊

脉可以测知人体的症结所在，眼科中的"五轮八廓学说"也有了科学根据。

六、临床实践

几十年来，我们通过临床实践，观察了大约数万人次和五十多个病种，证明了手经图中经络分布规律和手部人像设想基本是正确的，临床治疗中有一定的效果，尤其是止痛和消炎效果比较明显。例如中指掌指关节掌面横纹中，按手经图的分布规律是咽喉点，针刺此处治疗急性咽炎、急性扁桃体炎，有比较显著的效果，有许多病人针刺1~3次治愈。又如一病人膝关节内侧痛（足太阴经循行路线上），在同侧手拇指指关节内侧取穴，该处为手经图膝关节内侧亦属足太阴经，针刺后气至痛消。其他疾病只要按照手经图相应部位和相应经络取穴都能得到较满意的疗效。

附件材料1：1例经络敏感人手指末端感传现象观察

张某，女，63岁。患右膝关节内侧肿痛，反复发作3年。近1个月病情加重，影响走路。在针刺治疗过程中，确定为经络敏感人。用针刺方法观察手指末端感传现象如下。

1975年11月12日：针刺右手小指指腹的尺点，感传（麻热感）沿手少阴心经至腋，再沿腋前线经胸腹及下肢内侧后缘至足小趾。

针刺左手小指指腹尺点感传在左侧，循行路线同上。麻热感在上肢宽度约为3cm，在胸腹宽度约为5cm，针后回家感觉困乏、睡眠多。

11月13日：针刺左手小指指背中点，感传（麻热感）沿手少阳至肩交足少阳胆经，沿腋后线经髋关节、下肢外侧至足背外侧。感传宽度约5cm。

11月26日：针右手中指指背中点，感传（麻热感）沿手少阳经上头，头面发热，再从头顶正中线向下经脊柱正中至长强穴以下，捻针后感传又向下至同侧下肢疼痛处，然后经腿内侧至足。

11月28日：针中指掌面中点，感传首先沿手厥阴心包经上肩经颈上头面，头面发热。再沿前正中线下行至会阴，经两下肢内侧至患处。

12月2日：针两手第2、第4指掌面中点，感传分别沿手厥阴经至胸，病人回家后全身困乏无力，睡后叫不醒，直至第2天早。考虑为经气疲乏，停止针刺，休息1周。

12月9日：病人告诉，患侧膝关节疼痛的同时，同侧手拇指关节内侧尺侧亦肿大疼痛，在该手拇指掌面尺侧的痛处针刺，感传（麻热感）沿手太阴经过肩，沿胸腹下行至同侧下肢，然后沿足太阴经至患膝痛处，捻针后感传继续下行至足大拇指。又针该手小指近侧指节桡侧赤白肉际线内缘，其结果感传路线同上。以上针刺后，病人右膝关节肿消痛止，但感觉困乏无力，经数天休息后症状全消失，后经查访再未复发。

按：从此例经络敏感人，针刺手指末端的感传现象，验证了《手经图》中"经脉"的分布是正确的。

附件材料2：有关手部经脉、穴位和治疗点的记载与手经图的关系对比

1."手部经脉"与"手经图"关系的论述

清·陈复正所著《幼幼集成》在指纹晰义中说："盖此指纹与寸关尺同一脉也……"说明指纹部位在食指桡侧赤白肉际线以内，此处属手经图、手太阴肺经循行部位。而寸口脉则在手太阴肺经循行路线上与之相应。

清·骆如龙所著《幼科推拿秘书》内有五指经络内外手形象，认为大拇指内侧属脾土，小指内侧属肾水。说明在手经图中，拇指和小指为"两下肢"。"足太阴脾经"在拇指掌面桡侧，"足少阴肾经"在小指掌面尺侧，也基本与之相吻合。

2.手部经外奇穴与手经图中经脉、穴位的关系

原手部经外奇穴及主治			手经图之经脉及部位
穴位名	部 位	主 治	
咽喉点 疟门 退热点	位于手中指、掌指关节背侧尺侧和桡侧	急性扁桃体炎、咽炎	"大椎穴"旁
心 穴	手中指掌侧、远侧肢节横纹之中点	发烧、神经衰弱、哮喘	"印堂穴"
人中心	手中指掌侧、中指的中指节之中心	流行性感冒	"鼻"
虎金寸	拇指掌指关节背侧中点	扭伤、风湿关节炎	"足少阳经" "环跳穴"

原手部经外奇穴及主治			手经图之经脉及部位
穴位名	部　位	主　治	
前头点（一号穴）	食指背侧近侧指节、桡侧缘	前头痛、胃痛、牙痛、四肢关节痛	"曲池穴"
大肠	食指掌面远侧指节横纹上	腹胀、腹泻、便秘、阑尾炎、胆道蛔虫	"大陵穴"
颈项点	手背第二掌指关节尺侧	落枕、颈项扭伤	"颈项部"之一侧
肩点	食指桡侧掌指关节	肩痛	"肩关节"前缘
肝穴	手无名指掌侧近侧指节横纹中点	头痛、胸痛、胆道蛔虫	"手厥阴经""曲泽穴"
后头点（4号穴）	手小指背侧尺侧缘近侧肢节	后头痛、脊背痛、臂痛、腘窝痛	腘窝部之"委中穴"
坐骨神经点	在第五指掌关节背侧	坐骨神经痛	髋关节之一部
命门	手小指掌侧近侧指节横纹之中点	腰腿痛、睾丸炎、附件炎	"曲泉穴"
肾（夜尿点）	手小指掌侧远侧指节横纹中点	牙痛、耳鸣、耳聋、腹胀、腹泻、便秘、尿闭、昏迷、腰痛、附件炎、夜尿、尿频	"太溪穴"
痛灵	手背三、四掌骨间下1/3	牙痛、胸痛	"膈俞"之一侧
孔急	基本同上	肋间神经痛、胃痛、胆囊炎、胸膜炎	同上
腹泻点	手背三、四掌指关节向后1寸处	腹泻	相当于"脾俞"穴
X气落灵五	手背二、三掌骨小头之凹陷后方五分	胃痉挛、高血压	相当于"膈俞"穴
永红	手背四、五掌骨基底前凹陷处	腰部扭伤、四肢外伤	"腰部"
腰腿点	手背腕横纹前1寸第二、四伸指肌腱桡侧一穴，第四伸指肌腱尺侧一穴	腰痛、扭挫伤、劳损	"腰部"
红工	手背二、三掌骨基底前凹陷出	腰部扭伤、四肢外伤	"腰部"

续表

原手部经外奇穴及主治			手经图之经脉及部位
穴位名	部　位	主　治	
腰痛（活络通瘀）	手背腕横纹前1寸，第二、四伸指肌腱尺侧缘	腰痛、扭挫伤、劳损	"腰部"
六号七号	手背腕横纹伸指总肌腱之尺侧缘向桡侧0.5cm为六号穴；总肌腱之尺侧缘向桡侧0.5cm为七号穴	腰痛	"腰骶部"
停喘	掌侧第四、五掌骨小头之间	气管炎、喘息	"左肺"
咳喘点	掌面食指掌关节尺侧	支气管炎、哮喘	"右肺"
健理三针	手掌中央第三、四掌骨间隙之中点直后一寸一穴；左右旁开五分各一穴	肝、脾、胃、眼病气管炎、心悸、肾炎	"肝，脾，胃"之下方
胃肠点	劳宫穴与大陵穴之中点	急慢性胃肠炎、消化不良等	腹部

注：表中原手部经外奇穴及主治，参考郝金凯编著的《经外奇穴图谱》续集。

按：从这些手部经外奇穴及其主治，与手经图中经脉穴位的关系对比，说明手经图中人体经脉穴位分布规律，已经被以前各种散在的临床实践得到验证。

附件材料3：试从生物遗传学说和胚胎学说谈手经图能反映人体的理论依据

为什么"手经图"似一人体缩影而能反映整个人体呢？为什么"手经图"有独立的"十四经脉"，与整个人体的十四经脉近似呢？这一现象可从生物遗传学说和人体胚胎发育学说得到一些说明。为此我访问了陕西师范大学谢兆玺老师。

1.有机体的体细胞的遗传物质是相同的

在有机体中，各个器官中的细胞是特化的，因而各个器官有很大的差异性，但是同一有机体的各个细胞中的遗传物质是相同的（即含有相同的染色体），只是部位不同而起作用的基因不同而已。

秋海棠之叶、杨柳之枝、土豆之茎细胞在折插后可以得到该植物的整个植株，这说明植物部分器官的细胞具有全能发育的能力，即它的一个细胞潜藏着发育为一个有机整体的能力。某些低等动物也有类似现象，只是其全能发育的能力比植物弱多了。如将水螅切成许多小块，每块仍能恢复一个完整的个体。高等动物虽然不能从片段得到整体，即失去了全能发育的能力，但也有再生作用。如人体的红细胞不断地被破坏，又不断地再生，人体遭受机械损伤后也有补偿再生的能力。这就说明整体的各个器官、部位虽然存在着差异性，但也有最基本的同一性。

2.人体胚胎发育的各器官在分化过程中，都来自同一母细胞，其分裂过程中细胞的染色体不变

低等动物和植物有全能发育的能力，是因为其分化比较简单，到了高级动物以至人类，分化更高级，彼此之间分工更为细致，就失去了全能发育的能力。胚胎发育越是分化早期，其相似性越大，越到分化后期差异性越大，但各器官都来自同一母细胞，其分裂过程中细胞的染色体不变。

3.个体发育决定于系统发育

人体的胚胎发育，是由受精卵到成体，这一发育过程，简短而迅速地重演了整个动物界在进化过程中的一系列发展阶段。如受精卵相当于单细胞动物，桑椹期相当于群体细胞生物，囊胚期相当于多细胞动物如水螅，有尾期相当于鱼类，有毛期相当于兽类，最后直到发育为胎儿，其个体决定于系统发育。因此个体发育只能重演过去各世代胚后阶段的性质，其器官的发育也可能决定整个人体的发育，也可按胚胎发育的规律进行。

根据以上三个方面，能说明手部也和其他如头、面、鼻、耳等器官一样和整个人体存在同一性。因而各能反映整个人体，所以手经图中也就可能存在着和整个人体近似的"十四经脉"和相应的"脏腑、器官"。

第二节　手经图表面定位名称

1.两下肢

第一、第五两指为手经图的"两下肢"，其中远侧指节为"踝关节"，近侧指节为"膝关节"，指掌关节为"髋关节"。

2.两上肢

第二、四两指为手经图的"两上肢"，其中远侧指节为"腕关节"，近侧指节为"肘关节"，指掌关节为"肩关节"。

3.头颈

第三指（中指）为手经图的"头颈"，其中远侧指节至指端的掌面为"头额"，背面为"头顶"，近侧指节至远侧指节掌面为"面"，背面为"枕"，近侧指节至指掌关节为"项颈"，其中背面中线为"颈椎"，掌面为"颈"。

4.背腰

手背（掌骨背面，从各掌指关节到腕横纹）为手经图的"背腰"。从第三掌骨背侧中点划一横线，横线两侧至第四掌骨尺侧缘和第二掌骨桡侧缘，该线至掌指关节区间为"背"，该线以外之区间为"腰骶"。第三掌指关节经第三掌骨背面中线到腕分别为"胸椎""腰椎""骶椎"。第一、五掌骨与桡骨、尺骨相接处为左右"骶髂关节"。

5.胸腹

手掌（掌面从各掌指关节到腕横纹）为"手经图"的"胸腹"，掌横纹到掌指关节为"胸"。掌横纹到大小鱼际内侧缘交点为"上腹部"，大小鱼际内侧缘交点为"肚脐"，肚脐到腕横纹为"下腹部"，大小鱼际之近指掌关节端为"两胁"，近腕端为"季"。（见附图一、二）

第三节　手经图十四经脉分布

1."督脉"

在手背面，其循行从中指正中经第三掌骨正中至腕横纹正中。

2."任脉"

在手掌面，其循行从中指正中经第三掌骨正中至腕横纹正中。

3."手三阳经"

在第二、四指背面，其规律：从桡侧向尺侧依次为手经图之"手阳明大肠经""手少阳三焦经""手太阳小肠经"。阳经皆在赤白肉际以外。

4."手三阴经"

在第二、四指掌面，其规律是：从桡侧向尺侧依次为"手经图"之"手太阴肺经""手厥阴心包经""手少阴心经"。阴经皆在赤白肉际以内。

5."足三阳经"

在第一、五指背面，其规律是：从桡侧向尺侧依次为手经图之"足阳明胃经""足少阳胆经""足太阳膀胱经"。

6."足三阴经"

在第一、五指掌面，其规律是：从桡侧向尺侧依次为手经图之"足太阴脾经""足厥阴肝经""足少阴肾经"。（见附图三、四）

第四节　手经图脏器分布

脏器皆分布在手经图掌面。

1.胸腔

分布"心"（心包）、"肺""气管"及"食管"等。

（1）心：在第四掌骨桡侧距掌指关节约1cm。

（2）心包：在心的外围。

（3）肺：分布在"胸腔"两侧，第二、三掌骨间距掌指关节1cm为"右肺"，在第四掌骨距掌指关节约1cm为"左肺"。

（4）食管：在第三掌骨从掌指关节至掌横纹正中。

（5）膈：掌横纹为横隔。

2.上腹部

分布有胆、肝、胰、脾、胃。

（1）胆、肝：第二、三掌骨之间、掌横纹下缘。

（2）胰、脾：第三、四掌骨之间，掌横纹下缘。

（3）胃：第三掌骨掌横纹下缘。

3.季肋部

分布有左肾、右肾。

（1）左肾：在大鱼际正中内侧缘。

（2）右肾：在小鱼际正中内侧缘。

4.脐

大小鱼际内侧缘交点，其两侧为肠。

5.下腹部

大小鱼际内侧缘交点至腕横纹中，并依次分布有肠、膀胱、子宫和外阴。

6.第三指掌面

远侧指节为"眼"，近侧指节为"口"，"眼"与"口"之间为"鼻"，指掌关节为"咽喉"。

7.第二、四指掌面

远侧指节为"腕"，近侧指节为"肘窝"，指掌关节为"腋"。

8.第一、五指掌面

远侧指节为"踝"，近侧指节为"腘窝"，指掌关节为"腹股沟"。（见附图五、六）

第五节　手经图的使用方法

一、针具及刺法

1.针具

采用28~30号0.5~1.5寸毫针。

2.刺法

（1）点刺：深度为0.1~0.5cm，适用于指端和掌面穴位。快速进针一般不捻转。

（2）斜刺：适用于手背部穴位，有时为了加强刺激可适当捻转。

（3）横刺：适用于手背穴位，穿皮后顺着经脉方向沿皮下透刺。

二、针感

不要求强烈针感。指端和手掌有刺痛感。手背穴位斜刺有酸、麻、胀、困抽等感觉。晕针现象较少。

三、留针时间

留针时间的长短，应根据病情的需要而定，留针30分钟左右，对急性炎症或剧烈疼痛者可留针1~2小时，每隔30分钟捻转1次。

四、注意事项

注意常规消毒，对慢性病病人刺激强度要小，不捻针。

五、针刺疗程

疗程是根据病人病情而定，急性病无疗程，至病愈为止，慢性病7~10次为1个疗程，中间休息3~5天。

六、取穴与配穴

"手经图"疗法，是以中医学经络藏象理论为依据的。所以熟悉中医学经络和藏象学说，清楚其功能及经脉循行是正确应用手经图疗法的前提。

准确地定经选穴是提高疗效的关键。手经图经脉分布细致，穴位稠密，所以在针刺时务求定经选穴准确，否则就收不到应有的效果。例如一病人，肩前内侧缘疼痛，致使上肢后旋后伸动作障碍。针刺手经图"肩"部阳明经，针后无效。当明确病人疼在肩前内侧，应属太阴经，随将针尖向手经图太阴经透刺后，疼痛立即减轻、原来病人上肢后旋时，手不能过髋，此时手已能后旋至腰。临床大量事实证明，诊察疾病时要辨明病是何经，针刺时要选准相应经脉部位。才能收到理想效果。如果针后无效，须当查明定经取穴是否准确。

1.取穴

（1）相应人体经脉、部位取穴。人体某部位有病属何经，可在手经图相应部位之经脉上取穴。如肩前外侧疼属手阳明经，可在手经图相应肩部之"阳明经"上针刺，其他依次类推。若两经以上有病可在手经图相应经脉处进行数经透刺，或同时取两经以上的穴位。

（2）按人体脏腑生理功能取穴。如神经精神疾病取手经图"心"；呼吸系统疾病取手经图"肺""气管"；消化系统疾病取手经图"脾""胃"；泌尿生殖系疾病取手经图"肾""膀胱""子宫"等；语言障碍取"心、肺"等。

（3）同侧取穴或对侧交叉取穴。临床上一般同侧取穴，也可交叉取穴，如病在右侧取左手，病在左侧取右手。但有时为了加强疗效可两侧同时取穴。

2.配穴

（1）按照体针配穴的原则进行配穴处方。一般仿体针中局部与远端配穴法则，如胃病取手经图相应"胃"和相应"足三里"穴等，其他依次类推。

（2）配合体针百会、风池等穴位作为引经穴。在用手经图治疗时，对其中得气较慢，奏效不速者，经过临床实践，选配体针百会、风池等穴位作为引经穴，可使经气速至，提高疗效。一般脏腑疾病，神经性疾病加取百会引经，腰腿四肢疾患加取风池引经。

方法是查明疾病所属之脏腑、经脉、部位后，除取手经图相应脏腑、经脉、部位外，又配合相应的"引经穴"。如右侧膝关节痛，除针左侧手经图"膝部""阳明"透"太阴"外，又加刺风池透风池作为引经穴。假若取右侧（同侧）手经图"膝部"穴位时，只针右侧风池穴即可。某病人患上病，先取左侧手经图相应"膝穴"，针后感传不明显，效果也差，当加针刺风池透风池穴后，病人立即感觉有一股气从左肩上颈，从风池穴穿过至对侧肩，此时患侧膝关节立即发热痛止。

（3）配合体针"阿是穴"。为了加强疗效，有时除取手经图中相应经脉穴位外，还加刺局部阿是穴。

（4）与其他针刺疗法配合应用或交替运用亦是提高针刺疗法的方法之一。

第六节　病案举例

急性扁桃体炎

【病例】张某，男，22岁。

患急性扁桃体炎，咽痛、怕冷发热1天。检查：扁桃体红肿，体温39℃。针刺双侧"咽喉点"，针后痛止，留针1小时。第2天体温37℃，扁桃体红肿消失，其他一切正常。未用药，针1次治愈。

按：针刺"咽喉点"治疗该病20余例，当时即有止痛效果，其中15例针刺1~3次后治愈。

关节疼痛

【病例1】李某，男，38岁。

右侧坐骨神经痛2年，近7天加重，于1977年9月，来门诊治疗，自述腰腿疼痛，患腿不能活动，动则剧痛，致使大小便及翻身时需别人帮助。平卧床上，患腿不能离床。用手经图疗法取同侧手指相应"足太阳经"针刺，当时患腿可立即抬高，仅直腿抬高时，沿坐骨神经分布有抽痛感。针半小时，可单独上车回家，经7次治疗疼痛消除，至今未复发。

【病例2】孙某，女，26岁。

腰痛1年，近因天气变化而加重，疼痛固定不移，无外伤史，定为痹证，于1977年元月5日来门诊针灸。针刺手经图"腰眼"穴时疼痛并未缓解，当察明疼痛在腰背正中之督脉时，又换取手经图"腰背"正中督脉相应部位针刺，针后腰痛立即停止，经5次治疗，疼痛消失。

【病例3】李某，男，25岁。

足跟痛1月余，曾用其他办法治疗无效，甚至在局部针刺，使疼痛更加严重，影响走路和工作，于1977年7月故来门诊针刺。采取手经图手小指相应"足太阳经"透"足少阴经"，针刺后疼痛立即缓解，可以自由走路，共针3次而愈。

【病例4】王某，男，54岁。

左上肢疼痛无力3个月。病人在3个月前因摔伤后，左上肢疼痛，随后自觉左上肢困乏无力，甚至无法拿起一个空热水瓶，上举亦感困难，在某院诊断为肌肉损伤，服药无显效。于1978年9月上旬要求针刺治疗。检查：左上肢上举障碍，握力2级，无肌萎缩。

用手经图疗法治疗，针同侧手经图"手阳明经""曲池"（食指近侧指节），针刺后患肢即能上举，共针3次而愈。3个月后随访未复发。

【病例5】饶某，女，47岁。

腰痛8天。站起时突然感觉到腰痛，咳嗽、深吸气时加剧，一切活动障碍。检查：腰骶正中压痛明显，曾用体针无显著疗效。用该疗法针刺"督脉"相应"腰骶部"。针后即可活动，共针3次痊愈。

【病例6】宋某，女，25岁。

左肩背疼痛3天，病人3天前穿衣服时，突然感到左侧肩背疼痛并向同侧胸部放射，咳嗽、呼吸时均使症状加重，抬肩举臂困难，活动受限，当时以"岔气"接受本疗法针刺治疗。选取对侧手经图"肩"相应部位针刺，针后即可活动，共针2次一切正常。

按：手经图疗法对岔气、落枕、扭伤，或因外力致肌肉损伤引起运动障碍等疾病，效果特别显著，治疗上百余例，绝大部分都在针刺1~3次后治愈。

手经图疗法对腰腿疾病及肢体关节疼痛有明显的止痛效果，这类病人，一般都有针到痛解的作用，尤其是近期疗效更为显著。

胃痉挛

【病例1】王某，男，51岁。

胃发作性疼痛1年，发作时胃部自觉抽搐，疼痛剧烈时，头汗出，脸色苍白。经几个医院检查钡餐透视，未发现异常，诊断为胃痉挛，但中西药都未能彻底治愈。这次发作，要求针灸。检查：两脉弦紧，胃脘拒按。

手经图"肝穴""胃穴"各刺0.5寸，针后胃痛即轻，捻针1分钟后胃部发热疼痛止。留针30分钟，胃部舒适。每日1次，共针3次治愈。

【病例2】张某，女，26岁。

嗳气、呃逆1年，平时自觉脘腹饱闷。某医院诊断为神经官能症、膈肌痉挛等，要求针刺，取同侧手经图"膈"。针后，自觉气向下走，1分钟后开始排矢气，随之胃脘舒适轻松，呃逆停止。

按： 手经图疗法对内脏疾患也有一定的治疗作用，曾先后用在内、妇、儿各科的治疗中。

偏瘫

【病例1】李某，男，51岁。

左侧肢体瘫痪40天，曾在某医院诊断为脑血栓形成，用脑超声治疗1个月余效果不明显，故来门诊治疗。检查：左侧全瘫，神志清楚，血压160/100mmHg，经用头针疗法和其他疗法治疗，逐渐恢复，可扶杖行走，但左手指不能伸展，足内翻，足掌麻木，走路不稳等症不能解决。改用手经图疗法治疗，取手经图"下肢足部"（手第五指远端指关节）"少阴经"和"厥阴经"，针刺后脚可当即踏平，感觉足底发热，又取于经图"上肢手部"（食指第一指关节）"太阴"透"厥阴"，针后，手可逐渐伸展。经用该疗法1个疗程后，左手伸展屈曲动作灵活，握力有所增加，其内翻基本纠正。

【病例2】栾某，男，65岁。

右侧偏瘫4个月，曾在某医院诊断为脑血栓形成，经过多种办法治疗好转，遗留右侧上下肢体疼痛，上举肩疼加剧，走路足踝至足跟疼痛加剧，影响走路和上肢活动，1977年9月20日来门诊针刺治疗。取同侧手经图"肩"（食指指掌关节）之"阳明经"斜刺1寸，针后肩疼缓解，上举无碍，又取"踝部"（小指远端指关节）之"少阳经"斜向"足跟"刺0.5寸，自觉右半身发热，有股宽约4cm的热流从右胁经腿外侧至脚，针后下肢行走灵活，疼痛减轻。经过1个疗程的治疗，恢复回家，追访时，发现骑自行车可行数十里。

【病例3】韩某，男，61岁。

右侧偏瘫40天，在某院以"脑血栓形成"住院治疗，病情稳定后出院。

用其他针刺疗法，效果不明显，于1978年8月31日来门诊治疗。检查：右侧偏瘫，除足稍能抬起外，其他均不能动，右手肿胀，说话不清。

针对侧手经图"手阳明经"1针，当即可自由走路，右手指可以作屈曲活动，上肢可举起。第2天右手肿消。以后和其他针刺方法交替综合治疗，痊愈。可参加轻体力劳动。

按： 手经图疗法治疗偏瘫40余例，是和其他疗法配合应用或交替应用进行的。该疗法对提高肌力和恢复肢体功能有较好的作用。尤其是当多次用其他疗法后效果降低者，改用该疗法治疗，又能提高治瘫效果。另外，手经图之"心""肺"等穴对偏瘫所出现的语言障碍也有明显的治疗作用。上述病例，均为1979年4月之前门诊所选。此后病例未列入。

注：《手经图疗法》已于1979年4月由陕西省科学技术情报研究所公开发行，现全文收录。

第六章　头发际象针疗法

第一节　理论基础

近几十年来，针灸工作者开始观察头发覆盖区与全身各部分的对应关系，先后出现了山西"焦氏头针"，陕西"方氏头针"，上海"汤氏头针"，北京"朱氏头针"，还有上海"林氏头针"，日本坂本哲康先生的"枕骨全息疗法"。上述贤达提出的各自学术见解，确定了各自的穴区，在医疗实践中发挥了独特的治疗作用。

在学习和实践前人经验的基础上，先生发现头发覆盖区，像耳壳一样是一个统一的人体缩影。

一、学习头针的体会与发现

（一）头面部穴区的发现

20世纪70年代初，在学习和应用山西焦氏头针和陕西方氏头针的过程中，先生发现前额发际以内0.5~1.0寸之间为人体头面部的缩影。如当针刺焦氏头针的生殖区（方氏头针称下焦区）时，对一个患中枢性面瘫多年的病人收到了显著的效果。针刺肠胃区（方氏称中焦区）时，使患慢性鼻炎的病人有显著的疗效。尤其给一腹痛病人，针刺方氏头针的下焦时，病人感觉同侧耳壳发热，同时发现耳壳出现摆动。该病人的腹痛未减，多年的耳鸣却明显减轻。一次在前额发际正中偏外的曲差穴针刺，治疗一个两眼有异状胬肉的病人，取得了奇效。病人自觉两眼发亮，其他人惊奇发现，胬肉向眼内角方向缩小。通过以上典型案例证明前额发际应是人体头面部的缩影。

（二）上、中、下三焦的发现

在临床实践中，先生在方氏头针"伏象"的"上肢"区针刺治疗上肢痛时，使同时患慢性支气管炎的病人，当时就症状缓解，经过在该处多次针刺治疗，基本上治愈了该病人的气管炎，但上肢痛却没有得到明显改善。后经多人次的案例，提示了该处可能与人体"胸肺部"有关。正巧，先生在20世纪80年代回老家义诊，遇赵某，患脑出血致左侧偏瘫4个月，自述头部枕骨粗隆右下方，乳突上方经常疼痛（但无压痛）。2个月前在某医院做脑超声，对治疗偏瘫有效。奇怪的是几天后，病人左侧头部从头额部（前发际额角，相当于头维穴处），经耳尖上（相当于角孙穴），到乳突上缘，出现了一条直径0.2~0.3mm、长约14~15cm的红线。当时医院的大夫又在红线附近做超声波治疗，两天后红线消失，瘫症好转。病人要求针灸。于病人诉说的头部左侧红线区（瘫侧）沿头皮针刺，针后瘫侧肢体轻快，头目清爽，经过几天连续在该红线区间的针刺，瘫肢明显恢复，生活自理。

据此，先生把头维穴（额角发际处）与瘈脉穴（乳突后上方发际处）划一弧线，弧线中点在耳尖上的发际处，设定弧线前1/3为上焦区，中1/3为中焦区，下1/3为下焦区。左右对称共6个区。用"上焦"治疗急慢性支气管炎，取"中焦"和"下焦"治疗肠胃炎，取得了很好的疗效。

当时（1978年秋）患肠胃炎的病人比较多，先生用此穴区针刺治疗取得了很好的效果，并观察了100例急性肠胃炎。1985年，在陕西针灸学会上交流《针刺头部穴区治疗急性肠胃炎》。选穴：仅腹泻无呕吐，取"下焦"；呕吐腹泻并作，取"中焦"和"下焦"；加发热头痛者，加取"上焦"。在观察的100例中，针刺1~2次治愈者74例，针3次治愈者20例，针4次治愈者4例，针7次治愈者2例。本组病例针刺时，均停止药物治疗。对一些慢性腹泻的病人，用此法亦有效，但易复发，不在此100例中统计。此后先生在临床中常用"上焦"治疗胸肺疾患，针刺"中焦"治疗肠胃、肝胆疾患，用"下焦"治疗泌尿生殖方面的疾患，都取得了很好的临床效果。

（三）上肢和下肢的发现

在学习和应用方氏和焦氏头针的过程中，常用两侧头颞区治疗偏瘫有效，同时发现头颞部的两鬓尖及耳前发际区治疗肩周炎及上肢疾病更有效。再者，头颞部的两鬓尖、耳前发际区和人体肩部都是手三阳经筋之所聚，证明肩和头颞区有经络的直接联系。第三，两鬓尖及耳前发际区也与人体两肩及两上肢影像相似，就确定两鬓尖及两耳前发际区为人体的两肩及两上肢。下肢的发现也有三个方面，一是两项筋与两下肢足太阳经及足少阳经有直接联系；二是针刺两项筋之腧穴治疗下肢病有明显效果；三是两项筋与两下肢的影像更近似。所以就确定两项筋为人体的两下肢了。

二、"头发际象"是整个人体的缩影

在临床观察的基础上，沿头皮发际（包括耳前发鬓及两后项发际）划一图像，惊奇发现，这个沿头皮发际绘成的图像，恰似一个人体缩影伏在头皮上，即称这一图像为"头发际象"。

将人头沿发际划一图像，恰似一个人体的剖面图形。设想把人体从额到会阴之间的前正中线剖开并向外展平，上肢从上肢内侧正中，下肢从下肢内侧正中剖开向外展平，其形象与"头发际象"基本相同。具体地说：两额角之间的前额发际为人体的头面部；两发鬓为人体两上肢；两后项发际为人体两下肢；其余发际以内为人体躯干，这是"头发际象"的基础。在"头发际象"的相应部位取穴针刺，治疗人体相应部位疾病的方法称为"头发际象针"疗法。

"头发际象"在头皮上只有一个图像，它能反映人体的全部整体。"头发际象"中"器官""肢体""脏腑""经络"的分布，较能反映人体器官、肢体、脏腑、经络的分布规律。因此"头发际象"是整个人体的全息胚。不仅容易学习和实际操作，而且效果较为可靠。"头发际象针"这个新的头针疗法的发现，充实了头针疗法的内容。

三、古代头部腧穴经验与"头发际象"中相应穴区对比

在针灸发展史中，明代杨继洲的《针灸大成》是继《黄帝内经》《针灸甲乙经》之后的第三个里程碑，是集明代以前诸针灸之大成。选此书中部分头部之腧穴的一些治疗作用，证明"头发际象"中所确定的部位是与其治疗作用相吻合的。说明古代医家在长期的医疗实践中，已经散在发现

"头发际象"中各部位的治疗作用，不过没有成象而已。

《针灸大成》中部分头部腧穴的主治作用与"头发际象"中相应穴区的参照表

《针灸大成》腧穴	腧穴位置	腧穴主治	腧穴所在"头发际象"位置
神庭	直鼻上入发际5分	主登高而歌，弃衣而走……头风目眩，鼻出清涕不止……惊悸不得安寝……	头面区、脑区
络却	距前发际5.5寸，督脉旁开1.5寸	腹胀……	胁肋区
率谷	耳上入发际1.5寸	痰气膈痛……胃寒、饮食烦满，口吐不止。	膈、左肝胆、右脾胰、胃区
瘈脉	耳本后鸡足青络脉（乳突中央发际处）	呕吐，泻痢无时	下腹区
完骨	耳后入发际4分	主足痿失履不收……头面肿……小便赤黄……口眼歪斜	前阴部与下肢交界处
颔厌	曲周上，颞颥下廉	手卷，手腕痛，颈痛	上肢、肩颈区
天柱	侠后项发际，大筋外廉陷中（督脉哑门穴旁开1.3寸）	主足不任身体……	下肢区

通过上述腧穴的治疗作用与"头发际象"穴区的对比，亦能反映"头发际象"理论的成立和临床的实用。

四、"头发际象"是整个人体的全息胚

按照山东大学哲学系张颖清先生提出的穴位全息律理论，"头发际象"是一个人体的全息胚。张氏指出，全息胚是生物体的相对独立部分，全息胚在结构和功能上与其周围的部分有相对明确的边界。在全息胚内部又有着结构和功能的相对完整性。他又指出：生物体内存在着生物全息律，即机体任何相对独立部分的每一位区都与特定的整体部位之间不断地进行着信息交换，每一位区都能够在某种程度上反映特定整体部位的变化，都是整体的缩影。

所谓"头发际象全息"，是将整个人体的信息，通过头发覆盖区（即

"头发际象")来呈现，其全息图涵盖整个头发覆盖区。

"头发际象针"中，"头发际象"是将发际以内整个生理有发部视为整个人体的全息胚。即前额发际为人体"头面"；耳前两发鬓为人体两"上肢"；后项两项筋发际为人体两"下肢"；其余从前向后依次为人体"颈项""躯干"。额顶、顶枕线相连为人体后正中线，是头象的"督脉"，属阳；额耳、耳乳线相连为人体前正中线，是头象的任脉，属阴。其特点是不以线或以带成象，不将头发覆盖区分成多个全息图。"头发际象"是一个人体整体缩影，是一个统一的全息图，显现头针的本来面目。

通过数十年临床及数万例病人的临床观察，证明该方法具有止痛、消炎、治瘫、解痉、镇惊及调节功能的作用。

第二节　正常生理头皮发际解剖标志

正常生理头皮发际是指未脱发的正常成人发际。

1.前额发际
头前两额角之间弧形突出发际，其正中点与额角之间边长为4.5寸，前发际正中点距两眉之间（印堂穴）为3寸。

2.额角
前额发际两侧的凹角。

3.前鬓角
发鬓前拐弯处。

4.鬓尖
额角与前鬓角之间的发际突出部。额角至鬓尖为1.5寸，鬓尖至前鬓角1.5寸。

5.发鬓
耳前有发处。

6.发鬓下端

发鬓下缘处，其与耳屏下缘平齐，前鬓角至发鬓下端为3寸。

7.后鬓角

发鬓后拐弯处。

8.耳尖上发际

耳尖上缘之头皮发际（角孙穴下缘处）。

9.耳后发际

耳根后缘之发际（颅息穴处，耳尖发际与乳突上缘之中点）。

10.乳突上发际

乳突上缘之发际。

11.囟门

前发际正中上2寸处，即囟会穴。

12.顶骨间

两顶骨之间的凹陷处，其前沿即百会穴。

13.后顶

顶骨间与枕骨隆凸连线上1/3处，即后顶穴。

14.枕骨隆凸

枕骨最高处。

15.后项发际

两项筋有发处。

16.后项发际下端

项筋有发部下端，枕骨下缘距后项发际下端为3寸。

按：此为正常生理发际，其他非正常者以此为据。

第三节　头皮发际表面解剖标志线

一、前后纵线

1.额顶枕线

前发际正中点经顶骨间与枕骨隆凸的连线。本线连接的有神庭、上星、囟会、百会、后顶、脑户等穴，下延风府、哑门，是"头发际象"的后正中线。

2.额旁1线

旁开额顶枕线1.5寸的前后纵线，左右各一。本线连接的有曲差、五处、承光、通天、络却、玉枕等穴，下延天柱穴。

3.额旁2线

旁开额顶枕线3寸的前后纵线，左右各一。本线连接的有头临泣、目窗、正营、承灵、脑空等穴，下延风池穴。

4.额耳乳线

额角经后鬓角、耳尖上缘发际、耳后发际至乳突的连线，左右各一。本线附近有本神、颔厌、曲鬓、角孙、颅息、瘈脉、完骨等穴，是"头发际象"的前正中线。

二、左右横线

1.额角线

两额角之间的直线。本线附近的有上星、五处、头临泣、头维等穴。

2.鬓角线

两前鬓角之间的直线，在额耳乳线之内。本线附近有悬厘、正营、囟会等穴。

3.顶鬓线

顶骨间与后鬓角的连线，左右各一。本线连接的有百会、曲鬓等穴。

4.后顶颅息线

后顶穴（顶骨间后1.5寸）与颅息穴（耳根后缘发际处）的连线，左右各一。

5.枕乳上线

枕骨隆凸上缘与乳突上缘的连线，左右各一。本线附近的有脑户、头窍阴、瘛脉等穴。

6.枕乳下线

枕骨隆凸下缘与乳突下缘之间的连线，左右各一。本线附近有风府、风池、完骨等穴。

第四节 "头发际象"穴区定位及主治

一、头面区

定位：前额发际与额角线之间。

功能：调理头面五官经气，调整脑府功能。

1.脑

定位：前额发际正中左右各旁开0.5寸，从前发际向后1寸的区间。

主治：头痛、面瘫、鼻塞、目痛、失眠、记忆减退、抑郁症、癫痫、小儿抽动症、智力障碍等症。

操作：沿前发际正中向后平刺0.5~1寸或沿发际正中旁开0.5寸向对侧平刺1寸；或多针围刺。

2.鼻

定位：前额发际正中，左右各旁开0.5寸处，双穴。

主治：头痛、鼻塞、鼻流清涕及目疾、精神疾患。

操作：由本穴发际处向后平刺0.5~1寸。

3.眼

定位：前额发际正中，左右各旁开1.5寸，发际内0.5寸（曲差穴处），双穴。

主治：头痛、鼻塞、目眩、目痛、胬肉、目视不明。

操作：由曲差穴处进针向后平刺0.5~1寸。

4.口

定位：前额发际正中左右各旁开3寸，双穴。

主治：口腔及头面疾患、三叉神经痛、面瘫、嗅味觉障碍。

操作：由本穴发际处向头维穴平刺0.5~1寸。

5.耳

定位：前额发际正中向左右各旁开3寸，发际内1寸（头临泣穴后0.5寸），双穴。

主治：耳鸣、耳聋、头痛、眩晕、面瘫、偏瘫。

操作：由头临泣进针向后平刺0.5~1寸。

二、颈项区

定位：额角线与鬓角线之间。

功能：调理颈项及头脑之经气。

1.脊1（相当于体穴大椎穴）

定位：额顶枕线上，前额发际内2寸（囟会穴处）。

主治：颈项强痛、脊背强急、头痛眩晕、肢体瘫痪、阵颤性麻痹、面肌痉挛及失语症。

操作：前后平刺0.5~1寸或前后、左右各平刺0.5~1寸。

附注：小儿囟门未闭合者禁针。

2.项

定位："脊1"穴与前额发际之间左右各旁开1寸之区间。

主治：颈项痛、脊背强急。

操作：前后平刺0.5~1寸。

3.颈1

定位："脊1"穴与前额发际之间左右各旁开1~2寸之区间。

主治：颈项强急疼痛。

操作：由本穴前0.5寸处，向后平刺1寸。

4. 颈 2

定位："脊1"穴与前额发际之间左右各旁开2~3寸之区间。

主治：颈项痛、急慢性咽炎。

操作：由本穴前0.5寸处，向后平刺1寸。

5. 前颈

定位：额角与鬓尖连线内1/3的发际处，双穴。

主治：颈肩综合征、颈项痛、上肢不举、肩痛、头痛、面瘫、急慢性咽喉炎。

操作：由额角向鬓尖沿发际平刺0.5寸。

三、上 肢 区

定位：额乳线以下，耳前发鬓区，从鬓角尖到发鬓梢。

功能：疏通头面、上肢、肩胛之经气。

1. 肩

定位：鬓尖及其发际内0.5寸处。

主治：上肢痛、上肢不举、肩周炎、偏瘫、面瘫。

操作：由鬓尖向发际内平刺0.5~1寸，或并排三针平刺。

2. 肘

定位：前鬓角处至后鬓角处（将"肘"分为6个等份，从后向前为"肘1""肘2""肘3""肘4""肘5""肘6"，其分别与体穴、少海、小海、天井、曲池、尺泽、曲泽相应）。

主治：肩痛、肘痛、上肢不举、偏瘫、面瘫。

操作：从前鬓角向后平刺1寸，或各沿"肘1"至"肘6"向下平刺1寸。

3. 手

定位：发鬓下端（平耳屏前发际处）。

主治：手腕痛、上肢痛、头面痛、面瘫、耳鸣、颞颌关节炎。

操作：沿发鬓梢从前向后平刺0.5寸。

四、上背区

定位：①前后：鬓角线与顶颞线之间；②左右：额顶枕线与额旁1线之间。

功能：调理疏通头脑、脊椎、项背、胸膈之经气。

1.脊2

定位：额顶枕线上，额顶枕线与顶颞线交汇处，两顶骨之间凹陷处前缘，相当百会穴处。

主治：强直性脊柱炎、头昏头痛、眩晕、中风不语、偏瘫、失用、抑郁症、皮层性手足肿痛、小便失禁。

操作：由本穴前0.5寸进针向后平刺0.5~1寸，再由本穴旁0.5寸向对侧左右平刺1寸；或采用多针围刺。

2.上背夹脊背俞穴区

定位：上背区内，额顶枕线左右各旁开0.5寸区间。

主治：项背脊痛、胸胁膈痛、心悸、咳嗽等症（相当于体穴上背区内夹脊穴和背俞穴的作用）。

操作：额顶枕线左右各旁开0.3寸，由前向后平刺1~1.5寸，或根据病症确定相应同一节段定穴，左右横向平刺。

五、胁区

定位：①前后：鬓角线与顶颞线之间；②左右：额旁1线与额旁2线之间。

功能：疏通胁肋、胸膈之经气，调理心肺之脏气。

膈

定位：顶颞线前后0.1寸区间。

主治：膈肌痉挛、胸胁疼痛。

操作：在胁区内沿顶颞线向下平刺0.5~1寸。

六、胸区

定位：①前后：鬓角线与顶颞线之间；②上下：额旁2线与额耳乳线之间。

功能：调理心肺之脏气；疏通胸乳之经气。

1.肺

定位：前鬓角向上入发际内2寸，双穴。

主治：胸痛、咳嗽、气喘、胸闷心悸、手臂不举、偏瘫、流涎失语、偏头痛。

操作：由前鬓角向上入发际2寸处向后平刺1寸。

2.心

定位：后鬓角（曲鬓穴）向上入发际1.5寸，再向前1寸。左侧为"心"，右侧为"心包"。

主治：胸痛胸闷、心慌气喘、惊痫、瘰疬、流涎失语、偏瘫、偏头痛及呕吐等症。

操作：沿曲鬓穴向前上方1.5寸处向前平刺1寸。

七、下背区

定位：①前后：顶鬓线与后顶颅息线之间；②左右：额顶枕线与额旁1线之间。

功能：疏通脊柱、腰背、胁肋之经气，调理肝胆、胃肠脏腑之气。

下背夹脊背俞穴区

定位：下背区内，额顶枕线左右各旁开0.5寸区间。

主治：脊椎、腰背、胁肋疼痛及肝胆胃肠疾病（相当于体穴下背区内夹脊穴和背俞穴的作用）。

操作：在下背区内的额顶枕线左右两侧0.3寸处，向后下平刺1~1.5寸；或根据疾病部位，选取同一节段相应部位横向平刺0.5寸。

八、胁肋区

定位：①前后：顶鬓线与后顶颅息线之间；②上下：额旁1线与额旁2线之间。

功能：疏通胁肋之经气，调理肝胆、脾胰脏腑之气。

肝、胆、脾、胰

定位：在顶鬓线上，角孙穴前上方1.5寸（曲鬓穴后上方1.5~2寸）。右侧为"肝、胆","肝"在下,"胆"在上。左侧为"脾、胰","胰"在下,"脾"在上。

主治:胁肋痛、急性胆囊、胆管炎、急性胰腺炎、消化不良、流涎失语、健忘失眠、头晕恶心、耳鸣、耳聋、偏瘫等症。

操作:由率谷穴向前上方平刺0.5~1寸,或多针围刺。

九、上腹区

定位:①前后:顶鬓线与后顶颅息线之间;②上下:额旁2线与额耳乳线之间。

功能:疏通上腹部之经气,调理胃肠之腑气。

胃

定位:角孙穴与率谷穴之间(角孙穴相当于"头发际象"的"中脘"位置)。

主治:胃脘痛、呕吐、泻痢、腹胀、头眩目晕、耳鸣、耳聋、流涎失语、中风瘫痪。

操作:由角孙穴向后上方平刺0.5~1寸,或以"胃"为中心旁开0.5寸,上下前后各平刺1寸。

十、腰区

定位:①前后:后顶颅息线与枕乳上线之间;②上下:额顶枕线与额旁1线之间。

功能:疏通腰腿之经气,调整肠道、水道之腑气。

1.腰部夹脊背俞穴区

定位:在腰区内,额顶枕线左右各旁开0.5寸区间。

主治:腰脊痛、下腹部(大肠、膀胱、子宫、尿道、生殖系统)等疾病,及下肢疼痛、瘫痪(相当于体穴腰区内夹脊穴和背俞穴的作用)。

操作:在穴区内,由上向下平刺1~1.5寸,或根据不同病症选用相应节段"穴区",左右平刺0.5寸。

2.脊3

定位：在额顶枕线上，枕骨隆凸上缘中点。

主治：腰脊痛、强直性脊柱炎、腰腿疼、下肢瘫痪、视力障碍。

操作：由本穴上0.5寸向下平刺0.5~1寸，或左右透刺，或多针围刺。

3.肾

定位：后顶颅息线中点。

主治：腰腿酸痛、腰肌劳损、下肢软瘫，泌尿、生殖疾患、失语、失用、脑鸣、耳鸣、耳聋、健忘失眠、小儿脑瘫、脑萎缩。

操作：由本穴沿后顶颅息线向下平刺1寸，或以"肾"穴为中心四方平针透刺。

十一、季肋区

定位：①前后：后顶颅息线与枕乳上线之间；②上下：额旁1线与额旁2线之间。

功能：疏通季肋区之经气，调整肾脏之精气。

十二、下腹区

定位：①前后：后顶颅息线与枕乳上线之间；②上下：额旁2线与额耳乳线之间。

功能：疏通下腹部经气，调整下腹区内脏腑之气。

肠

定位：颅息穴入发际1寸处定位（颅息穴在"头发际象"中的位置，相当于人体"肚脐"之处），双穴。

主治：腹胀、腹痛、肠鸣、泻痢、消化不良、头痛、耳鸣。

操作：由本穴向后下平刺0.5寸，或由颅息穴发际处向本穴平刺1寸。

十三、骶髂区

定位：枕乳上线与枕乳下线之间，后2/3区间。

功能：疏通骶髂及腰腿之经气，调理少腹区内之腑气。

主治：腰骶、腰髋痛、骶髂关节痛、腰腿疼及头项痛，走路失衡、腿软无力、小便不利、月经不调。

操作：局部压痛处斜刺或平刺。

1.脊4

定位：枕骨隆凸下缘下0.5寸。

主治：头痛，癫、狂、痫症，及脑萎缩、脑痴呆、面肌痉挛、吞咽困难。

操作：从枕骨下缘向下平刺1寸，或由本穴直刺0.5~0.8寸。

2.后阴

定位：风府穴上0.5寸（"脊4"下0.5寸）

主治：痔疾、脱肛、头痛、语言障碍、吞咽困难。

操作：由本穴直刺0.5寸，或由本穴向下平刺0.5~1寸。

十四、少腹区

定位：枕乳上线与枕乳下线之间，前1/3区间。

功能：调理少腹内的腑气。

1.膀胱

定位：相当于瘛脉穴处，在颅息穴下1寸取穴。

主治：尿急、尿痛、尿失禁、腹痛、泻痢、头痛、耳鸣。

操作：从瘛脉穴向后下平刺0.5~1寸。

2.子宫

定位：乳突上缘入发际0.5寸。

主治：月经不调、痛经、遗精、早泄、腹痛、腹泻。

操作：从乳突上缘向后上平刺0.5~1寸

3.前阴

定位：乳突后缘入发际0.5寸，双穴。

主治：急性前列腺炎，尿急、尿痛、尿频、尿黄、痛经、失眠、耳鸣、耳聋。

操作：由乳突后缘向发际内平刺0.5寸。

十五、下肢区

定位：两后项之发际处（上至枕乳下线，下与第四颈椎脊突平齐）。

功能：疏通督脉及足三阳、足三阴之经气。

1.臀

定位：天柱穴上1寸，天柱与玉枕之间取穴。

主治：下肢麻木、疼痛、瘫痪及头痛、颈椎病、枕大神经痛、坐骨神经痛。

操作：从枕外粗隆下缘向下平刺1~1.5寸。

2.膝

定位：后项枕骨下缘，从正中线向外旁开0.2寸处，至乳突后下缘的区间，把这个区间分成如下6个点。

（1）"膝1"

定位：哑门穴旁开0.2寸处（其在"头发际象"的位置，相当于体穴阴谷穴处），属"足少阴经"。

主治：头痛、头晕，癫、狂、痫症，吞咽困难、呛水呛饭，语言不清，下肢麻木、疼痛、瘫痪，膝关节疼痛。

操作：直刺0.5~1寸，或从枕骨下缘向下沿皮平刺1~1.5寸。

（2）"膝2"

定位：天柱穴处（其在"头发际"象的位置，相当于体穴委中穴处），属"足太阳经"。

主治：头、目、鼻病，颈椎病、腰背疼痛、膝关节疼痛，及下肢麻木、瘫痪等症。

操作：直刺0.5~1寸，或从枕骨下缘向下平刺1~1.5寸。

（3）"膝3"

定位：风池穴下缘（其在"头发际象"的位置，相当于体穴阳陵泉处）属"足少阳经"。

主治：头痛、目晕、耳鸣、风湿关节痛、痛风、癫痫、走路不稳。

操作：直刺0.5~0.8寸，或沿枕骨下缘向下沿皮平刺1~1.5寸。

（4）"膝4"

定位：风池穴下向前0.5寸处（其在"头发际象"的位置，相当于体穴足三里穴处），属"足阳明经"。

主治：头痛、眩晕、耳鸣、耳聋、面瘫、面肌痉挛、走路不稳、共济失调、膝关节疼痛、胃痛、腹胀。

操作：直刺0.5~0.8寸，或从枕骨下缘向下平刺1~1.5寸。

（5）"膝5"

定位：风池穴下向前1寸（其在"头发际象"的位置，相当于体穴血海穴处），属"足太阴经"。

主治：头痛、耳鸣、耳聋、面瘫、面肌痉挛、失眠、膝关节疼痛，下腹痛、胀满、月经不调、痛经。

操作：直刺0.5~0.8寸，或从乳突外上缘向下沿皮平刺1~1.5寸。

（6）"膝6"

定位：乳突后下缘（其在"头发际象"的位置相当于体穴的曲泉穴处），属"足厥阴经"。

主治：头疼、耳鸣、耳聋、面瘫、面肌痉挛、失眠、膝关节疼痛、下肢屈曲痉挛、腹胀痛、月经不调、痛经。

操作：从乳突后缘向下平刺1寸，或直刺0.5~0.8寸。

3.足

定位：第4颈椎旁开1.5寸，双穴。

主治：痛风，下肢麻木、瘫痪，足踝肿痛、头项强痛、上肢疼痛。

操作：直刺0.5~0.8寸，或从天柱穴向下平刺1~1.5寸。

第五节　"头发际象"穴区说明

一、"头发际象"是人体在头皮发际内的一个缩影

所以人体体内任何部位、脏腑、组织、器官都可以在"头发际象"中

找到相应的位置（或穴区），在这相应位置中都孕育着和人体相应部位、脏腑、组织、器官的功能。如"头发际象"中的"脑穴"就有人体大脑的功能，"心穴"就有人体心的功能，"上下肢穴区"就分别有人体上下肢的功能，其他依次类推。

二、"头发际象"中所有部位皆有穴

除文中介绍的"穴区"外，人体上任何部位、脏腑、器官、经络有病，都可以在"头发际象"中找到相应的穴区，若进行针刺都可以收到一定的治疗效果。

三、关于穴区的功能和主治作用

（1）根据"头发际象"中穴区与人体的相应位置，确定功能及主治作用。如头痛针"头"，足疼针"足"，背有病针"背区"，腹有病针"腹区"等。

（2）根据脏腑器官的功能，确定其主治作用。如咳嗽、气喘，针"肺"；心慌、气短，针"心"等。"五脏穴"分别有主治各脏腑相关功能的病症的作用。

（3）体穴的主治作用与"头发际象"中"穴区"主治作用相结合。如"脊2"在"头发际象"中"背脊"部，它就有治疗人体背脊部的作用，同时它又在体穴中百会穴的位置，所以它同时也有百会穴的主治作用。再如"脊4"在"头发际象"中"尾骨"下缘，相当于体穴中长强穴的位置，长强是督脉的络穴，所以脊4有治疗后阴（肛门）周围的病变、及脊柱、脊髓的病变的作用。同时它又位于人体后头部，所以它又有治疗头部病变的作用。其他以此类推。

（4）结合临床实践应用被证明是有效和实用的。经过数十年及数万人次的临床实践观察，不断修订，证明"穴区"的主治作用与临床效果基本符合。

四、穴区是一个"面"，"头发际象"中所有穴区均各是一个面，而不是像体针中腧穴各是一个点

穴区的面有大面，如"头面区""颈项区""背区""腰区""胸

区""胁区""腹区""上肢区""下肢区"等；小面是穴区中的"穴"，如"脑""心""肝""脾""肺""肾""脊1"～"脊4""肩""肘""手""膝1"～"膝5""足"等。所以针刺时大都使用平针透刺法。

五、关于"挟脊背俞穴区"

根据人体挟脊穴和背俞穴的功能推衍而生，有"上背挟脊背俞穴区""下背挟脊背俞穴区"及"腰部挟脊背俞穴区"。它们不但有局部的治疗作用，而且还有治疗相关节段脏腑、组织、器官疾病的作用，用之临床行之有效。

第六节　"头发际象"经络分布概况

一、"上肢"部

"手少阳经"位于耳前发鬓中间，向前依次为："手阳明经""手太阴经""手厥阴经"；向后依次为："手太阳经""手少阴经"。肩宽3寸，每经相距0.5寸；肘宽1.5寸，每经相距0.3寸。

二、"头面躯干"部

（1）"督脉"：位于额顶枕线上（即后正中线上）。

（2）"任脉"：位于额耳乳线上。

（3）"足太阳经"：位于额旁1线上，距督脉1.5寸。

（4）"足少阳经"：位于额旁2线以外，距督脉4.5寸。

（5）"足厥阴经"：从前阴斜向下腹部，经季肋、胁肋上膈止胸中。

（6）"足太阴经"：腹部距任脉（额耳乳线）约1寸，胸部距任脉（额耳乳线）约2寸，斜向外止胁部。

（7）"足阳明经"：腹部距任脉（额耳乳线）约0.5寸，胸部距任脉（额耳乳线）约1寸，上头面之前。

（8）"足少阴经"：腹部距任脉（额耳乳线）约0.25寸，胸部距任脉（额耳乳线）约0.5寸。

三、"下肢"部

"足太阳经"在后项中间，向前依次为："足少阳经""足阳明经""足太阴经""足厥阴经"；向后为："足少阴经"。髋宽4寸，每经相距约0.8寸；膝宽2寸，每经相距约0.4寸；踝宽1寸，每经相距约0.2寸。

第七节 "头发际象针"选配穴原则

在辨证立法的基础上，根据中医基础理论和西医基本知识，结合"头发际象"中穴区位置及主治作用，选取穴区进行组合，使之成为一组或数组完整的治疗处方。

一、选穴原则

（一）相应部位取穴法

按照人体在"头发际象"中的相应部位取穴。即头面部有病，选取"头发际象"中的"头面穴区"；上肢有病，取"头发际象"中相应的"上肢穴区"；下肢有病，取"头发际象"中相应的"下肢穴区"。各脏腑、器官、组织有病，均在"头发际象"中相应的"脏腑""器官""组织"的穴区取穴。

（二）循经取穴法

即按部循经取穴。腰脊病变，取"头发际象"中的"督脉"；腰背肋胁有病，循"头发际象"中的"太阳经"和"少阳经"取穴；肩周炎，肩前痛者，在"头发际象"中"肩部"，循"阳明经"取穴；肩外痛者，循肩部"少阳经"取穴；肩后痛者，循肩部"太阳经"取穴等。膝关节痛，选"头发际象"中的"膝穴"；膝前外侧痛者，循"阳明经""少阳经"，取"膝3""膝4"；膝内侧痛者，循"太阴经"，取"膝5"；"腘窝"痛者，循"太阳经""少阴经"，取"膝2""膝1"。头痛，首选"头面区"，前头痛者，再循"阳明经"取"膝4"；偏头痛者，再循"少阳经"取"膝3"；后头痛者，再循"太阳经"取"膝2"；头顶痛者，再循"督脉"取"脊4"。

（三）按脏腑功能取穴法

根据中医的脏腑生理功能和病理变化，指导"头发际象"针的取穴，这是"头发际象"针中的重要处方原则。

（1）心藏神，主血脉，开窍于舌。所以精神、神志、心脑血管疾病，以及如语言、味觉等与舌有关的疾病，都可以选取"头发际象"中的"心穴"。

（2）肝主疏泄，肝藏魂，藏血，主筋，开窍于目。情志精神方面的疾病，如抑郁症或急躁易怒、多梦、头晕目眩或肝失条达、肝气郁结、气血瘀滞不通出现的胸腹胀痛、消化不良、月经不调、心脑血管阻塞；或因筋失濡养出现的肢体肌肉痉挛，或目疾等皆取"头发际象"中的"肝穴"。

（3）脾主运化水谷精微，统血，主肌肉，开窍于口唇。故凡因脾的功能失常所导致的腹胀、腹泻、疲倦、纳少、消瘦、肌肉萎缩、味觉障碍、痰饮、水肿、出血、语言障碍、口中流涎等症，皆可选"头发际象"中的"脾穴"。

（4）肺主气司呼吸，朝百脉通水道。所以凡血脉阻塞、气机不畅、水道不利、呼吸受阻所致的疾病，可选取"肺穴"。另外肺主皮毛司卫外，开窍于鼻。凡卫外不固，症见发热咳嗽、皮肤有病，或鼻塞、嗅觉障碍等症，亦可取"头发际象"中的"肺穴"。

（5）肾藏精，主骨生髓，通于脑，其华在发，开窍于耳。人的发育成长无不与肾有关，如小儿发育迟缓、智力不全、小儿脑瘫、成人早衰、脑萎缩、老年痴呆、头发脱落枯萎、听力障碍以及与肾有关的心脑病变皆可取"肾穴"调整。另外，肾又主水，凡与水液代谢有关的疾病，亦可选取"肾穴"。

总之，五脏中心藏神、肝藏魂、脾藏意、肺藏魄、肾藏志，故凡精神神志方面的疾病，皆可根据辨证分别选取相关五脏穴区。

（四）辨病取穴法

根据诊断选取与疾病相关穴区。如头痛、面麻、昏晕等症，或上肢疼痛、手指麻木等症，若为颈椎病所为者，除选"头面"或"上肢"以及相关脏腑等穴区外，还应再选"颈项穴区"。由腰椎间盘脱出或腰椎增生引起的下肢疼痛、麻木者，既选"下肢穴区"，又取"腰脊穴"，或"腰部夹脊背俞穴"等。

二、配穴方法

配穴方法是在选穴原则的基础上，根据各种病证的治疗需要，选择具有协调作用或强化作用的腧穴，加以配伍应用的方法。临床上，"头发际象针"处方应从病人整体出发，全面考虑，力求做到既切合病情，又简明扼要，一穴有效者，不多增一穴的原则。

（一）上下相配

即上部"穴区"与下部"穴区"相配的方法。例如治疗肩周炎，取"上肢"的"肩穴"，配以"髋区"。又如头面病，先取"头面区"，再配"下肢区"的"膝穴"。上下相配可以提高治疗效果。

（二）左右相配

一般情况下，同侧有病取同侧穴区，或左侧有病，取右侧穴区，右侧有病，取左侧穴区。在病情较复杂的情况下，可以左右侧同取，病程较长者，可以左右交叉轮流针刺。也有根据寸口脉象而定，即哪一侧脉象实大有力者取哪一侧穴区针刺。如左侧偏瘫病人，其脉象是左侧较右侧实大有力者，就取左侧"上、下肢"及相关脏腑穴区。不一定左病取右，右病取左。

（三）脏腑之间相配

按脏腑之间的关系相配。脏与腑，如肺与大肠，心与小肠，肝与胆，脾与胃，肾与膀胱，由于它们相表里，所以，选穴上可相互配合。脏与脏，根据它们之间的相互关系，如肾水生肝木，肾阴亏损出现肝阳上亢，头晕目眩，就肝肾同取；心火与肾水相互调济而相交，如果水火不济，心肾不交，出现失眠、心慌或精神情志等病证，可"心穴"与"肾穴"相互配取。肝气过旺，肝木克伐脾土，致胸满腹胀，消化不良，既取"脾穴"，又取"肝穴"。

附1："五脏穴"的配伍

五脏穴即"心（心包）""肝""脾""肺""肾"五个穴区。五脏穴相互配伍，既可扩大治疗范围，又能提高治疗效果。

附2：常用几组"五脏穴"相配的穴组

（1）"肺穴"透"心穴"，"心穴"透"脾穴"（左侧头颞部）。主治心、肺、脾及左胸胁部有关的一切病证。

（2）"肺穴"透"心包穴"，"心包穴"透"肝穴"（右侧头颞部）。主治心包、肺、肝及右胸胁部有关的一切病证。

（3）"脾穴"透"肾穴"（左侧头颞部）。主治脾、肾及左侧胁肋部有关的一切病证。

（4）"肝穴"透"右肾穴"（右侧头颞部）。主治肝、肾及右侧胁肋部有关的一切病证。

（5）"头发际象针"与体针相配。取"头发际象"穴区，配体针腧穴或二者交替针刺。头针与体针相配，可以增强治疗效果，尤其对于慢性病更应如此。例如偏瘫日久，出现肢体痉挛时，配合体针局部腧穴更为必要。

第八节 "头发际象针"的针刺方法

一、针前准备

（一）针具

一般选用0.35mm×40mm~0.35mm×50mm毫针，要求毫针针尖锋利，针柄牢固，针体端直，无锈蚀和折痕，为保证针具质量，避免交叉感染，一般每个病人宜有一套专用针具。

（二）体位

针刺时，要求病人取正坐位，这样有利于医生观察病人的表情及治疗效果，也便于头针操作。若病人身体虚弱，或首次针刺，或对针有恐惧感，或有晕针史等，亦可采用半卧或仰卧位。

（三）消毒

坚持每次用过的针具用75%乙醇擦拭，高压灭菌消毒后继续使用，严格遵守一人一套针具制。针刺部位用75%酒精棉球擦拭。医生应在施术前把手洗净，或用75%酒精棉球擦拭。

（四）暴露针刺部位

针前分开局部头发，暴露头皮，便于正确取穴，同时可避开头部有感染、瘢痕，或手术伤口部。

二、进针法

（一）单手进针法

右手拇、食指持针，中指抵住腧穴，指腹紧靠针身下端，当拇、食指向下用力按压时，中指随之屈曲，将针刺入皮下。

（二）双手进针法

左右双手配合，协同进针，用左手拇指或食指端切按在腧穴上，右手持针紧靠左手指甲面，快速将针刺入皮下。

三、针刺角度和深度

（一）针刺的角度

针刺入帽状腱膜肌后，使针体放平，向前推进。

（二）针刺深度

一般情况下，平刺进针0.5~1.5寸为宜，颈项部沿皮平刺1寸左右，有时根据病情需要也可直刺0.5~0.8寸。

（三）针刺方向

两额角以上至顶骨区域的头针穴位，针刺方向由前向后，两颞部及顶骨以后的枕部穴位，针刺方向由上而下。有时也根据头部经脉循行方向，及施迎随补泻的要求选择针刺方向。

四、针刺手法

因头皮部血管、神经丰富、针感较体针强，一般要求在针体进入适度位置后，多行捻转手法，不要求提插手法。捻转手法是术者肩、肘、腕关节和拇指固定不动，以保持针刺不能上下移动。食指第一、二节呈半屈曲状，用食指第一节的桡侧面与拇指第一节的掌侧面持住针柄，然后食指指掌关节、指关节做伸屈运动，使针体快速旋转，要求捻转频率在每分钟200次以上，持续2~3分钟。对一些体质差、年龄大，或怕疼者，不要求速度快，只要求均匀来回捻转。缓慢轻柔，捻针幅度也小，持续2~3分钟即可留针。

五、留针

根据病情及病人体质、年龄，留针时间为30分钟~1小时。在留针期间，每隔5~10分钟，用同样方法再捻转两次即可出针。也可在留针期间，不做捻转手法，采用留针候气法。偏瘫病人或肢体关节疼痛病人，在留针期间活动相应肢体，不能动者可做几次被动活动。在针刺及留针期间，部分病人在病变部位会出现热、胀、凉、抽动等感应，有这种感觉的病人，疗效比较好。

六、出针

刺手持针柄轻轻捻转松动针身，如针下无紧涩感，即可快速抽拔出针或缓慢出针，出针后必须用干棉球按压针孔片刻，以防出血。

七、注意事项

（1）预防晕针及晕针后的处理。对初次针刺、精神紧张的病人，针刺前要认真做好解释工作，消除顾虑。初次针刺不宜过重，对劳累、体弱及病情较重的病人，尽量卧位针刺，手法宜轻，只留针不行针。并随时注意观察病人的表情及面色，询问病人的感觉。若出现头晕、眼花、出汗、心慌、恶心欲呕、面色苍白者，即为晕针。这时迅速出针，并使病人平卧，头部稍低，并给予温开水或糖水。一般静卧片刻即能恢复。

（2）针刺后出血、血肿，及处理。头皮神经血管分布较密，加之头发的覆盖，所以针刺后容易引起局部疼痛、出血或出现血肿。针孔出血者，可用干棉球按压片刻即可止血，若有血肿者，在肿胀部位多按数分钟。

（3）小儿头部囟门未合、偏瘫病人做过开颅手术的部位，以及穴区部有感染、瘢痕者应避开该处进针。

（4）穴区宜交替针刺，以防腧穴疲劳或连续针刺造成局部损伤。要求选用几组穴区交替针刺，或与体针腧穴交替。

（5）偏瘫病人，瘫肢出现痉挛者，或其他慢性病人不宜经常采用头针治疗，针刺时，只采用留针候气法，或与体针腧穴交替进行。

（6）针刺频率及疗程。根据病人体质的强弱、病情的轻重及病程的长短安排。一般情况体质较强、病程较短的病人，每日针刺1次，10日为1个疗程，疗程间隔3天左右。病程较长、体质较虚的病人隔日或隔数日1次，疗程之间以5~7天为宜。对于病情较急、体质较强壮的病人，每日还可针刺数次。

第九节　临床治疗心得

头　痛

头痛是一种常见头部自觉症状，可见于各种急慢性疾病。中医学认为，外感内伤使头部清阳郁滞、气血逆乱、脉络痹阻而发生头痛。高血压、偏头痛、神经功能性头痛、感染性发热疾病，以及因眼、耳等疾病引起的头痛，均可参照本病辨证治疗。

一、治疗

（一）风袭经络

主症：头痛如裂、痛势阵作、如锥如刺，或有闪电样跳痛，常因外感而发作。

处方1："眼穴""肺穴""膝2""膝3"。

操作：毫针刺，用泻法。"眼穴""肺穴"各向后平刺1寸；"膝2""膝3"各循"太阳经""少阳经"向下平刺1~1.5寸。

按：此方适用于"太阳""少阳"合病。

处方2："口穴""耳穴""肘穴""膝3""膝4"。

操作："口穴""耳穴""肘穴"各向后平刺1寸；"膝3""膝4"各循"少阳经""阳明经"向下平刺1~1.5寸；单侧或双侧取穴，每次留针60分钟，每隔10分钟捻针1次，每日针刺1次，3次为1个疗程。

（二）肝阳上亢

主症：头胀痛、目眩，尤以头顶及两侧为甚，兼口苦、目赤、心烦易怒、舌红苔少、脉弦细数等症。

处方3："眼穴""耳穴""肝穴""心穴""肘穴""脊1""膝穴""膝3""膝6"。

操作：毫针刺，用泻法。"眼穴""耳穴"各从前向后平刺1寸；"肝穴""心穴"各向下平刺1寸；"肘穴"循"手少阳经""手厥阴经"各向下平刺1寸；"脊1"从前向后平刺1寸；"膝3"循"足少阳经"，"膝6"循"足厥阴经"向下平刺1寸，双侧取穴。每次留针30~60分钟，每隔10分钟捻转1次，每日针1次，10次为1个疗程，疗程间隙3~5日。

按：此方多用于肝火旺盛者。

处方4："眼穴""耳穴""肝穴""肾穴""脊2""膝1""膝6"。

操作：毫针刺用平补平泻法。"眼穴""耳穴"同处方1；"脊2"从前向后平刺1寸；"肝穴"和"肾穴"各向下平刺1寸；"膝1"循"少阳经""膝6"循"厥阴经"从上向下平刺1寸。用留针候气法，留针60分钟，每日针刺1次，10次为1个疗程。

按：此方多用于肝肾阴虚者。

（三）气血不足

主症：痛势绵绵，迁劳加重，痛处喜按，得温痛减，伴头晕心悸、短气乏力、脉细无力等症。

处方5："脑穴""心穴""脾穴""肾穴""脊2""膝4""膝5"。

操作：毫针刺，用补法。"脑穴""脊2"从前向后各平刺0.5~1寸；"心穴（左心、右心包）""脾穴（左脾、右肝）""肾穴"各向下平刺1寸；"膝4""膝5"各直刺0.5寸，或循"足阳明经""足太阴经"向下平刺1寸，双侧针刺，或将上述穴区分成两组，交替取穴。每次留针30~60分钟，采用留针候气法，每日或隔日1次，7~10次为1个疗程，疗程间休息3~5天。

（四）瘀血停滞

主症：头痛如刺，痛有定处，经久不愈，或有外伤史，或伴视物花黑、记忆减退、舌紫、脉细或涩。

处方6："口穴""脊1""脑穴"。

处方7："脊1""脊2""肝穴"。

处方8："耳穴""肩穴""心穴"。

处方9："脊3""肾穴""脊4"。

操作：毫针刺，用平补平泻法。"脑穴"从前向后平刺1寸；"口穴"从前向后平刺1寸；"脊1""脊2""脊3""脊4"各从前向后平刺1寸；"心穴（左心右心包）""肝穴（左脾右肝）""肾穴"各向下平刺1寸；"耳穴""肩穴"各向后平刺0.5寸。前头痛用处方6，头顶痛用处方7，侧头痛用处方8，后头痛用处方9。双侧针刺，每次留针30~60分钟，每日1次，10日为1个疗程，疗程间休息3~5天。

（五）痰湿蒙闭

主症：头痛沉重如裹，时钝痛，吐痰沫，或时有恶心、胃脘满闷、苔白、脉滑。

处方10："脑穴""口穴""肘穴""脾穴（左脾右肝）""胃穴""肾穴""膝4""膝5"。

操作：毫针刺，用平补平泻法。"脑穴""口穴"从前向后平刺1寸；"肘穴"从"手阳明""手太阴"两经向下平刺1寸；"脾穴"平透"胃穴"；"肾穴"向下平刺1寸；"膝4""膝5"各直刺0.5~0.8寸，或循"足阳明""足太阴"向下平刺1寸。双侧或单侧针刺，或将上述穴区分成两组，交替取穴。用留针候气法，每次留针30~60分钟，每日1次，10次为1个疗程，疗程间休息3~5天。

二、病案举例

周某，男，48岁，左侧头痛7天。自述头痛阵作，发作时如闪电样跳痛，并伴头晕、恶心，某院诊断为颞神经炎。经数天治疗，痛势如旧，要求针灸。右侧头颞部压痛明显，脉浮、苔薄白，诊断为风袭少阳经络、少阳经络闭阻而痛。采用"风袭经络"中的处方2，治疗3次痊愈。

按："头发际象针"疗法对于各种原因所致的头痛均有效果，尤其对风袭经络和肝阳上亢所致的头痛，有针到病除的疗效。对于其他原因所致的头痛，疗程较长。对于气血虚弱引起者，还须配合药物治疗。"膝1""膝2""膝3""膝4""膝5"对于各种原因所致的头痛，有很好的协调作用，应分别灵活选用，但直刺不宜过深。

眩　晕

眩晕是指病人头晕眼花的一种自觉症状，轻者闭目即止，重者如坐舟车，旋转不止，可伴恶心、呕吐、耳鸣、头痛等症状。中医学认为本病的成因，是由肝火、痰湿，或气血虚弱、肾精不足引起。高血压、低血糖、脑动脉硬化、颈椎病、贫血、神经官能症及耳源性眩晕等具有眩晕症状者，均可参考本病辨证论治。

一、治疗

1.肝火上扰

处方1："脑穴""脊2""肝穴""肾穴""膝3""膝5"。

操作：毫针刺，用泻法。"脑穴"从前向后平刺1寸；"脊2"左右前后各平刺1寸，成十字交叉；"肝穴"平透"肾穴"；"膝3"循"少阳经"向下平刺1寸，或于"膝3"直刺0.5~0.8寸；"膝5"循"厥阴经"向下平刺1寸，或于"膝5"前下直刺0.5~0.8寸。用快速捻转法。每隔10分钟捻转1次，留针60分钟，每日1次，10次为1个疗程。

2.痰湿中阻

处方2："脑穴""脊1""脾穴""胃穴""膝4"。

操作：毫针刺，用泻法。"脑穴""脊1"各从前向后平刺1寸；"脾穴"平透"胃穴"；"膝4"循"阳明经"向下平刺1寸，或于"膝4"直刺0.5~0.8寸。用快速捻转法。每隔10分钟捻转1次，留针60分钟，每日1次，10次为1个疗程。

3.气血虚弱、肾精不足

处方3："脑穴""脊2""脾穴""肾穴""脊4"。

操作：毫针刺，用补法。"脑穴""脊2"各从前向后平刺1寸；"脾穴"向后平刺1寸；"肾穴"沿人字逢向下平刺1寸；"脊4"向下平刺1寸，或直刺0.5~0.8寸。用留针候气法。留针30~60分钟，每日针刺1次，10次为1个疗程。

二、病案举例

苗某，女，58岁，头晕头重10余年。常在天气变化时加重，并伴胸闷、恶心、纳差，脉濡、苔腻。按痰湿中阻型，用处方2治疗2个疗程痊愈。

按："头发际象针"对各种眩晕症都有很好的治疗效果，往往针到晕止，尤其对肝火上扰型更为突出，对气血虚弱、肾精不足型疗效较慢，疗程也较长。

失 眠

失眠又称"不寐"，是以夜晚经常不易入睡，或睡后易醒的一种病证。失眠多因思虑过度，损伤心脾，气血不足，神失所养；或是惊恐、房劳伤肾、肾水不能上济于心；或是肝气郁结，肝火上扰心神；或因饮食不节，脾胃不和，痰气郁结，扰动心神。总之，失眠与五脏皆有关，为气血不和、阴阳失衡所致。临床上凡以失眠为主症的各种疾病，皆可参考本法进行治疗。"头发际象针"治疗失眠，是以调整脏腑、气血、阴阳，使之平衡为原则。

一、治疗

处方1："脑穴""心穴""脾穴""膝4""膝5"。

操作：毫针刺，用平补平泻法。"脑穴"从前向后平刺1寸；"脾穴"向"心穴"平刺1寸；"膝4""膝5"各直刺0.5~0.8寸。用留针候气法，每次留针60分钟，每日1次，10次为1个疗程。

按：本方多用于因心、脾、气血失调者。

处方2："脊2""心包穴""肝穴""肾穴""膝1""膝5"。

操作：毫针刺，用平补平泻法。以"脊2"为中心，前后、左右十字交叉，各平刺1寸；"肝穴"向"心包穴"平刺1寸；"肾穴"向下平刺1寸；"膝1""膝5"各直刺0.5~0.8寸。用留针候气法，每次留针60分钟，每日1次，10次为1个疗程。

按：本方多用于因肝、肾、阴阳失衡者。

二、病案举例

马某，男，70岁，患失眠症3年。经常入睡困难，睡后易醒，醒后不能再入睡，有时整夜不眠，平时伴头痛、头晕、健忘、心悸、倦怠等。因为有脑梗死病史，原本行走不便，又因长期失眠，行动更加困难，更易急躁不安。接受本疗法治疗，针刺当日夜晚，即能很快入睡。继用处方1、处方2，交替针刺，治疗2个疗程，睡眠正常，其他症状随之消失。行走便利，后参加了老年团旅游活动。

按：本疗法治疗失眠效果显著，处方1与处方2常交替应用。初始治疗效果明显，几天后出现反复，坚持治疗，效果逐渐稳定。所以，取穴宜从少渐多。因五脏皆与神志有关，所以失眠用"五脏穴"交替针刺效果良好。

另外，应注意帮助病人解除烦恼，合理安排生活，坚持体育锻炼，保持舒畅的心情。由其他疾病引起失眠者，应同时治疗原发病。

鼻 渊

鼻渊，主症为鼻流浊涕不止。重症又名脑漏。鼻流清涕又名鼻鼽。因风寒者，鼻塞不闻香臭，鼻流清涕，常见鼻中辛酸。因风热者，鼻流浊涕不止，色黄腥臭。因胆热移于脑形成脑漏，鼻塞、鼻酸、浊涕不止，如髓如脓，腥臭难闻，甚则头晕、头痛。

一、治疗

1.鼻鼽

处方1："鼻穴""肺穴""膝2"。

操作：毫针刺，用平补平泻法。"鼻穴"和"肺穴"各从前向后平刺1寸；"膝2"循"太阳经"向下平刺1寸，或直刺0.5~0.8寸。每隔10分钟捻转1次，留针60分钟，每日1次，7~10日为1个疗程。

2.鼻渊

处方2："鼻穴""肺穴""胃穴""膝3""膝4"。

操作：毫针刺，用泻法。"鼻穴"和"肺穴"刺法同前；"胃穴"从后向前平刺1寸；"膝3"循"少阳经"从上向下平刺1寸；"膝4"循"阳明经"向下平刺1寸，或"膝3""膝4"各直刺0.5~0.8寸。每隔10分钟用快速捻转法行针1次，留针60分钟，7~10日为1个疗程。

3.脑漏

处方3："脑穴""鼻穴""胆穴""胃穴""膝3""膝4"。

操作：毫针刺，用泻法。"脑穴"左右平刺1寸；"鼻穴"前后平刺1寸；"胆穴"向"胃穴"平透；"膝3""膝4"刺法同前。其余同处方2。

二、病案举例

刘某，男，65岁，患过敏性鼻炎10余年。每遇天气变化，冷暖差异，即先鼻痒，继而喷嚏连连，随后清涕不断，久之头痛。用处方1后即能好转，可数日或数月不犯。每次犯病，即针即愈，坚持2个疗程，1年未见复发。

按："头发际象针"治疗鼻鼽效果较好，鼻渊次之，脑漏较差。但都能立即改善鼻塞，消除头痛、头晕。对急性效果优于慢性。本病易于反复，可配合其他疗法，综合治之。

耳鸣耳聋

耳鸣、耳聋皆为听觉异常的病证。耳鸣是指自觉耳内鸣响；耳聋是指听力减退，或听觉丧失。本病分实证和虚证两种。实证多因肝胆之火循经上扰，清窍被蒙，或因外感风邪，阻遏清窍所致。虚证为肾精亏损，精气不能上达于耳所致。

一、治疗

处方1："耳穴""肝穴""胆穴""膝3""膝5"。

操作：毫针刺用泻法。"耳穴"从前向后平刺1寸；"肝穴""胆穴"各向下平刺1.5寸；"膝3"循"少阳经"向下平刺1.5寸；"膝5"循"厥阴经"向下平刺1.5寸，或于"膝3""膝5"各直刺0.5~0.8寸。留针40分钟，每隔10分钟快速捻转1次，每日1次，7~10次为1个疗程。

按：处方1适用于实证。

处方2："脑穴""肝穴""肾穴""膝1""膝5"。

操作：毫针刺用平补平泻法。"脑穴"从左向右（或从右向左）平刺1寸；"肝穴"向下平刺1.5寸；"肾穴"向耳根方向平刺1.5寸；"膝1"循"少阴经"向下平刺1.5寸；"膝5"循"厥阴经"向下平刺1.5寸。用留针候气法。每次留针60分钟，每日1次，10次为1个疗程。

按：处方2多用于虚证。

二、病案举例

赵某，女，30岁，左耳鸣、耳聋1周，伴头眩晕、恶心、呕吐，于某院住院，诊断为突发性聋。治疗1周后，上症仍不减轻，遂来求助针灸。按处方1治疗，针后当即头眩晕减轻，呕吐、恶心即止，耳内有通气感。翌日出院，接受"头发际象针"，仍按处方1针刺2个疗程，听力正常，耳鸣消失。

按：耳聋、耳鸣的原因较多，本疗法对神经性耳聋、耳鸣效果较好。一般多数病例在治疗1个疗程后即能改善，实证较虚证更容易取效，病程短者多能即针即效。

牙　痛

牙痛为口腔疾患中常见的症状。分为虚实两类。实证为肠胃积热或风邪外袭、郁而化火，循阳明经上扰而致牙痛。虚证为肾阴不足，虚火上升引起牙痛。此外亦有过食甘酸之物，或口齿不洁，垢秽蚀齿引发牙痛。

牙周炎、冠周炎、龋齿、牙髓炎，可参考本证治疗。

一、治疗

1.实证

主症：牙痛剧烈，齿龈肿胀，或兼口渴便秘，或兼恶寒、发热、头痛、苔黄、脉数有力。

处方1："脑穴""口穴""肝穴""胃穴""肘穴""膝4"。

操作：毫针刺用泻法。于"脑穴"旁开0.5寸处，从左向右（或从右向左）平刺1寸；"口穴"从前向后平刺1寸；"肝穴"向"胃穴"平刺1.5寸；"肘穴"循"阳明经"向下平刺1寸；"膝4"循"阳明经"向下平刺1寸（或于"膝4"直刺0.5~0.8寸）。患侧取穴，用快速捻转法。每隔10分钟捻转1次，留针60分钟，每日1次到2次。

2.虚证

主症：痛势较缓，隐隐作痛，时作时止，或牙齿浮动、口不臭、脉细数。

处方2："脑穴""口穴""肝穴""肾穴""肘穴""膝1""膝5"。

操作：毫针刺，用平补平泻法。"脑穴""口穴"刺法同处方1；"肝穴"向"肾穴"平刺1寸；"肾穴"向"肝穴"平刺1寸；"肘穴"循"少阴经"向下平刺1寸；"膝1"循"少阴经"向下平刺1寸；"膝5"直刺0.5~0.8寸。用留针候气法。留针60分钟，每日1次，可连续针刺3~5次。

二、病案举例

吴某，男，14岁，牙痛持续2天。夜不入眠，昼不能食，哭闹不宁，停止上学，用消炎止痛药物效果不大。家长要求针刺治疗，查其牙龈肿胀、口臭、舌黄、脉大，采用实证处方，针后痛止，病人连呼感谢。回家后又痛，但痛势已减，下午又针1次，两天共针4次，再未复发。

按："头发际象针"治疗牙痛，止痛效果明显，尤其对牙痛属实证者，效果更优，若一日数次针刺，效果更好。牙痛属虚证者，每次留针时间可长达60~120分钟，连续针刺数日，也可取得满意效果。

牙痛渐缓或停止后，须查明原因，结合其他疗法彻底根治。牙痛须与三叉神经痛应相鉴别。

脑中风后遗症

脑中风后遗症，指病人因脑血管发生意外，如脑出血、脑血栓形成、脑栓塞、蛛网膜下腔出血等，导致脑组织发生功能性或器质性改变，造成半身不遂、失语或语言不利、口吃流涎或感觉缺失、吞咽困难、大小便失禁等症，中医学称之为"偏枯""半身不遂"。并分为风中经络和风中脏腑，病位在脑府，与心、肝、脾、肺、肾五脏及十二经脉都有关。

一、治疗

1.风中经络

处方1："脑穴""上肢区""下肢区"。

操作：毫针刺，用泻法。于"脑穴"旁开0.5寸处，用毫针十字交叉法，从前向后平刺1寸，再由左向右平刺1寸；"上肢区"在"肩穴"循"阳明""少阳""太阳"三经，从前向后每隔0.2寸各1针，向下平透至"肘穴"以下；"下肢区"主要选取"太阳经""膝2""少阳经""膝3""阳明经""膝4"，各沿经向下平透1~1.5寸，或于本穴直刺0.5~0.8寸。左右侧可交替针刺。每次留针30~60分钟，每隔10分钟用快速捻转法捻转1次，每日针刺1次，10次为1个疗程，疗程间休息3~5天。

2.风中脏腑后，转入经络

处方2："脑穴""五脏穴""脊2"。

操作：毫针刺，用平补平泻法。"五脏穴"即"心（左心右心包）""肝（左脾右肝）""肺""肾"六穴区，把此六穴分成2组：第1组在头颞左侧，"肺穴""心穴""脾穴""肾穴"各从本穴向下平刺1寸；第2组在头颞右侧，"肺穴""心包穴""肝穴""肾穴"各从本穴向下平刺1寸。"脊2""脑穴"刺法同处方1。

初病，右侧瘫，取头颞左侧的穴区；左侧瘫，取头颞右侧的穴区。每日针刺1次，每次留针30~60分钟，10次为1个疗程，疗程间隔3~5天。

3.神志迟钝，吞咽困难

处方3："脑穴""心穴（左心右心包）""肝穴（左脾右肝）""肺穴""肾穴""肘穴""脊4""膝1""膝5""膝6"。

操作：毫针刺用平补平泻法。"脑穴"刺法同处方1；"五脏穴区"刺法同处方2；"肘穴"从前向后平刺1寸；"脊4"从上向下平刺1寸，或直刺0.5~0.8寸；"膝1""膝5""膝6"各向下平刺1寸。每次留针30~60分钟，每日1次，10次为1个疗程，疗程间隔3~5天。

二、病案举例

张某，男，58岁，患脑梗死，左侧偏瘫11天，接受"头发际象针"治疗。选用处方1，针第1次即可坐起，下肢能摆动。针第2次即能站起走动，共针7次手足灵便，基本恢复。

马某，男，65岁，患脑出血1月余，语言不清，吞咽困难，呛水流涎，神态迟钝，脉数，舌红苔少。选处方3与处方2交替应用，共治疗3个疗程，基本恢复正常。

按：以"头发际象针"疗法为主，治疗脑中风后遗症300余例，均取得了满意的临床效果。一般单纯偏瘫、神志正常者为风中经络，多选用处方1。1个疗程后可适当配合处方2，或与处方2交替应用；有神识迟钝或不清、吞咽困难、呛水、流涎者多选用处方3，或与处方2交替应用。

因为脑中风后遗症发于脑府，与心、肝、脾、肺、肾等五脏都有关，临床实践证明，"脑穴"及"五脏穴"在治疗此病中有非常显著的效果。上述穴区对运动、感觉、神志、语言、意识都有明显的作用。用本疗法治疗脑中风后遗症应在病情稳定后即可针刺，病情超过3个月后应与体针结合应用，尤其是患肢出现痉挛后应减轻头针的刺激量，而注重与患肢局部腧穴交替应用。

由于本病的病程长，每次取穴不宜过多。针上一组穴或一穴有效者，不再取下一穴，保障不使腧穴疲劳，经气受损，才能保持针刺长效。"脑挫伤"后出现的后遗症亦可参照此方。

周围性面瘫

周围性面瘫，又称周围面神经麻痹，由面神经炎所致，是以口、眼向一侧歪斜为主要表现的病证。中医理论认为本病属正气不足、风寒之邪乘虚入中经络所致。

一、治疗

处方1："鼻穴""耳穴""肺穴""膝3""膝4""膝5""膝6"。

操作：毫针刺，用泻法。"鼻穴""耳穴"各从前向后平刺0.5寸；"肺穴"向后平刺1寸；"膝3""膝4""膝5""膝6"各向下平刺1寸；以针患侧为主，或左右侧交替针刺。每次留针30~60分钟，每隔10分钟捻转1次，每日1次，10次1个疗程。

处方2："眼穴""口穴""脾穴（左脾右肝）""肘穴"。

操作：毫针刺用平补平泻法。"眼穴""口穴"从前向后平刺0.5寸；"脾穴"从上向下平刺0.5~1寸；"肘穴"从前向后平刺1寸。其他同处方1。

二、病案举例

杨某，女，35岁，左侧颈项及耳后疼痛两天，今晨起床后自觉眼睛不能完全闭合，嘴歪向右侧，流泪、食则夹饭，并有耳鸣。

检查：左额纹消失，眼裂变大，鼓腮漏气，口角下垂，脉浮数，苔薄舌红。此为上焦郁热、卫外不固，继之风中少阳、阳明等经。致气血闭阻、面部肌肉迟缓不收，而成面瘫。

治疗：先用处方1，头痛消失，患侧面部有放松感，眼裂变小，流泪减少，耳鸣减轻。后用处方1与处方2混合，或交替应用，或左右侧轮换针刺，2周痊愈。

三、注意事项

（1）周围性面瘫早期，先用处方1，继用处方2。

（2）处方1与处方2相互交替应用。

（3）临床中面瘫病始发，及时采用"头发际象针"疗法治疗者，大多发现病人都在2个疗程之内康复。

（4）对于2个疗程未愈者，以及久治不愈，或中途就医的病人，要采用"头发际象针"与面部穴位，如迎香穴透晴明穴、颧髎穴透地仓穴、颧髎穴透颊车穴、颊车穴透地仓穴，混合或交替运用。

（5）患侧要与健侧轮换针刺。注意取穴应由少而渐多，刺激量由小而渐大。

面肌痉挛

面肌痉挛是一侧面部以阵发性、不规则的不自主抽动为主要表现的周围神经病，称面肌痉挛。中医学认为是风邪侵袭面部经络或因肝气不舒、阴血亏损引动肝风而发，称为"面风""筋惕肉瞤"。

一、治疗

1.外风所致

处方1："脑穴""眼穴""口穴""脊4""膝4"。

操作：毫针刺用平补平泻法。"脑穴""眼穴""口穴""脊4"从前向后各平刺1寸；"膝4"直刺0.5~0.8寸；健侧和患侧交替针刺，留针30~60分钟，每日或隔日1次，10次为1个疗程，疗程间休息3~5天。

2.肝风内动

处方2："心穴""肝穴"（左脾右肝）和"肺穴""脊2""膝5""肘穴""手穴"。

操作：毫针刺用平补平泻法。用1.5寸毫针于"心穴""肝穴"（左脾右肝）、"肺穴"沿头皮下帽状腱膜肌下层成三角透刺；"脊2"从前向后平刺0.5~1寸；"膝5"直刺0.5~0.8寸；于"肘穴"处循"厥阴经"向下平刺"手穴"。健侧和患侧交替针刺，留针30~60分钟，每日或隔日1次，10次为1个疗程，疗程间休息3~5天。

二、病案举例

杜某某，女，52岁，3个月前，左眼睑开始跳动，继之眼、口阵发性抽动，平时自觉左颧部发硬。曾去几个医院就诊，诊断为面肌痉挛。虽然药物和针灸治疗，终无效果，而且症状越加明显。接受"头发际象针"治疗，用处方1与处方2交替针刺，3个疗程痊愈，半年后回访，再未复发。

按：处方1多用于风邪所致，或面瘫久治不愈而发痉挛者。处方2多用于肝风内动所致。处方1与处方2还可交替应用。针刺上述穴区，有疏肝、祛风、通络的作用。本病的病程较长，一般治疗都在2~3个疗程，尤其是肝风所致者较难治愈，有的甚至超过了3~5个疗程。经验证明"头发际象针"

疗法，较局部针刺有效。门诊共治疗32例，治愈8例，显效和有效20例，无效4例（1个疗程后中止治疗）。

颈椎病（附：落枕）

颈椎病又称颈椎综合征。由于颈椎脊髓、神经根、椎动脉受压，出现颈部、肩部疼痛或上肢及手部疼痛麻木，或头痛、眩晕、恶心，或心慌，或耳鸣、耳聋，或视力障碍等一系列症状。中医学认为本病由于风寒侵袭、肝肾不足、气滞血瘀、经络痹阻不通所致，属"痹证"范畴。

一、治疗

1.颈项强痛，手指麻木

处方1："颈1""颈2""前颈""肩穴""膝2""膝3"。

操作：毫针刺，用泻法。"颈1~2"分别从前向后沿帽状腱膜肌平刺1~1.2寸；"前颈"向"肩穴"平透1寸；"膝2""膝3"各向下平刺1~1.5寸。每次留针30~60分钟，中间捻转行针1~2次。每日1次，7~10次为1个疗程。

按：适用于仅见颈部强急疼痛，或兼见手指发麻者。

2.颈肩综合

处方2："处方1"+"上背夹脊背俞穴"。

操作：毫针刺，用泻法。"上背夹脊背俞穴"（双穴）从前向后平刺1寸。其他同处方1。

按：适用于颈项、肩、背疼痛者。

3.颈性耳鸣

处方3："颈1""颈2""耳穴""脊2""肝穴""膝3""膝5"。

操作：毫针刺，用平补平泻法。"颈1""颈2"刺法同前；"耳穴"从前向后平刺1寸；"脊2"从前向后平刺1寸；"肝穴"从上向下平刺1寸；"膝3""膝5"各向下平刺1.5寸，或直刺0.5~0.8寸。用留针候气法，每次留针60分钟，每日1次，10次为1个疗程，疗程间休息3~5日。

按：适用于兼有耳鸣、耳聋者。

4.颈性头晕

处方4："脑穴""颈1""颈2""肝穴""心穴""脊2"、"脊4""膝2"。

操作：毫针刺，用平补平泻法。"脑穴"用1.5寸毫针从左向右，或由右向左平刺1寸；"颈1""颈2"从前向后平刺1寸；"肝穴""心穴"各向下平刺1寸；"脊2"从前向后平刺1寸；"脊4""膝2"从上向下平刺1~1.5寸，或直刺0.5~0.8寸。用留针候气法，每次留针60分钟。每日1次，10次为1个疗程，疗程间休息3~5日。

按：适用于兼有头晕、恶心、心慌者。

二、病案举例

林某，男，61岁，颈项强急4年。近1年来经常头晕、恶心，多次去理发店，因头后仰，而瞬间昏迷，使理发中断。在某院做颈椎CT显示：颈2、3、4、5增生，诊断为颈椎病。中西药治疗无明显效果，接受"头发际象针"疗法，用处方4治疗2个疗程，上述症状全部消失。两年后相遇，知其再未复发。

按："头发际象针"治疗颈椎病有一定疗效，尤其对颈、肩、背痛者效果较好。对其他型，只要坚持按上法治疗，亦能取得满意效果。

附：落枕

睡眠后，颈部出现强痛，头歪向一侧，不能自由旋转后顾，称落枕。其原因，睡眠时颈部姿势不妥，或枕头使用不当，造成颈部肌肉软组织受损；或因感受风寒、颈部经络痹阻，出现肌肉痉挛所致。

处方："颈1""颈2""前颈""肩穴""膝2""膝3"。

操作：毫针刺法。从"颈1"向后沿帽状腱膜肌平刺1寸；"颈2"同样从前向后平刺1寸；"前颈"向"肩穴"平透1寸；"膝2""膝3"各向下平刺1~1.5寸。每次用捻转法，行针2~3分钟，每15分钟1次，留针1小时。每天1次，1~3天为1个疗程。

按："头发际象针"治疗落枕，一般1~2次多能痊愈。针刺后配合揉按颈、肩肌肉，疗效更佳。

肩关节周围炎

肩关节周围炎简称肩周炎，又称"肩凝症""冻结肩""漏肩风"。因中老年人常见，又称"五十肩"。发病时常见单侧或双侧肩关节酸痛，并向颈背放散，日轻夜重。肩关节外展、后伸及前臂旋前，肩部上举动作均有不同程度的障碍。本病属中医学"痹证"范畴，由气血不足、肝肾亏损、受风寒湿邪侵袭致经络痹阻不通所致。

一、治疗

处方："上肢区"，"肩穴""肘穴"；"下肢区"，"膝穴"。

操作：毫针刺，用平补平泻法。采用留针候气法，每次留针30~60分钟，每日1次，10次为1个疗程，疗程间隔3~5天。

"上肢区"，从"肩穴"向下平透"肘穴"1~1.5寸。配穴：①上举困难者，循"手阳明经"；②外展困难者，循"手少阳经"；③后伸困难者，循"手太阳经"；④三者皆有者，"三经"皆刺。

"下肢区"从"膝穴"向下平刺1~1.5寸。配穴：①上举困难者，从"膝4"循"足阳明经"；②外展困难者，从"膝3"循"足少阳经"；③后伸困难者，从"膝2"循"足太阳经"；④三者皆有者，"三经"皆刺。

二、病案举例

侯某，女，56岁，患有肩周炎3年不愈。常因肩痛夜不能眠，肩部活动受限，影响正常生活，甚至梳头、洗脸、提裤都需别人帮忙。据病人陈述："大小医院，中西各方都看遍，这个病就像粘到身上一样。"接受"头发际象针"疗法，针后即能摸头，当天晚上疼痛减轻。经过2个疗程针刺治疗，疼痛消失，活动正常。

按："头发际象针"治疗肩周炎效果良好，常有即针即效的效果。但反复性较大，坚持1~3个疗程，多能痊愈。配合功能锻炼，效果更好。

咳　嗽

咳嗽是肺脏疾病主要症状之一，根据发病原因，分为外感咳嗽和内伤咳嗽两大类。外感咳嗽为外邪侵肺，多属实证；内伤咳嗽为脏腑失调，影响于肺，多属虚证。急慢性气管炎亦可参考本证论治。

一、治疗

1.外感咳嗽

主症：咳嗽，兼头痛、发热、苔薄、脉浮有力。

处方1："鼻穴""颈2""肺穴"。

操作：毫针刺，用泻法。"鼻穴"（双侧）从前向后各平刺1寸；"颈2"（双侧）从前向后各平刺1寸；"肺穴"（双侧）从前向后各平刺1寸。采用快速捻转法。每隔10分钟捻转1次，留针60分钟，每日1次，3~5次为1个疗程。

2.内伤咳嗽

主症：久咳不愈，痰多易出；或痰少而黏白，脉濡而细。

处方2："肺穴""肝穴""脾穴""肾穴"。

操作：毫针刺，用平补平泻法。"肺穴"（双侧）从前向后各平刺1寸；"肝穴"（右）、"脾穴"（左）、"肾穴"（双侧）各从上向下平刺1寸。用留针候气法，留针60分钟，每日针刺1次，10次为1个疗程。

二、病案举例

焦某，男，50岁，咳嗽3天。喉痒即咳，咯痰后咳减，反复不断，伴头痛、无汗、发热、脉浮等症。连服消炎止咳药，咳嗽不减，要求针灸。采用处方1，在捻针的过程中，病人即喉清气爽，咳止。留针至半小时，汗出，头脑灵醒，头痛停止，共针2次，上症皆除。

按："头发际象针"治疗外感咳嗽，效果明显，常有针到咳止之效。急性气管炎可参考本证治疗。内伤咳嗽可见于多种脏腑疾病之中，本疗法对内伤咳嗽有明显缓解作用，但须在明确诊断后，配合药物及体针治疗，效果更好。

胃　痛

胃痛，是指以胃脘近心窝处发生的疼痛。多因肝失条达，肠胃不和；或因饮食不节，食积阻滞；或因中阳素虚，内寒滋生；或因气滞日久，形成血瘀，导致本病。

一、治疗

1.肝胃不和

主症：胃脘胀痛，痛连胁肋，嗳气吞酸，呃逆，或呕吐苦水，苔薄，脉弦。

处方1："肝穴""胆穴""胃穴""下背夹脊背俞区""肘穴""膝3"。

操作：毫针刺，用泻法。"肝穴"向"胆穴"透刺0.5寸，斜刺针尖抵骨膜；"胃穴"从前向后平刺1寸；"下背夹脊背俞区"从前向后平刺1~1.5寸；"肘穴"向下沿"厥阴经"平刺1寸；"膝3"向下沿"少阳经"平刺1寸。每次30~60分钟，15分钟捻转行针1次。每日1次，7~10次为1个疗程。双侧或左右交替针刺。

2.食积阻滞

主症：胃脘胀痛，反酸不欲食，食后痛甚，或伴呕吐，腹泻，苔腻，脉滑。

处方2："胃穴""上腹区""下背夹脊背俞区""膝4"。

操作：毫针刺，用泻法。"胃穴"向后平刺1寸；"上腹区"从前向后平刺1.5寸；"下背夹脊背俞区"从前向后平刺1.5寸；"膝4"循"阳明经"向下平刺1寸。每次留针30~60分钟，15分钟捻转1次，每日1次，5~7次为1个疗程，双侧或左右交替针刺。

3.脾胃虚寒

主症：胃脘隐痛，泛吐清水，喜暖喜按，乏力少食，大便溏薄，舌淡苔白，脉虚或细缓。

处方3："脾穴""胃穴""肾穴""膝5"。

操作：毫针刺，用补法。"脾穴""肾穴"向下平刺1寸；"胃穴"向后平刺1寸；"膝5"循"太阴经"向下平刺1寸。用留针候气法，每次留针

60分钟，每日1次，10次为1个疗程，疗程间休息3~5天。双侧或左右侧交替针刺。

4.气滞血瘀

主症：胃脘部痛有定处，拒按，或有刺痛感，食后更甚，或见呕血，黑便，舌质紫暗，或有瘀点，脉细涩。

处方4："上腹区""肝穴""胃穴""下背夹脊背俞区""膝5"。

操作：毫针刺，用留针候气法。"上腹区"和"下背夹脊背俞区"从前向后平刺1.5寸；"肝穴"向下平刺0.5寸；"胃穴"向后平刺0.5寸；"膝5"循"厥阴经"向下平刺1寸。每次留针30~60分钟，每日1次，10次为1个疗程，疗程间休息3~5天。

二、病案举例

任某，女，48岁，胃脘隐痛3年。胃镜检查，诊断为萎缩型胃炎。经多处多法治疗，未见明显好转。平时喜爱家人揉按，饭无口味、大便稀。近因冷饮，疼痛加剧，要求针灸治疗。检查舌淡苔白、脉细缓，按脾胃虚寒型，用处方4，经2个疗程的治疗，疼痛消失，饮食增加，体力恢复。

按："头发际象针"治疗胃痛有较好的疗效，特别对疼痛、呕吐多有即刻立止的效果，以食积停滞和肝气犯胃引起者疗效较佳。对虚寒型和血瘀型疗程较长，如能坚持治疗，并与体针疗法结合或交替应用，亦能取得较好的效果。对于胃痛的病人，应做相应的医学检查，如因胆囊疾病、胃溃疡穿孔、胃部肿瘤等疾病引起的胃痛，须配合其他疗法。胃痛的病人应注意饮食，忌食刺激性食物，并保持乐观心态。

胁　痛

胁痛，泛指一侧或两侧的胁肋部疼痛。肋间神经痛、胸膜炎、胆石症、胁肋部外伤可参考本证论治。

一、治疗

处方1："胁区""胁肋区""肝穴（左脾、右肝）"。

操作：毫针刺，用平补平泻法。"胁区""胁肋区"从前向后平刺各1

寸；"肝穴（左脾、右肝）"从上向下平刺0.5寸。每次留针30~60分钟，15分钟捻转行针1次。每日1次，3~7次为1个疗程，同侧或两侧轮换针刺。

处方2："胁肋区""脾穴""肝穴""胆穴""下背夹脊背俞区"。

操作：毫针刺，用泻法。沿"胁肋区"前缘向下平刺1寸；"肝穴"平透"胆穴"1寸；"脾穴"从前向后平刺1寸；"下背夹脊背俞区"从前向后平透1~1.5寸。每次留针60分钟，"肝穴""胆穴"每隔10分钟捻转1次，每日1次，5~10次为1个疗程。

二、病案举例

周某，男，35岁，因跌仆摔跤致胸胁连背疼痛3天。咳嗽、深吸气加重，拍片检查无异常。要求针灸治疗，遂采用本疗法处方1治疗，针后立即痛止。2次痊愈。

按："头发际象针"对胁痛的止痛作用明显。对急性胆囊炎、胆石症亦有显著的止痛效果。处方1适用于肋间神经痛，处方2适用于胆石症引起的胁肋痛。

腰 痛

腰痛是指以腰部疼痛为主要症状的一类病证。疼痛部位或在脊中，或在一侧，或在两侧。分为寒湿腰痛，多因感受风寒水湿之气，经络痹阻所致；郁滞腰痛，多为负重闪挫、跌仆撞击、瘀血凝滞发病。此二者多属实证。虚证多因操劳过度、久坐久站、房劳过度、精气耗损、肾气虚惫导致腰痛。腰脊风湿、腰椎关节炎、腰椎间盘突出症、腰椎增生、闪腰岔气、腰肌劳损、肾及输尿管结石等引起腰痛者，可参考本证施治。

一、治疗

1.双侧腰痛

处方1："腰区""肾穴""膝2"。

操作：毫针刺，用平补平泻法。从左右两侧"腰区"中部向中间相对平刺各1寸；由双侧"肾穴"各向同侧"腰区"平刺1.5寸；"膝2"双侧沿项筋向下各平刺1寸，或直刺0.5~0.8寸。实证用快速捻转法，虚证用留针候气法。每次留针60分钟，每日1次，10次为1个疗程。本方适用于两侧腰痛者（一侧腰痛只取痛侧）。

2.腰脊痛

处方2："腰部夹脊背俞区""脊3"。

操作：毫针刺，用平补平泻法。由两侧"腰部夹脊背俞区"各向下平刺1.5寸；"脊3"向下平刺1~1.5寸。实证用快速捻转法，虚证用留针候气法。每次留针60分钟，每日1次，10次为1个疗程。

3.闪腰岔气

处方3："腰区""腰部夹脊背俞区"。

操作：毫针刺，用平补平泻法。从患侧"腰区"上部向下平刺1寸；从患侧"腰部夹脊背俞区"向下平刺1寸。用快速捻转法，每10分钟捻转1次，留针60分钟，每日1次，1~3次可愈。

4.肾绞痛

处方4："肾穴""腰区"。

操作：毫针刺，用泻法。"肾穴"向"腰区"平透1~1.5寸。用快速捻转法，直到痛缓为止。

按：本方适用于肾及输尿管结石出现的肾绞痛。

二、病案举例

张某，男，45岁，左侧腰痛2天，腰痛不能站直。走路时，臀部歪向一侧，左手按住腰部，咳嗽时腰痛加剧。自述因前天给小孩捡物时，突然腰痛至今。其间服止痛药，按摩均未能明显见效，要求针灸。随按处方3治疗，针后数分钟即一切正常。翌日再针1次，痊愈。

林某某，男，55岁，两侧腰痛3年。劳则疼痛加剧，平时酸困为主，腰部CT未见异常，服中西药均未见明显效果。因久治不愈，病人就诊时疑虑能否用头针治好他的腰痛病。查体面色黑黄，脉沉细弱，舌质淡，两侧腰部有压痛。按处方1治疗，2个疗程，痛消病愈。

按："头发际象针"对腰痛有明显缓解疼痛的作用，尤其对实证病人效果更优。对慢性腰肌劳损亦有较好的疗效，配合锻炼，效果更好。对单侧腰痛，或伴下肢疼痛麻木者，效果较差，只要坚持并配合体针，亦能有明显治疗效果。

泄　泻

泄泻又称腹泻，临床分为急性泄泻和慢性泄泻两类。急性泄泻多由饮食不慎，或感受风寒暑湿热等邪，客于肠胃，肠胃功能失调，清浊不分，致大便次数增多，或兼呕吐、发热等症。慢性泄泻多由急性泄泻久治不愈而成，或由脾胃虚弱，或由肝气横逆、肝胃不合，或由肾阳不振、命门火衰，皆可出现慢性腹泻。消化不良、急慢性肠炎、急慢性结肠炎等病可参考本证辨证治疗。

一、治疗

1.急性泄泻

处方1："上腹区""胃穴""下腹区""肠穴"。

操作：毫针刺，用泻法。"上腹区"和"下腹区"各采用从前向后沿帽状腱膜肌平刺1~1.5寸；"胃穴"和"肠穴"各斜刺0.5寸，双侧取穴。每次留针30~60分钟，每隔15分钟捻转行针1次，每日针刺1次，或2次，一般1~5天即愈。

处方2："处方1"＋"肺穴"。

操作："肺穴"从前向后平刺1寸，其余同处方1。

按：适宜急性泄泻，伴发热、呕吐者。

2.慢性泄泻

（1）脾胃虚弱型、肝脾不合型

处方3："脾穴（右肝左脾）""胃穴""肠穴""上腹区""下腹区"。

操作：毫针刺、用平补平泻法。"脾穴（右肝左脾）""胃穴""肠穴"从上向下各平刺1寸；"上、下腹区"从前向后各平刺1寸。采用留针候气法，每次留针60分钟，每日或隔日1次，7~10次为1个疗程。双侧取穴，或左右交替针刺。

（2）脾肾阳虚型

处方4："肾穴""脾穴（右肝左脾）""肠穴""上腹区""下腹区"。

操作：毫针刺，用补法。"肾穴""脾穴（右肝左脾）""肠穴"各从本穴向下平刺1寸，其余刺法同处方3。每日或隔日1次，10次为1个疗程，疗程间休息3~5天。

二、病案举例

周某，男，37岁。昨日食后呕吐，随后水泻至今，已有七八次，兼头痛，体温37.5℃。随按"头发际象针"处方2施治。针后10分钟，即觉全身舒适，留针1小时，一切如常。嘱其翌日再针1次，共针2次，痊愈，感之不尽。

按："头发际象针"治疗急性腹泻，1~5次可痊愈。对于慢性泄泻，反复性较大，疗程较长。如能坚持治疗，亦有较好的效果。

痛　经

妇女在经期前后或行经期间，发生小腹疼痛，并随月经周期而发作者，称为痛经。本病多由肝气郁结，血气受阻，或经期受寒或饮冷，以致寒湿客于胞宫，经脉凝滞，不通而痛；又可因气血虚弱，肝肾亏损，使胞脉失养，引起痛经。临床上无论原发性痛经，或继发性痛经，皆可参考本法辩证论治。

一、治疗

1.实证

主症：经前或经期小腹胀痛，按之痛甚，重则连及腰骶，经水量少，脉弦紧有力。

处方："下腹区""前阴穴""肝穴""腰部夹脊背俞区"。

操作：毫针刺，用泻法。"下腹区"从上向下平刺1寸；"前阴穴"从下向上平刺1寸；"肝穴"从前向后平刺1寸；"腰部夹脊背俞区"从上向下平刺1寸；用快速捻转法。10分钟捻转1次，留针60分钟，每日针刺1次，5~7日为1个疗程。

2.虚证

主症：经期或经后小腹绵绵作痛，喜按，按之痛减，腰脊酸痛，经色淡，舌质淡，脉沉细无力。

处方："下腹区""子宫穴""肾穴""腰部夹脊背俞区"。

操作：毫针刺，用平补平泻法。"下腹区"从上向下平刺1寸；"子宫穴"从前向后平刺1寸；"肾穴"从上向下平刺1寸；"腰部夹脊背俞区"从上向下平刺1寸。采用留针候气法，每次留针60分钟，每日针刺1次，10次为1个疗程。

二、病案举例

朱某，女，18岁，经前2~3天开始腹痛，经来1~2天，疼痛达到高潮。痛时连及腰胁，经后腹痛逐渐消失。如此反复发作已1年多。经来量少，经期错后40余天来经1次，脉弦紧，舌淡苔白。经中西治疗，效果不显，要求针灸。采用处方1治疗，针到痛止，连续治疗7天，为1个疗程。嘱每隔20天针刺1个疗程，连续3个疗程后，一切恢复正常。

按："头发际象针"对痛经属实证者，多能做到针到痛止的效果，一般治疗1~3个经期多能痊愈。对虚证病人在疼痛缓解后，应做妇科检查，明确诊断后，配合相应的药物治疗。

小儿抽动症

小儿抽动症（又名抽动秽语综合征），是以多部位抽动，爆发性不自主发声为主要表现的儿童少年期精神障碍症。临床表现：身体任何部位常出现不自主的肌肉抽动，如眨眼、皱额、缩鼻、耸肩、肢体扭动等。中医学将此病归于"慢惊风"范畴。认为是肾阴亏损，肝风内动，或气郁酿热，热扰神明，或肝郁脾虚，风痰内生所致。

一、治疗

1.肝肾阴虚、肝风内动

处方1："脑穴""肝穴（左脾右肝）""肾穴""肘穴""膝6"。

操作：毫针刺，用平补平泻法。"脑穴""肘穴"从前向后平刺0.5寸；"肝穴（左脾右肝）"从上向下平刺0.5寸；"肾穴"向下平刺1寸；"膝6"循"足厥阴经"向下平刺1寸。用留针候气法，每次留针30~60分钟，每日或隔日1次，5~10次为1个疗程。

2.心肝火旺、火扰神明

处方2："脊2""肝穴（左脾右肝）""心包穴""肘穴""膝6"。

操作：毫针刺，用平补平泻法。"脊2""肘穴"从前向后平刺0.5寸；"肝穴（左脾右肝）"向"心包穴"平透1寸；"膝6"循"厥阴经"向下平刺1寸。用留针候气法，每次留针30~60分钟，每日或隔日1次，5~10次为1个疗程。

3.痰气生风

处方3："脊1""肝穴""脾穴""肘穴""膝3"。

操作：毫针刺，用平补平泻法。"脊1""肘穴"各从前向后平刺0.5寸；"肝穴""脾穴"双侧取穴，各向下平刺0.5寸，或各刺向"心穴"和"心包穴"0.5寸；"膝3"循"少阳经"向下平刺1寸（双侧）。用留针候气法，每次留针30~60分钟，每日或隔日1次，5~10次为1个疗程。

二、病案举例

陈某，男，6岁，肢体经常不自主抽动1年余。1个月前因发热，上症加重，出现摇头、眨眼、缩鼻，并伴情绪不稳，有时发出怪声。查其舌红少苔，脉细数，采用处方1和处方2交替治疗，2个疗程痊愈。

按："头发际象针"治疗本病疗效显著，一般治疗1~2个疗程多能控制症状。处方1适用于肝肾阴虚、肝风内动者；处方2多用于心肝火旺、火扰神明者；处方3多用于痰气生风者。治疗过程中，三者常相互配合，交替轮换运用。症状控制后如能配合中药疗法，及配合心理辅导，减轻少儿精神压力，都可能治愈。

附1：针刺头部穴区治疗急性肠胃炎

本文所介绍急性肠胃炎，是指病程在1个月以内，临床表现为恶心呕吐、腹痛腹泻或兼发热头痛等症者。

1.穴区位置

从头维穴与头窍阴穴（乳突后上方发际缘）划一弧线，弧线中点在耳尖直上三横指，弧线前1/3为肺区（上焦），中1/3为胃区（中焦），后1/3为肠区（下焦）。左右对称共六穴区。

2.选穴

仅腹泻而无呕吐取下焦；呕吐腹泻并作取中焦；兼发热、头痛加上焦。

3.针刺方法

常规消毒后用1~1.5寸毫针，沿头皮顺着弧线方向刺1寸左右。要求针尖抵达骨膜，一般不捻针，留针1~2小时。

4.疗效与病程

先生观察100例中，针1~2次愈者74例，病程在5天之内；针3次愈者20例，病程在6~15天；针4次愈者4例，病程在15~26天；针7次治愈者2例，病程在27~29天。

本组病例在接受该疗法时均停止任何药物治疗。有一些病人在上症消除后，可服一些健胃助消化之药剂。

5.典型病例

病例1：秦某，男，腹痛腹泻1天，每小时大便1~2次，体温38℃，兼头痛。针上焦（双）、下焦（双）。针后当即腹痛消失，留针2小时。再量体温37℃。从针刺后再未腹泻。翌日因胃不适，又针胃区（双），2次愈。

病例2：李某，女，2岁。以急性胃肠炎于某院住院治疗，半个月后因无显效出院，接受本疗法治疗。症见腹胀腹泻，日便七八次，呕吐不食，口渴欲饮，喝则呕吐，夜间盗汗。指纹沉滞青紫已过气关，体温38℃。选上焦（双），中焦透下焦（双），针第1次后体温正常，呕吐停止，日便2次。共针4次痊愈，后又服健脾消化中药两剂。

按：本法取穴方便，针刺后仍可自由活动或正常工作；针尖必须抵达骨膜出现沉痛感；疗效与病程的长短有关，发病天数愈少，效果愈显著；对慢性肠炎也有效但易复发，故不在本组病例中计算；对于急性菌痢亦有同样的显著效果。另外专题讨论；"上焦"对呼吸系统、"中焦"对消化系统有关疾病，"下焦"对泌尿生殖系统疾病亦有效。其机制尚待研究。

附2：一例脑出血致左侧偏瘫出现头部经络现象

赵某，男，38岁，1981年2月就诊。患脑出血致左侧偏瘫4月余。自述：头部枕骨粗隆右下方，乳突上方经常疼痛（但无压痛）。2个月前在某医院做脑超声对治疗偏瘫有效。奇怪的是几天后，左侧头部从头额部（前发际额角，相当于头维穴处），经耳尖上（相当于角孙穴），到乳突上缘，出现了一条直径0.2~0.3mm、长约14~15cm的红线。当时该医院的大夫又在红线附近做超声波治疗，两天后红线消失，瘫症好转。春节期间，先生回家乡义诊，病人要求针灸。于病人诉说的头部左侧红线区（瘫侧）沿头皮针刺，针后瘫侧肢体轻快，头目清爽，经过几天的连续在该红线区间针刺，瘫肢明显恢复，生活自理，春节后又来继续针灸，直至走路正常。

按： 此经络现象（头部红线）与先生总结出的《针刺头部穴区治疗急性腹泻100例》一文中"把此红线的前1/3称胸部（心肺区），中1/3称上肢部（肝胃区），后1/3称下肢部（肠、肾、膀胱区）"吻合，这也为后来"头发际象"的发现提供了依据。

第七章　燎灸法

第一节　理论基础

燎灸法是用烧红的针尖瞬间放置在体表的腧穴上或病灶处，借针尖的热力作用，通过经络的传导以温通经脉、调和气血、协调阴阳、祛瘀散结，达到治疗疾病的一种方法。通过数十年的临床实践，获得了很好的临床效果。这种方法与火针不同的是不穿过皮肤。它与艾柱灸的直接灸法却很相似。二者都是用火力直接接触皮肤达到疏通经络的目的而治病。燎灸法触及皮肤时间短，甚至一燎即可，故称燎灸法。

燎灸法是在艾柱灸法的基础上发展而诞生的。艾柱灸是灸法的一种，其中的直接灸法又分瘢痕灸和无瘢痕灸两种。在临床实践中，艾柱灸法在治疗中发挥了很大的作用。但无论瘢痕灸还是无瘢痕灸，病人都很难接受。一是痛感太强，二是伤痕久治难愈，愈后又留明显的瘢痕。为了减少艾柱灸法的不足，在临床实践中，我们采用火针直接点灸腧穴或病灶的办法获得了病人的称赞。先生就这样将燎灸法开始用于临床。

一、器具

圆利针或火针。

二、方法

将圆利针或火针针尖置酒精灯上烧红，迅速点在所需的腧穴上，或病灶上、痛点上。根据病情，火力触及皮肤的时间可短到0.1秒以内，一触即可。亦可长到5秒以上或到针凉为止。亦可轻触、可重按、可连续操作。

三、特点

燎灸法与火针不同的是不穿过皮肤。它与艾柱的直接灸法却相似，二者都是用火力直接接触皮肤。艾柱灸操作复杂，容易烧伤起疱，还有污染空气的缺点。燎灸法点灸的面积小、时间短，操作简单，相对安全，不冒烟，克服了艾柱灸的不足，却是艾柱灸的原理。由于燎灸法不刺入皮肤，也不像火针有容易刺伤血管、肌肉和内脏的危害。燎灸法的创立，扩大了灸法和火针的治疗范围。燎灸法操作方便，一燎即止，灵活随意，无处不到，治疗范围广，副作用小，病人容易接受，效果相对好。

四、作用

燎灸法有祛湿逐寒、消肿散结、搜风通痹、开窍启闭、消炎止痛、清热解毒、温经通络、活血祛瘀、回阳补气、补虚泻实等作用。燎灸法的治病范围非常广泛，无论虚证实证、寒证热证、在表在里，都可有治疗作用。

五、注意事项

燎灸时，先要选准穴位，针具烧红后，立即使针尖置于所选穴位上，根据病情需要，可轻触，可重按。燎灸后遗留烁灼点迹，第二次灸时应避开，斑迹如针眼大小，久之不易发现。烁灼点迹应防止感染（一般不易感染，除非其他污染所致），皮肤过敏者禁用。

第二节　病案举例

淋巴肿块

【病例】张某，女，49岁。首诊日期：2015年7月24日。

主诉：颈部淋巴肿大1个月。

现病史：经某医院B超诊断、某医院住院B超确诊，消炎治疗14天，未能消肿，随后出院。其他检查正常，遂接受针灸治疗。

治疗：采用燎灸法，用火针在肿大处燎灸3下，第1次灸后疼痛消失，翌日二诊，肿块缩小；第3天（次），肿块继续缩小，共燎灸5次痊愈。

慢性咽炎

慢性咽炎为咽黏膜弥漫性慢性炎症，属中医"梅核气"、虚证"喉痹"范畴。内为肺肾两虚，肝气不舒，外为风热留恋。病机为阴虚、气郁、痰结，特点是症状顽固，中西药不易治愈。

【病例】王某，女，38岁。咽炎5年，近来合并胸闷痛、咳嗽。

治疗：燎灸法，天突、结喉上下、膻中，配合针百劳、大椎、肺俞，沿皮平刺，一次见效，1个疗程愈。

按：①燎灸法有清热解毒、消肿散结、活血祛瘀、温经通络之功。②直接作用于病灶。③较针刺法操作方便，一燎即止，病人容易接受，效果较好。④凡各种皮肤肿块、疗节、疤疹、痣疣等，用燎灸法直接作用于其上（但不穿皮）都能使肿消痛止。

失音

【病例】陈某，男，40岁。1992年5月病人因与爱人生气突然失音，说话无声，在几个医院治疗均未见效，有几个医院还怀疑癌变。将圆利针针尖烧红，即于其喉结上下、左右各一灸，灸后立即发出声音，5个月无声4次痊愈。

按：燎灸法有开窍启闭之能力，所以触之即开。

扁桃体肿大

【病例1】李某，6岁。扁桃体肿大，久治（中西药）不愈，反复发作。先生用燎灸法治疗2次病愈，至今已6年未复发。

【病例2】孙某，9岁。扁桃体肿大。取廉泉穴及左右各1寸处，燎灸3次，2次愈。

按：燎灸法直接作用于病灶，达到消肿散结，清热解毒的作用，故疗效迅速。

带状疱疹

带状疱疹，由病毒感染所致，发病后易于侵犯周围神经，伴有强烈的神经痛。中医学称为"缠腰火丹"，为湿热毒邪郁滞于皮肤所致。

燎灸法直接作用于疱疹病灶，使疱壁破裂，疱液焦灼，达到清热解毒、消肿散结的作用，可疏调病灶局部气血运行，收温通经脉之功，故可迅速治愈。先生临床用此法治疗疱疹超过100余例。一般灸后疼痛即止，疱液即干，迅速结痂，1~7次即愈。此法简便易行，疗效迅速，用此法治疗的病人，无一例后遗神经痛。燎灸方法：将三棱针尖置于酒精灯火上烧红，随即刺向疱疹使泡壁破裂，将整个疱疹逐一灸完为止，翌日若水疱再出，再灸，使所有疱疹都结痂为止。

【病例】习某，男，21岁。首诊日期：1996年10月17日。

主诉：患带状疱疹7天。胸椎9~胸椎12段，从背到胸区域，水疱密布，疼痛难忍。

治疗：临时用三棱针在酒精灯上烧红，每烧红1次，点刺1~2个水泡，经过大约30分钟燎灸，使所有水疱全部点破，疼痛立即消除。第二天水疱全部结痂，5~7天痂落病愈。

三叉神经痛

【病例】赵某，女，59岁。首诊日期：1996年3月10日。

主诉：阵发性左侧头面痛5年。

现病史：发作时疼痛从太阳穴向整个头面部放散，如闪电样跳痛，口噤难开。早期以为是牙痛，连续3次将3个牙拔掉，疼痛仍未停止。后经某院神经科诊断为三叉神经痛，但中西药均未见效。要求针灸治疗。

检查：苔白而干，脉沉弦稍数，自述除疼痛外平时眼鼻口皆干。

辨证：寒湿入络，日久化热伤津，致太阳、少阳、阳明三经堵塞不通，不通则痛。

取穴：头项部取穴，翳风、完骨、风池、天柱（少阳、太阳经）；头前发际部取穴，神庭、曲差、临泣、头维穴（督脉、太阳、少阳、阳明经）；头面部痛点取穴。

治疗：头项部及头前发际之腧穴，均沿皮刺1~1.5寸。燎灸法：头面部痛点燎灸，每次取5~10穴，每日1次，首次痛止，7次停止发作，治疗2个疗程（20次）而愈，两年后访，再未疼痛。

痿证

【病例】冯某，女，58岁。首诊日期：1996年3月18日。

主诉：两下肢瘫3个月。

现病史：3个月前以急性感染型多发性末梢神经炎于某军队医院住院治疗。病情稳定后出院。要求针灸治疗。

检查：检查双下肢瘫，肌力为0。膝腱反射未引出。两下肢肌肉稍萎缩，上肢活动不灵活，肌力稍差，手足自感麻木。

诊断：痿证。

取穴：①督脉，华佗夹脊穴，足太阳经第一侧线，按相应部位取穴；②四肢部，手足阳明经取穴。

治疗：以燎灸法为主，火针每烧红1次，连续顺经线轻点（灸）3~5下，每点相距1cm，每次燎灸1~3条经线，10次为1个疗程，疗程间休息7天，1个疗程后上肢基本正常，下肢可独自站立，3个疗程走路正常。1年后寻访一切正常。

结节性红斑

【病例】张某，女，65岁。首诊日期：2008年10月3日。

主诉：膝关节及整个小腿，出现多个结节如梅核的红斑（直径约1~2cm），初期嫩红，灼热而肿，小腿浮肿。于某医院检查：血沉30mm/h，抗"O"阳性，数月不愈，病久结节由红变紫暗。发于胫前者为结节性红斑，发于腿后者为硬结节性红斑，形似牛眼，跟脚肿硬，此人二者皆有，但经中西药治疗，效果不显。要求配合针灸治疗。

检查：脉滑数，舌质紫红，舌体胖有薄苔。

辨证：湿热下注，凝聚血分。

治疗：燎灸法，于红斑硬结处，逐一燎灸，每天1次，浮肿处刺络拔罐，1个疗程（10次）红斑全消。此后，内服清热利湿、消肿散结中药5剂，痊愈。

按：中医学认为本病由外感风邪，内有湿热，蕴蒸肌肤，稽留血分，发为红斑，阻滞经络，气血不通，不通则痛。燎灸法直接作用于红斑病灶，使湿邪外散，达到搜风通痹、清热解毒、消肿散结的作用，故能很快治愈。

蝶腭神经痛

【病例】梁某，女，35岁。首诊日期：2011年3月10日。

主诉：面部烧痛1个月，兼有流泪、流涕等症。

现病史：眼眶、鼻根、耳后乳突等处压痛明显，拍X线片示鼻窦炎，某院诊断为蝶腭神经痛，治疗无效，要求针灸。

检查：脉浮数，舌边尖红，苔薄黄。

辨证：风火上攻，三阳经络受阻。

治疗：取完骨、翳风、风池、天柱等穴，各沿皮向下透刺1寸，攒竹透睛明、四白透迎香，留针40分钟，针后各穴加燎灸。配服中药：菊花10g，白芷10g，薄荷10g，辛夷10g，桑皮15g，枇杷叶10g，忍冬藤15g，僵蚕10g，川芎15g，蝉蜕10g，蜂房10g。针灸5次，5剂中药，痊愈。其机制与三叉神经相同。

冠心病

【病例】李某，男，38岁。首诊日期：2015年3月5日。

主诉：心慌、心悸、胸闷、胸痛，阵发性复发1年。

现病史：某医院诊断为冠心病，要求针灸治疗。

检查：两脉结代（脉搏跳动不均匀，5次空1次）。背部：胸椎4~7有压痛（厥阴俞、心俞、督俞、膈俞、至阳）。胸部：膻中、剑突有压痛。

辨证：胸阳痹阻，心脉瘀滞。

治疗：①燎灸法于背、胸部压痛点燎灸；②毛刺法于内关、郄门各沿皮下向上平刺2寸。针灸后当即上症减轻，1个疗程（10次）发作次数明显减少。5个疗程，再未复发。无早搏出现，脉搏正常。

按：冠心病为心阳不足致气血运行不畅，燎灸法有温经通络、活血化瘀之功，灸后即效。

甲状腺功能低下

【病例】朱某，女，40岁。

现病史：患甲状腺功能减低2年，常服左甲状素片维持。要求针灸配合治疗。

检查：脉沉弱，舌质黑，舌体胖。自述常年困乏无力，烦躁嗜睡，四肢浮肿，体重增加。

治疗：①燎灸法：喉结旁两侧0.1~0.5寸，每天燎灸1次；②毛刺法：百劳、肾俞、关元等皮下透刺。针灸2个疗程上症均减轻，体力有所恢复。检查结果：三碘甲状腺原氨酸（T_3）针前0.55ng/ml，针后1.46ng/ml，证明针灸有效。

按：燎灸法有回阳补气、温经通络作用，故有效。

网球肘

【病例】陈某某，52岁，女。首诊日期：2015年8月9日。

主诉：左侧网球肘1年。

现病史：左网球肘1年，中西医及针灸治疗无显效，从前臂至肩整个上肢活动受影响。

检查：肱骨外上髁压痛明显。

治疗：燎灸法，每次于肱骨外上髁痛点燎灸3~5下。配穴：大椎、肩髃、曲池，沿皮平刺1~1.5寸，首次痛减，5次可做轻活，1个疗程可打羽毛球、乒乓球。

按：网球肘，又名肱骨外上髁炎，属中医学"痹证"范畴，一般为受风寒侵袭或活动过量所致，表现为肘肩及整个上肢疼痛、活动受碍，在肘尖（肱骨外上髁）有明显压痛。燎灸法可以直接作用于病灶，又有祛湿逐寒、温经通络、活血祛瘀、搜风通痹之功效。临床实践也证明燎灸法治疗网球肘，比其他疗法效果好。

腱鞘炎

【病例】张某，49岁。首诊日期：2015年9月7日。

主诉：右大拇指近指关节及掌指关节疼痛2年。

现病史：某医院诊断为腱鞘炎，此人为乳牛挤奶员，影响工作及日常生活，四处求医治疗，服中西药，药之不到，针刺法则针之不及，皆无效果。经人介绍，要求燎灸。

治疗：痛处燎灸，每次4~5下，每日1次，5次痊愈。

按：燎灸法轻巧、灵活、方便、不入皮肤，操作时病人痛苦小，容易接受，燎灸后疼痛立减。起到了温经通络、活血祛瘀的作用，所以很快治愈，恢复了往日的挤奶工作。

痛风

【病例】马某，男，54岁。首诊日期：2010年4月14日。

主诉：左脚拇趾及第一跖趾关节肿痛。

现病史：查血尿酸高，平素嗜好饮酒。

检查：脉滑数，舌体胖，苔腻。

治疗：燎灸法：局部肿痛处，燎灸3次，局部肿消痛止；毛刺法（沿皮下刺）：肝俞、脾俞、三阴交，针刺1个疗程（10次）。

配合中药5剂：苍术20g，黄柏10g，防己15g，薏仁20g，金钱草15g，当归10g，川芎10g，白芍10g，甘草10g，茜草10g，元胡10g，川牛膝15g。病愈。

颈椎病

病人俯坐于硬背椅子上，两臂置于椅背上，头颈中直，额部着臂，头自然底下，以保证颈项部的舒适与松弛。选取颈椎病理改变部位的相应颈部区段之阿是穴。燎灸法采用20~22号1.5~2寸粗针灸针，于酒精灯火上将针尖烧红，随即置于上述所选之穴上5秒钟左右。

梅核气

【病例】某女，60岁。首诊日期：2015年6月29日。

主诉：咽痒如痰塞半个月。

现病史：半个月前开始咽喉部发痒，如有痰卡咽喉，吞咽困难，干咳，不易咯出，反复干咳，自觉咽喉如火烧，心烦，食欲不振。

检查：舌红，苔黄腻，脉弦。

中医诊断：梅核气（痰热郁阻）。

西医诊断：咽炎。

治法：祛痰清热。

治疗：火针燎灸咽喉周围。针刺后患者当时症状减轻。二诊时病人：咽痒发热症状明显减轻，不再感觉咽喉发热，咯痰利了，再次在咽喉周围火针燎灸1次，立即感咽喉轻松，吞咽顺畅。

按：本病为痰气郁结咽喉，气道不畅，痰郁化火，烧灼津液，故见咽喉干涩如火烧，痰郁气血不畅，气机不利，干咳少痰，用火针燎灸咽喉局部，燎灸法有温经通络、开窍启闭之功，能立即使气机通畅，郁结自消。故可见立杆见影之效。

腱 鞘 炎

【病例】张某，37岁，女。首诊日期：2014年6月28日。

主诉：右手拇指、指掌关节疼痛，活动受限半年。

现病史：半年前出现右拇指、指掌关节活动性疼痛，无红肿，继则出现活动受限，活动出现弹响，远端感觉正常。

检查：右拇指掌关节掌侧可触及0.2cm×0.2cm大小豆状物，质硬，可移动压痛明显，拇指不能完全伸直，活动可闻及声响。

诊断：右手拇指腱鞘炎。

治疗：颈椎4~6夹脊穴沿皮向下透刺1~1.5寸，列缺、太渊沿皮向近端透刺1~1.5寸；鱼际横刺结节。燎灸法：局部压痛硬结处用燎灸法（火针烧红针尖置于硬结处，不穿透皮肤）。当日针后拇指关节活动灵活，5次治愈（每日1次）。

按：腱鞘炎虽是小疾，但用药物治之无显效，久之影响正常生活。该病因劳损、寒湿等邪气侵犯手指关节，致使局部气血瘀滞，经筋不通，结为硬块，影响手指关节活动。燎灸法有温通经脉、活血化瘀、开塞祛痹的作用，但注意术后须防水湿侵犯，防止感染。

带状疱疹

【病例】张某，女，59岁。首诊时间：2015年6月30日。

主诉：胸胁背痛1周，右胸胁及背部出现4~5簇集小疱疹3天。

现病史：患者诉1周前无明显诱因出现右侧胸胁及背痛，刺痛，发热，夜间加重，3天前发现右胸胁背部出现簇集小疱，色暗红，触之疼痛。在家自服消炎药，外用抗过敏药，未见好转，遂来门诊治疗。

查体：右胸胁背部可见暗红色4~5处簇集小疱，舌暗红，苔黄腻，脉弦滑。

治则：清热解毒，活血化瘀。

治疗：胸4~胸8夹脊穴平刺，患处局部平刺。燎灸法：火针燎灸局部皮肤小疱疹。上述针法治疗7次，彻底治愈。

按：病人感受风湿热毒，蕴结皮部，热毒内郁，热瘀搏结，不通则痛，治疗当清热活血解毒。选胸4~8夹脊穴，可以调节胸4~8段肋间神经、激发此区间经气，祛邪止痛，清热解毒，局部阿是穴可以活血化瘀，火针燎灸可以清热解毒、表散瘀热，透邪外出。邪去正安，气血通畅，火丹自愈。

第八章 其他针法

第一节 皮下针法（毛刺法）

一、理论依据

十二皮部是十二经脉功能活动在体表之反映，因而先生认为皮部是针刺施术之主体。《素问·皮部论篇》曰："皮者，脉之部也。""凡十二经络脉者，皮之部也。"十二皮部是以十二经脉在体表的分布范围为依据而划分的。《素问·皮部论篇》又曰："欲知皮部，以经脉为纪者，诸经皆然。"十二皮部居于人体最外层，与经络气血相通，故是机体的卫外屏障，具有保卫机体，抗御外邪的作用，又有反映脏腑、经络病证的作用。

二、操作方法

（1）按照经络脏腑辨证，选定腧穴。

（2）用1~3寸28号毫针，针尖与皮肤30°角快速刺入皮下，然后针体与表皮平行；沿皮下刺入，要求针体尽可能紧贴在真皮下。

（3）不要求有酸麻胀痛的感觉，除头皮针要求匀速快速捻针外，其他部位不要求捻针。

（4）用补法时可顺经脉而刺，用泻法时可逆经脉而刺，用平补平泻法时可横贯经脉而刺。

（5）一般留针30~40分钟左右。

三、适用范围

（一）解表散邪，祛风活络

凡外感表邪或疾病初期，邪气在表者，按照六经辨证，分经取穴。

【病例】于某某，男，27岁。首诊日期：1981年3月7日。

主诉：左侧偏头痛1个月。

现病史：疼痛为阵发性，伴口苦咽干、胸闷不食、无汗及全身骨节疼痛等症。

辨证：风邪郁于太少两经，卫气不宣，太阳经脉不通，少阳枢机不利。

治疗：取大椎、外关、阳陵泉穴。大椎从右向左沿皮横刺，其余两穴沿经而刺，疏通太阳、少阳两经气机，针后病人即觉头轻如醒，疼痛停止，全身发热而微汗出，留针1小时，2次愈。半年后随访，未再复发。

（二）调整脏腑虚实

凡脏腑有病不论新久，均可取其反应点，或根据脏腑经络辨证选穴相配。

【病例】王某，男，67岁。首诊日期：1980年11月5日。

主诉：前列腺增生5年，近两年加剧。

现病史：小便急、数、失禁。伴腰脊疼痛，小腹觉冷。

检查：舌淡，苔白，脉沉弱。

辨证：肾阳虚衰，督任二脉失养不固。

治疗：按照"从阳引阴"的治则，于督脉腰阳关穴顺经脉而刺1寸。胶布固定，留针1小时以上，每日1次，7次小便基本正常，腰痛止。2个疗程临床治愈。

（三）疏通经络，除痹止痛

凡风寒湿为痹，致腰、腿、肩背及上肢疼痛者，施用本法，可局部和循经取穴。

【病例】张某，男，38岁。首诊日期：1980年11月12日。

主诉：右侧腿痛半年。

现病史：某院诊断为坐骨神经痛。疼痛逐日加重，活动障碍，得温稍减，遇寒加剧。

查体：右脉弦紧，苔润。

辨证：寒邪痹阻经络而为痛痹。

治疗：秩边穴上方痛区用2寸毫针沿皮横经而刺，承山穴沿皮向上逆经而刺，留针1小时，每日1次，1个疗程（10次）后痛消，休息3天又针1个疗程，痊愈，重新工作。

（四）行气活血，去除瘀滞

凡闪挫扭伤者可用本法，在最痛点施术。

【病例】朱某，女，44岁。首诊日期：1981年5月16日。

主诉：腰部扭伤，疼痛2天，活动受限。

检查：腰部压痛以第二腰椎下最明显。

治疗：用1.5寸毫针从痛区之左侧穿过命门穴，胶布固定，针进痛减即能活动，留针1小时，3次痊愈。

四、体会

本法无明显禁忌证。毛刺法是浅刺法的一种，本法操作简单，治疗范围广，病人痛苦少，留针期间能自由活动，而且效果显著，应引起重视和推广。

第二节　刺络脉出血法

一、理论依据

《内经》"盛则泻之""苑陈则除之"理论。

二、操作方法

在与疾病有关之经脉、穴区寻找盛络之处（血络暴起）皮肤消毒，用三棱针刺破络脉，出血数滴。注意消毒，防局部感染。

三、适用范围

泄热排毒，祛除实邪。各种风寒湿热邪所致之疾，皆可应用。排泄邪气作用快，只适用于实证。

四、禁忌证

虚证禁用，有出血倾向者慎用。

五、病案举例

（一）治疗周围性面瘫

【病例】王某，女，30岁。首诊日期：1985年7月6日。

主诉：左侧周围性面瘫2天。

现病史：左头额纹消失，眼睛闭合困难，口角歪向健侧，鼓腮漏气，耳后及头项疼痛，口干，咽不利。

检查：两脉浮数，舌尖红，苔薄。左耳甲腔有盛络（血络暴起）。

治疗：于左耳盛络用三棱针点刺放血数滴，当即面部先凉后热，自觉轻松，闭眼不再困难，头项部之疼痛也随之减轻。又用1.5寸之毫针，沿皮针三间透合谷，翳风沿皮透完骨、翳明透风池。经过1个疗程（7次）治疗，面瘫全部恢复。

（二）治疗痔疾

【病例】侯某，女，33岁。首诊日期：1983年10月4日。

主诉：少腹连及肛门痛1年。

现病史：某医院肛肠科检查肛门有痔核数枚，肛门疼痛断续发作，有时连及少腹。

检查：脉弦稍数，右脉有力，右侧大肠俞附近有一盛络出现，按之疼痛。

治疗：首诊用三棱针刺破大肠俞之盛络，出血数滴，继又于此处拔罐，针后全身发热，少腹微热，疼痛减轻。二诊时肛门及腹痛减轻，全身舒适，毫针平刺右大肠俞。共针刺3次，疼痛消除。1年后随访，再未疼痛。

（三）治疗痹证

【病例1】王某，男，22岁。首诊日期：1985年6月7日。

主诉：右侧髋关节疼痛3年。

现病史：近10天又复发，外展、抬腿、内收均使疼痛加重，影响走路，昼轻夜重，遇冷加重。

检查：脉弦，舌润，苔薄白，委中有脉络暴起。

治疗：三棱针点破盛络出血数滴，出血后患处即感轻松，继则发热，痛减，隔日1次，放血数滴，共针3次，上症全消。治疗前病人每年冬天都要复发，针后再未犯病。

【病例2】孙某，女，50岁。首诊日期：1980年7月21日。

主诉：首诊左侧肩痛1年。

现病史：疼时连及肘臂，外展不能，手拿物亦受影响，遇寒加重。

检查：右脉弦大而数，左脉无力。右曲泽（健侧）有盛络如筋，右委中亦有盛络出现。

治疗：在右曲泽、右委中放血10余滴，左肩肘疼痛减轻，手即能拿住水杯，但未发热。隔日二诊，疼痛明显减轻，已能上班，继用上法出血后，患部先凉后热，疼痛消失，活动自如，2次愈。

【病例3】王某，男，18岁。首诊日期：1979年9月25日。

主诉：肩背腰腿疼2个月，近半个月加重。

现病史：疼痛游走不定，有时可窜至膝、肘等关节，致使关节活动不便。血沉40mm/h，白细胞11000/mm^2，市某院诊斯为急性风湿性关节炎。要求针灸治疗。

检查：两寸口脉弦紧（右侧较左有力），右委中穴处有盛络，呈青黑色，斜贯腘窝。

辨证：风寒之邪流注太阳之经，致使经气受阻、气血运行不畅，发为行痹。

治疗：刺右侧委中之盛络，并配合针刺风池穴及右侧手足太阳经之井穴，隔日1次，5次为1个疗程，共2个疗程症状消失。白细胞7×10^9/L，血沉5mm/h，两侧寸口脉象平和，同时盛络隐消。

（四）治疗痢疾

【病例】徐某，女，54岁。首诊日期：1980年8月2日。

主诉：脓血便3天。

现病史：日便20余次，腹痛下堕。便检：红细胞（+++）、白细胞（+++），某院诊断为细菌性痢疾，服药不效，要求针刺。寸口脉滑数，左侧较有力，左下肢有一盛络，纵窜于足三里穴与上巨虚穴处，色紫而滞。苔黄腻，舌质红。

辨证：湿热蕴于阳明胃肠，气血阻滞，湿热毒邪与气血相搏化为脓血而成痢疾。

治疗：先刺上巨虚之盛络，出血数滴，并配合针刺天枢穴，当即腹部舒适，下坠感减轻，至第2天大便4次，为水样便。又在足三里穴处之盛络施以前法，第3天大便2次稀便。饮食尚差，用平补平泻法针刺足三里穴而痊愈。两寸口脉正常，盛络消隐，未再复发。

（五）治疗泄泻

【病例】杨某，男，33岁。首诊日期：1980年9月27日。

现病史：腹疼腹泻3个月，日便2~3次，稀溏便，肠鸣则泻；至夜腹痛，晨起眼胞肿胀，手有拘胀感。苔白、寸口脉弦（右较左有力），右下肢从阴陵泉穴至三阴交穴有一青黑色盛络显露。

辨证：太阴中寒，脾失运化，水走肠间，而生飧泻。

治疗：刺其盛络，隔日1次，3次病愈。

第三节 刺经筋法

一、理论依据

《灵枢·经筋》曰："病在经筋，治在经筋。"经筋具有约束骨骼、屈伸关节、维持人体正常运动功能的作用，正如《素问·痿论》所说："宗筋主束骨而利机关也。"经筋为病，多为转筋、筋痛、痹证等，针灸治疗多局部取穴而泻之。

二、操作方法

于经筋局部之疼痛或拘挛处直刺，直达病灶；或在相关经筋选择腧穴直刺。针刺较深，捻转要均匀，留针30分钟，针后按压针眼3分钟，防止刺伤血脉。

三、作用

疏通经筋之气，缓解挛急，消除疼痛。

四、禁忌证

有出血倾向者禁用。

五、经验心得

（一）治疗面肌痉挛的经验

面肌痉挛表现为下眼睑以下至下颌肌肉挛缩跳动。此处手足阳明经有分布，但根据《灵枢·经筋》所谓"足少阳之筋……循耳后上额角……下走颔，上结于頄……"足少阳经筋在头面部分布，沿耳后上绕至额角……向下走向下颌，上方结于鼻旁的頄部，所以面肌痉挛与足少阳经筋关系密切。受《内经》启发，临床中先生直刺耳后翳风、完骨、风池等少阳经腧穴，并透刺头维、率谷等头颞部之腧穴，治疗面肌痉挛取得了显著效果。

【病例】毕某，男，53岁。首诊日期：2015年5月9日。

主诉：右侧面部肌肉阵发性、不自主抽动1年余。

现病史：病人因长期开车受风，精神紧张，1年余前出现右侧眼睑跳动，逐渐延及同侧面部、口角，出现面部阵发性抽动，且发作越来越频繁，持续时间也不断增加。曾接受中西医及针灸治疗，效果均不明显。经病友介绍，要求先生治疗。

治疗：取同侧耳后头项部之翳风、完骨、风池三穴，各直刺0.5~0.8寸；

透刺同侧头颞部头维、悬颅、率谷等穴；直刺对侧合谷穴0.5寸，针后即觉患侧面部舒适轻松。经过三个疗程（30次）的针刺治疗，口、眼及面部抽动停止，再未复发。

（二）治疗痉挛性偏瘫的经验

偏瘫是中风之主要后遗症，中风之初，偏瘫多为弛缓性，针刺治疗多以头针、耳针法为主，效果甚佳。久而不愈者大多转化为痉挛性瘫痪，肢体拘挛成为影响瘫肢恢复运动功能的主要障碍。病全此时，用刺经筋法为主，对于缓解偏瘫之痉挛、恢复瘫肢活力很有帮助。

（三）治疗肩周炎经验

肩周炎中医学称"肩凝症""漏肩风"，属痹证范畴。由于气血不足、元阳亏损、风寒湿之邪乘虚而入，使经气阻遏、经脉失养、不通则痛，先生以经筋理论为主，采用分经取穴与辨证取穴相配合。以刺经筋为主治疗肩周炎取得很好的疗效。

第四节　刺络拔罐法

一、理论依据

根据《内经》"盛则泻之""苑陈则除之"理论。刺络法早在《内经》中即有记载，"毛刺""浮刺"等即为刺络法的雏形。拔罐法在马王堆汉墓出土的医帛书《五十二病方》中也有载录。针刺拔罐疗法是运用皮肤针叩刺患处，再在局部拔上火罐，以防治疾病的一种方法。本疗法是在现代刺络法和拔罐法结合而成的基础上发展而来。

二、操作方法

先于所刺腧穴消毒，再用梅花针重叩，使皮肤广泛出血。后用抽气罐拔吸10分钟，渗出血水数毫升。去罐擦干血迹，最后消毒。注意消毒，防止感染。

三、适用范围

排毒消肿，活血祛瘀，祛风散寒，宣表通里。用于风寒、风热表实之症或脉络瘀滞出现红肿疼痛等症。如各种因风寒湿热诸邪束表，出现的各种症候，如头痛及面瘫早期，可在大椎穴处施术。如滑膜炎可在痛处施术。

四、禁忌证

要求施术之疾，须是实证，操作时痛感较强，少儿不宜。3~5日内不能在原处重复施术。

五、病案举例

（一）治疗痤疮

【病例】刘某，女，23岁。首诊日期：2014年7月10日。

主诉：脸上痤疮已5年。

现病史：中西药治疗均无显效。2014年暑假回家，要求针灸治疗。此病先生已治疗过多例，虽效但易反复。此例病人治疗以刺络拔罐法为主，配合燎灸法治疗取得显效。

治疗：①首先用刺络拔罐法在大椎及肺俞施术，拔出血水数毫升，当时面部轻松。②再次用燎灸法在面部痤疮较大处进行燎灸；③最后用燎灸法在双侧翳风、完骨、风池、天柱等穴燎灸，经过2个疗程（20次）治疗，病愈，再未反复。

按：痤疮为肺脏蓄热，热邪熏蒸于面所致，用刺络拔罐法，泄肺脏蓄久之热毒，化解肺经之瘀滞。再配合燎灸法消肿散结，故痤疮得愈。但有效后须坚持，否则就会前功尽弃。

（二）应用于面瘫早期

用刺络拔罐法应用于面瘫早期，风邪未解者，在其大椎、肺俞施术，使风邪外泄，当即面部轻松。对促进面瘫恢复有很大帮助，缩短了面瘫的疗程。

（三）治疗滑膜炎

【病例】张某，女，60岁。首诊日期：2014年7月8日。

主诉：左膝滑膜炎2年。

现病史：膝部红肿，摸之发热，走路极度困难，随时须搀扶。拍片示膝关节增生。在某院注射玻璃酸钠1个疗程，无效。要求针灸。

检查：脉滑数，舌红苔黄。

治疗：用刺络拔罐法于膝部肿痛处施术，拔出血水10余毫升，使湿热毒邪外泄，术后立即轻松，疼痛缓解，可行走数步。用此法每日1次，轮换于痛处操作，2个疗程痊愈。

第五节　四缝放黄色黏液法

一、理论依据

四缝穴是经外奇穴，位于第2~5指掌面，第1、2节横纹中央。其具有治疗小儿疳积，百日咳，调节阴阳平衡、提高免疫力等功效。

二、操作方法

用三棱针或较粗毫针，在消毒好的掌侧2~4指近端指关节处，术者一手握住病人手指，使之展平，一手持针逐一点破，挤出黄色黏液（有时带血），术后消毒。可隔日再做另一只手，嘱其针后不能抓物见水，以防感染。

三、适用范围

疏经通络，调理脏腑，恢复脾胃之气。用于小儿疳积、泄泻、腹痛、消化不良等症。多用于10岁之内小儿，5岁之内最宜。注意消毒，防止感染。

四、病案举例

【病例1】王某，男，10岁。首诊日期：1985年10月5日。

主诉：因身高较同龄儿童低，且瘦小，平日食欲差，吃饭挑拣，饭量小。其父要求针灸。

治疗：用前述之法，因年龄稍大，针后仅有少量血水。隔日1次。术后10余天，其父来说，其子饭量猛增，1个月后其祖父领来报喜，见其身胖面华。1年后，其父领子再来，见其身高猛增10余厘米。

按：实为四缝穴放血法，有调理脾胃之气，助长后天之本之功。

【病例2】刘某，2岁，男孩。腹泻月余，先于某医院住院16天，稍好出院，两天后腹泻加重，再入院治疗，打针吃药不效反重，日泻十余次。见状，先生思考寻方。随用1寸毫针，在左侧四缝穴逐一点破，放出黄色水液。翌日，其父高兴而来，言昨日针后患儿安静入睡，一夜未解，晨起大便2次。要求再针，另一个手又用上法，施前术。一周后患儿之父来谢。言针后即愈。遂嘱服参苓白术散，患父言原来医院已给服过，先生便告诉他现在服用和原来不一样。因为通过四缝放血，逐去湿邪，肠胃之气已复。再服此药是为相助。果真，数月相见，患儿精神抖擞，嬉笑玩耍。

第六节 挑刺龈交上唇系带结节法

一、理论依据

龈交，经穴名，出自《素问·气府论》，别名"齿龈筋中"，属督脉。位置在上唇内，唇系带与上齿龈的相接处。有上唇系带，有上唇动、静脉，布有上颌内槽神经分支。可疏通督脉阴阳之经气，调理督任二脉。

二、操作方法

翻开上唇，让唇系带裸露，常见其处有米粒大小之赘物，用三棱针挑之，使其分离，若无赘物，挑断上唇系带即可。注意针体消毒，以防感染，一般挑刺一次即可，若要再针，需等伤口愈合。

三、适用范围

治疗腰脊痛，前后阴病变。

四、禁忌证

虚证不宜，有出血倾向者禁用。

五、病案举例

【病例】张某，女，30岁。首诊日期：1990年2月8日。

主诉：腰痛1年，合并月经经期不准。

现病史：月经前后不定，经前腹痛，腰痛，遇寒加剧。

检查：脉沉弦，舌苔薄白，上唇系带龈交穴处有一白色赘物。

治疗：三棱针挑断，针后腰腹部发热，继则腰部出汗，腰痛停止，腹部舒适。1个月后病人再次来诊，说："针后腰轻松多了，月经也按时来了。"再针一次，以巩固疗效。

第七节　挑痣法

一、理论依据

《内经》曰："夫邪之客于形也，必先舍于皮毛；留而不去，入舍于孙脉；留而不去，入舍于络脉；留而不去，入舍于经脉；内连五脏，散于肠胃，阴阳俱感，五脏乃伤。此邪之从皮毛而入，极于五脏之次也"。

二、操作方法

先选痣点，在有关腧穴或有关穴区，找异于皮肤之点如小黑痣、结节痛点等。消毒后用三棱针于选好的痣点轻轻挑开上皮，尽量防止出血，发现有白色筋丝后，用三棱针逐一挑断即可，最后碘伏消毒，或用创可贴保护。注意必须挑断白丝。

三、适用范围

疏筋通经。常用于麦粒肿等眼疾。

四、禁忌证

虚证及出血倾向者不宜。

五、病案举例

用此法治疗麦粒肿及一些眼疾，数十例，都见显效。

【病例】伊某，男，50岁。首诊日期：1996年9月10日。

主诉：左眼患麦粒肿3天，疼痛怕光影响工作。

治疗：在大椎穴右侧与肩井穴之间，发现痣点。按上法操作，挑断白筋丝数条。术后痣点处用创可贴覆盖，翌日病愈。

按：痣点处为足太阳经所属，足太阳膀胱经起于目内眦。用此法可疏通足太阳经气，经气通，眼疾愈。

第八节　芒针法

一、理论依据

芒针疗法是针灸学的重要组成部分，其以针体细长，"能刺深邪远痹"弥补了毫针疗法的不足。芒针因其体长刺深，通过穴位刺激、经络感传以及气至病所可产生镇痛，增强机体免疫力和调节机体各系统功能等作用，因而特别适用于可以深刺达到目的之病痛。

二、操作方法

通常将4寸以上之毫针称作芒针，取其针芒之意。由于针体长，故多用于肚腹、臀部等肌肉较厚之处的腧穴，如中脘、气海、秩边、环跳等穴。操作时，进皮后，缓慢垂直，边捻转边进针，到达病灶后，不留针，缓慢捻转出针。也有沿皮下针刺下肢、腰背及腹部者。针体长，要求指力强，缓慢捻转进针，直刺时得气感较强，针后反应大。

三、作用

通经脉，祛瘀除痹，调脏腑，通畅腑气。

四、禁忌证

体虚及消瘦者禁用；针后反应大者停用；直刺法不宜长期应用。

五、病案举例

某男，40岁。胃下垂3年，食后腹胀，不易消化，钡餐透视胃体在肚脐下5cm。取穴：中脘偏右侧0.5寸，快速进皮后，缓慢捻转进针，针尖进入腹壁前，针感向下，穿过腹壁进入腹腔，针感向上，针下开始空松。抵达脊柱后，向上之针感，从剑突向两胁下到腰部。然后缓慢捻转出针，压紧针孔。针后肚腹轻松发热，数小时后，胃部抽痛，翌日恢复。食欲增加，嘱少食多餐，餐后轻抚肚皮10分钟，此人后访，明显进步。

按：当时有参观的大夫问，为什么取中脘时不在正中而偏右0.5寸。先生答：因为偏右侧可避开胃体，针从胃小弯而下。又问：为什么要不断缓慢捻转进针？先生答：为了不伤内脏，使内脏器官触到针体后能及时避开。

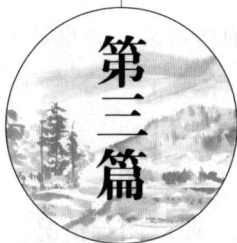

第三篇　临证经验

第九章　常见病辨证论治经验

第一节　周围性面瘫

概述：面瘫，又称面神经麻痹、面神经炎、贝尔麻痹，是以面部表情肌运动功能障碍为主要特征的疾病，其表现症状主要为口眼歪斜，属中医风中经络范畴，由风、寒、热、痰、瘀等痹阻面络所致。先生数十年临床，治疗面瘫超过数千例，下面总结几点治疗经验及体会。

一、四诊

视口眼是否同时歪斜，额纹深浅及有无，眼睑闭合情况，口角歪斜程度。耳廓内找痛点，头额部找痛点，头颞部找痛点，头后项找痛点。有无特发症状，如有无耳鸣及耳内疼痛；耳廓内有无疱疹，有无舌麻或味觉异常；头面颈项有无麻木部位；面部有无抽动及痉挛；有无面瘫病史；有无合并病症。初诊凭脉验舌，辨病表里深浅，虚实寒热。

二、辨面瘫之预后

易治：首次面瘫又无其他特发症状者。

难治：多次面瘫者；额部光亮无细额纹者；上眼睑下垂或浮胀，或眼睑不能闭合且眼裂较大者；兼有耳内疼痛，或耳鸣者；耳廓内有疱疹者；头、面、舌等部出现麻木者。另外还有面瘫早期不用针灸或滥用针灸者，面瘫早期面部用电刺激者（电针、电疗）。

三、治疗

治疗面瘫的整个过程分为三个阶段。

（一）第一阶段（发病在10天内）

根据脉、舌、体征，辨风寒、风热（包括热毒）、风痰。祛风散寒或祛风清热或祛风痰等祛风解表法，以疏通整体经脉为主。

1.选择穴区部位

（1）头项部：在耳后从翳风穴经完骨穴、风池穴、天柱穴至风府穴（从少阳经、太阳经到督脉），先找痛点；无痛点者取其中1~5穴。

（2）头颞部：曲鬓、角孙、颅息、窍阴找痛点；无痛点者选1~2穴。

（3）头额部：在头前发际从中间到额角，即从神庭穴（督脉）、曲差穴（足太阳经）、头临泣（足少阳经）到头维穴（足阳明经）选穴，或在压痛点处选穴。

（4）肩部：肩关节以下从肩髃穴（手阳明经筋）、肩髎穴（手少阳经筋）、肩贞（手太阳经筋）中选取一穴，或以痛点取穴（面瘫肩部取穴，是取手三阳经筋皆从肩到头项、头面之意）。

（5）大椎穴（督脉）：在大椎周围找痛点，无痛点取大椎穴，施以刺络拔罐（病初大椎穴拔罐，祛风效果显著，为首选）。

（6）背部：在大杼、风门、肺俞等穴找痛点，无痛点取肺俞，施以针刺或刺络拔罐。

（7）耳廓：耳廓内找疱疹，无疱疹者找痛点。这一环节一般医生容易忽视，往往放过对疱疹的治疗，这样就延长了治疗面瘫的时间，甚至造成后遗症。

在上述穴区部位选取1~7穴，或交替选穴，所选穴位不宜超过7穴。

2.针法

（1）针刺法：所选腧穴（或压痛点）多沿皮下横刺，耳廓痛点或耳穴斜刺0.2寸。

（2）燎灸法：耳尖、耳廓痛点、其他穴区痛点都可用此法，尤其是耳内疱疹必须用燎灸法反复祛除。

（3）拔罐法：面瘫初期大椎穴及肺俞穴首选拔罐，或用刺络拔罐法。

（二）第二阶段（**病程在10~30天**）

在第一阶段治疗的基础上，加针刺患侧面部腧穴以疏通面部经气，如阳白、太阳、牵正、地仓、颊车、四白、颧髎等穴，分组分别沿皮透刺，如颧髎透地仓，颊车透地仓，颧髎透颊车为一组，其他类推。或于眉、眼周、鼻旁等处加燎灸。应注意面部腧穴与其他穴区交替应用。

一般情况下，从病初就接受上述系统针灸治疗者，80%的面瘫都会在1个月内痊愈。

（三）第三阶段（**病程超过30天**）

面瘫后期的治疗，要以补患侧面部经气，调整肝、脾、肾等气机为主。其方法，一是患侧面部穴区采用留针候气法，延长留针时间；二是在膈俞、肝俞、脾俞、肾俞找痛点或取其中1~2穴针刺；三是增加在健侧面部及健侧头颞部选穴针刺，以达到"泻右补左"或"泻左补右"的作用，但仍要与其他穴区交替针刺，以防过度针刺面部引起面部腧穴疲劳。

面瘫后期患侧面部出现"倒错"或痉挛时，除增加在健侧面部的针刺外，直刺患侧完骨、翳明、风池等穴有效，针刺深度宜0.5~0.8寸。

四、对特发症的治疗

所谓特发症就是除面瘫以外，与面瘫有关、对面瘫的恢复有影响的症状。前边已提到的如：面部及其周围的皮肤出现麻木感、与面瘫同时出现的耳鸣、上眼睑浮肿或下垂、耳内疱疹等。

对特发症的针刺从第一阶段就要开始配合治疗，特发症治疗的结果，直接关系到面瘫恢复的程度。

（一）麻木

在麻木处沿皮刺或燎灸。

（二）耳鸣

取耳周腧穴如翳风、瘈脉、颅息、耳门，可向耳内斜刺，或加肝俞、胆俞、肾俞等穴，交替取穴针刺。

（三）上眼睑浮胀或下垂

头维透神庭、玉枕透天柱或加脾俞，尽量少取局部穴。

（四）耳内疱疹

于疱疹上燎灸，每日1次直至疱疹结痂为止。眼睛酸涩者加肝俞、肾俞。

五、疗程

根据病情及治疗效果，5~10天为1个疗程，疗程间休息3~5天。第1、2疗程间可不休息针刺至病愈。第2个疗程后仍未恢复者，休息5天后再针第3个疗程。从第3个疗程开始，根据病人体质、病情的进展情况，可选择隔日针刺1次。

六、体会

早期正确治疗是面瘫恢复的基础。面瘫一出现就可开始针刺治疗。病初有表证者不主张在患侧面部刺激，尤其不要用电针刺激。一定要先祛风解表，消炎抗毒，疏通整体经脉之气，以免风邪入里造成后遗症状。重视四诊对面瘫病人的全面检查，对出现的特发症状要认真治疗，这些特发症状的出现可能就是面瘫不能彻底恢复的原因。在针灸治疗中要充分利用出现在穴区内的阳性反应点，如压痛点、条索状物等，针灸这些反应点能提高治疗面瘫的效果。几个穴区部位要互相配合、交替选用，以免发生腧穴疲劳。面瘫在1个月以内还未见明显进步者，在第三阶段的治疗中就要合理安排疗程，以免造成经气疲乏，在面瘫后期尤其要重视选择膈俞、肺俞、脾俞及肾俞等背俞穴。针法（毛刺法、直刺法）及燎灸法在整个针灸过程中都要相互配合、交替应用。

面瘫之成因，实为太阳、少阳、阳明三经受风邪而为。面瘫之症显现之前，太阳、少阳已经受邪，出现项强不舒，甚至头痛等症，然后速传阳明出现面瘫。所以治疗面瘫必先从太阳、少阳入手，然后三阳同治，才是正确之举。

7.病案举例

【病例1】

谢某，男，52岁。首诊日期：1999年11月22日。

主诉：右侧口眼向左侧歪斜6天。

现病史：病人发病前右侧牙痛（龋齿）数天，突于11月16日下午吸烟时发现右侧口角漏气。第二天早晨症状加重，出现右眼不能闭，流泪，右侧口角漏气、漏水，吃饭挟食，服中药两剂未见效果。遂接受针灸治疗。

查体：右侧额纹消失，鼻唇沟消失，鼓腮、吹气、打口哨等动作皆失灵。苔黄腻，脉弦数。

诊断：面瘫（右侧）。

治则：疏风清热，祛湿解表，疏通三阳经脉。

治疗：第1次：头前取神庭沿皮透曲差、头临泣、头维；头项部取翳风、完骨、翳明、风池、天柱，均沿皮向下透刺1.5寸；大椎刺络拔罐。第2次：翌日针耳穴："胃""三焦""皮质下"。第3次：背部取大杼、风门、肺俞，各沿皮向下透刺或刺络拔罐。3次后显著进步。第4次往后，加面部穴位地仓、颊车、阳白、四白，互相沿皮透刺，每日1次。共针1个疗程（10次），全部恢复。

【病例2】

杜某，男，36岁。首诊日期：2007年12月2日。

主诉：左侧面瘫30天。

现病史：发病前耳后疼痛及左侧头痛。3天后左眼不灵活，随之自觉左面麻木、口眼歪斜、流泪、口角漏水、左眼不能闭合，即在某医院治疗，诊断为左侧面神经麻痹。用电针局部刺激15次，每次通电30分钟到1小时，无效。又用马钱子在患侧太阳穴外贴，随感患侧面部发硬，麻木感加重，有时还有跳动感。12月2日前来针灸治疗。

检查：蹙额时左额无额纹，左眼裂隙增大，眨眼动作无，鼻唇沟短浅，左口角下垂向右偏斜，鼓腮漏气，脉沉弦无力，舌质红、苔少，舌中有裂纹。

诊断：面瘫（左侧）。

治疗：按第三阶段治疗原则处理：先后在头额部、头项部、背部、头面部及耳廓交替取穴针刺，并于口颊内放血，把上述穴区、针法都用遍，经过了3个疗程（每日1次，10次为1个疗程，疗程间休息3日）的治疗，基本恢复。但上唇仍麻木，眼睛迎风流泪。此例未彻底治愈的原因，与患者面瘫初期患侧面部用电针刺激有关。

【病例3】

曹某，男，60岁。首诊日期：2015年7月9日。

主诉：左侧面瘫26天。

现病史：初期于新疆哈什中西医治疗不效，7天后回凤翔陈村，针灸及中西药治疗19天效果不显（据病人讲述前者只在面部针刺），第26天前来针灸治疗。

检查：左侧面瘫，额纹基本消失，上眼睑浮肿，左面肌下垂，耳内疼痛，耳鸣，漏气、漏水，挟食，头后项至肩背酸痛。

取穴：头项部、头前额发际区、大椎、背俞穴区。

针法：上述穴区交替选用燎灸法及皮下透刺法，1个疗程显效，2个疗程基本治愈，仅留上眼睑轻微浮肿，上嘴唇略麻木。后以膈俞、脾俞、肾俞为重点治疗。此例说明早期不宜在面部针刺更不能用电针等强刺激。

【病例4】

莱某，女，77岁。首诊日期：2015年4月19日。

主诉：左侧面瘫15天。

现病史：患者有腔梗史，15天前晨起左侧出现面瘫，并有头晕，耳轮及耳后至后头项疼痛。经某医院住院治疗诊断为特发性面瘫。经过输液、针灸及电疗12天，无效出院。于4月19日前来针灸治疗。

查体：左侧面瘫，左眼闭合不全，额纹消失，口角向右侧歪斜，鼓腮漏气。

治疗：头项部取翳风、完骨、风池、天柱，用1.5寸毫针分别向下沿皮针刺1寸。颞部取耳尖上1寸之头颞部，向前沿皮刺2寸。头额部，从头维、头临泣、曲差至神庭，沿发际皮下透刺。

效果：针后20分钟，出现晕针，症见头晕、恶心、欲呕。出针卧床随之出汗，20分钟恢复正常。自觉头目清爽，患侧面部灵活。第2天额纹出现，张口、闭目等动作均有明显进步。此后经2个疗程（20次）治疗痊愈。（此晕针属剧烈的得气现象。由于所选经、穴正确，针刺手法得当，经气奋起与邪气激烈交锋，出现晕针现象。正胜邪退，随汗而解，晕后神清气爽，病即向愈。后经针灸不断调整，面瘫恢复。）

【病例5】

毛某，女，34岁。首诊日期：2015年4月30日。

主诉：右侧面瘫1年未痊愈。

现病史：1年后同侧再复发，未愈，1个月前左侧又出现面瘫，即于某医院住院27天，中西医针灸综合治疗。出院时双侧面瘫，遂前来针灸治疗。

查体：从前额到头顶，两头颞部头皮麻木，两耳鸣响。

诊断：面瘫。

治疗：针刺特发症（头皮麻木、耳鸣）为主。于头皮麻木部沿皮透刺，并配合燎灸；取耳穴，如耳门、角孙、颅息、瘈脉、翳风等交替针刺。

效果：针灸1个疗程（10次），每日1次，面瘫明显恢复。经过3个疗程的治疗，麻木、耳鸣消失，面瘫基本恢复，仅右侧面瘫（病程1年）未彻底恢复。后以背俞穴为主针刺，整个面瘫基本恢复。此例说明特发症（头皮麻木、耳鸣）是影响面瘫恢复的主要原因之一，以针刺特发症为主是取效的关键。

【病例6】

张某，男，40岁。首诊日期：2015年9月13日。

主诉：左侧口眼歪斜10天。

现病史：曾在某医院诊断为左侧面神经炎，给予输液并针灸治疗，疗效不佳。转诊前来针灸治疗。

查体：病人左侧额纹消失，眼睛闭合不全，眼裂约有0.5cm，口鼻向右侧歪斜，鼓腮漏气，舌红苔黄，脉浮数。

诊断：面瘫（左侧）。

取穴：头项部取天柱、风池、完骨、翳风；颞部取悬厘、曲鬓、角孙、率谷。

治疗：头项部诸穴均向下沿皮透刺1~1.5寸；颞部悬厘透刺曲鬓、曲鬓透刺角孙、率谷透刺角孙。完骨、枕部压痛点用燎灸法。大椎、肺俞刺络拔罐，10~15分钟。

效果：针后病人自觉面部即有轻松清凉感。二诊继续，头项部与颞部腧穴交替操作，适当配伍颜面部穴位，如颧髎透地仓、颊车透地仓、四白透地仓等；三诊继续二诊治法，1个疗程（10次）后，病人面容大体端正，连续针刺2个疗程，治愈。

【病例7】

陈某，男，68岁。首诊日期：2015年9月10日。

主诉：口眼歪斜2天。

现病史：病人两天前无明显诱因出现口眼向右侧歪斜，漏饭漏水，左侧面部发胀，伴口渴、咽痒，即来门诊就诊。

查体：左额纹消失，左面部瘫痪，口角向右侧歪斜，眼裂变大，鼻唇沟消失，耳后无压痛。舌红，苔薄白，脉细弦。

诊断：面瘫（左侧）。

取穴：头维、太阳、率谷、完骨、风池、臂臑、合谷。

治疗：头维、太阳、率谷平刺1.5寸，完骨沿皮透风池，臂臑、合谷直刺1.5寸。耳针取交感、神门、皮质下、额。燔灸耳后乳突区压痛点。

效果：两日后，病人漏饭、漏水症状消失，面部发胀症状减轻，口角歪斜症状逐日好转，眼睑开闭灵活。1个疗程（10次）后，口眼歪斜症状消失。

【病例8】

高某，女，33岁。首诊日期：2015年8月20日。

主诉：口眼歪斜1天。

现病史：病人因前一天劳累后感觉右眼干涩、流泪，视物模糊，晨起洗脸时发现左右脸不对称，不能正常讲话，吃饭漏饭，喝水漏水。即来就诊。

检查：右额纹消失，口角歪向左侧，右眼闭合不全，鼻唇沟不对称，鼓腮漏气，舌红，苔薄腻，脉弦滑。

诊断：面瘫（气虚痰瘀阻络）。

取穴：耳后压痛点、翳风、风池、率谷、头维、合谷。

治疗：耳后头项区、头颞区、头额前发际区交替沿皮透刺，适当配合耳针疗法与患侧面部腧穴针刺。耳针取交感、皮质下、神门、额区（对耳屏外侧前下方）。耳后压痛点、牵正穴用燎灸法。

效果：上述针法交替轮换应用，治疗2个疗程（20次）后痊愈。

【病例9】

黄某，男，63岁。首诊日期：2015年9月15日。

主诉：头痛、头昏，伴口眼歪斜2天。

现病史：病人两天前因天气闷热，晚上睡觉未盖被子，第2天醒后即觉头痛、头昏，面部麻木，中午吃饭时发现左右脸不对称，口角漏水，吃饭挟食。

检查：右额纹变浅，口角歪向左侧，右眼睑闭合不全。舌淡红，苔薄白，脉浮数。

诊断：面瘫（表虚受风）。

取穴：耳后完谷、翳风、风池、天柱、头维、率谷、悬厘、合谷。

治疗：耳后头项区、头颞区、头额前发际区交替沿皮透刺，适当配合耳针疗法与患侧面部腧穴针刺。耳针取神门、交感、皮质下、内分泌。耳后压痛点取燎灸法。

效果：经上述治疗3个疗程后痊愈。

按：气虚受风，络脉空虚，风邪入络，经脉痹阻，面肌瘫痪。头为诸阳之会，御邪之藩篱，风邪首犯阳经，取穴多以太阳、少阳、阳明经为主，头维为足阳明胃经经穴；率谷穴为足太阳、少阳之交会穴；完骨为足少阳胆经穴，又为足太阳、少阳之会；风池为足少阳与阳维脉之会。针刺头维、太阳、率谷、完骨、风池，能祛除风邪，振奋阳气。合谷属于手阳明大肠经穴，手阳明大肠经分支经颈部至面颊，故可祛面颊风邪。辅助耳针，可以根据耳针疗法，针交感、神门、皮质下、耳屏对应耳穴，可调节经气。燎灸耳后压痛点，可以温经通络，祛邪扶正面容。

第二节　耳鸣耳聋

概述：耳鸣、耳聋是听觉异常的两种症状。耳鸣是指病人自觉耳内鸣响，妨碍听觉的症状；耳聋则是指听力有不同程度的减退，甚至完全丧失。临床上耳鸣与耳聋既可单独出现，又可同时并见，故常合并论述。突发性发性聋多以风、热、湿邪郁于少阳，壅塞耳窍；渐聋则是以肝、肾等脏虚损为主。耳鸣爆发，声音大，听力下降，多为肝胆之火上逆，或痰火郁结上扰耳窍；耳鸣渐发，声音细小，听力逐渐下降，多为肝肾阴虚，或气血不足，耳失濡养。

一、取穴

第一组：翳风、瘈脉、颅息、耳门、听宫等耳周腧穴。
第二组：完骨、翳明、风池、率谷、角孙等穴。
第三组：液门、中渚、侠溪等少阳经穴。
第四组：相关背俞穴，如肝俞、肾俞等。

二、针法

（一）实证

以第一组腧穴为主，分别透刺至耳内0.5~0.8寸，针感须至耳中心。如从翳风穴进针，针尖斜向前上方，至耳内0.5~0.8寸，以耳内中心有针感为止，从瘈脉穴斜向中耳根至耳内，颅息穴刺向上耳根至耳内，耳门穴沿耳轮脚下缘向后沿皮下透刺0.3~0.5寸，听宫穴直刺0.8寸。以上腧穴针感至耳内中心才算到位，否则无效。皆为同侧取穴。

实证耳聋、耳鸣可配液门透中渚穴，或直刺侠溪穴0.5寸。

（二）虚证

以第二组腧穴为主，率谷沿皮下透角孙，完骨、翳明、风池、天柱皆从上向下沿皮透刺1~1.5寸，不要求有针感。

虚证耳聋耳鸣配相关脏腑的背俞穴，如肝俞、肾俞等，各沿皮向脊柱透刺1.5寸。

三、体会

（1）辨证清楚，分清实证或虚证。实证多为外感风热，湿邪外束或肝胆湿热内郁；虚证以肝肾亏虚或气血不足为主。

（2）实证以疏通耳窍为主，多取耳周腧穴，以针感至耳内中心为准，并配以手足少阳经穴。

（3）虚证激发肝、肾等脏精气及疏通耳周气血通路，取头后项腧穴及肝、肾等脏之背俞穴，沿皮平刺，不要求针感。

（4）实证易愈，而且针刺越早，效果越好；虚证效差，坚持治疗仍然能取得较好效果。

四、病案举例

【病例1】

张某，50岁。首诊日期：2008年4月10日。

主诉：耳聋10天。

现病史：患者10天前晨起，发现两耳无声，遂于某医院住院，诊断为突发性聋。检查双耳纯音测听均为80分贝，吃药打针效果不显，前来针灸治疗。

检查：两脉弦数，苔薄黄，舌质红。

诊断：突发性聋（实证）。

治疗：按上述治耳聋之法，以耳周穴为主，根据脉证，配手少阳之液门透中渚，及足少阳胆经荥穴侠溪，首诊即效。即去办理出院手续，针刺7次自觉正常，检查听力在30分贝以内。又坚持针刺3次，治疗1个疗程（10次）痊愈。

【病例2】

陆某，男，76岁。首诊日期：2010年9月10日。

主诉：突发性聋5天。

现病史：5天前，患者两耳突然耳聋，于某医院住院，检查左耳纯音测听为80分贝，右耳100分贝。治疗5天效果不大，听力无进步，要求针灸。

检查：无听力，和人无法对话，脉弦数，舌边尖红。

诊断：突发性聋（实证）。

治疗：按耳聋针法，先后针耳门沿皮向后刺、翳风针尖向上前方斜刺、瘈脉向耳根内侧刺，针感均在耳内中心。配合液门透中渚，首诊见效，三诊和人能近距离对话，2个疗程后听力正常，痊愈恢复。

【病例3】

郑某，男，79岁。首诊日期：2013年9月16日。

主诉：突发性聋5天。

现病史：患者5天前晨起，耳聋兼眩晕，走路不稳，须人搀扶，遂于某医院住院。诊断为突发性聋，双耳纯音测听均为100分贝，治疗5天无效果，要求针灸配合治疗。

检查：脉浮滑有力，舌边尖红，苔黄，双耳无听力，自述眩晕。

诊断：耳聋兼眩晕（实证）。

治疗：率谷沿皮向下透角孙，耳门向后沿皮平刺0.3寸，颅息透上耳根，瘈脉透中耳根，风池沿皮透完骨，液门透中渚。针后即能听见声音，头晕减轻，不须人扶可自行行走。1个疗程（10次）全部恢复。

【病例4】

张某，女，29岁。首诊日期：2013年10月2日。

土诉：左耳突发性聋2周。

现病史：患者于某医院住院，检查纯音测听左耳为80分贝，右耳为30分贝，经药物静脉滴注及高压氧治疗，效果不显，前来针灸治疗。

检查：脉弦，左侧有力，苔薄黄。右耳按紧，左耳无听力。

诊断：耳聋（实证）。

治疗：按照针刺耳聋方案，所用腧穴与针法均交替应用，每日或隔日1次，10次为1个疗程。疗程间停针休息3~5天，治疗3个疗程，左耳听力恢复正常。

【病例5】

王某，男，70岁。首诊日期：2014年3月3日。

主诉：左耳无听力10天。

现病史：患者在某医院住院，检查纯音测听左耳100分贝，右耳30分贝，诊断为突发性聋。静脉滴注药物及高压氧治疗，无显效，要求针灸。

检查：脉弦，舌边尖红。

诊断：耳聋（实证）。

治疗：按治耳聋方案，所用穴位及针法交替选用，每次选穴不超过5~7个，每日或隔日针刺1次，针刺10次为1个疗程，疗程间停针休息3天。共针灸治疗2个疗程，听力恢复。

【病例6】

杨某，女，47岁。首诊日期：2014年11月。

主诉：左耳鸣1个月。

现病史：1个月前听力正常，颈项部及左耳上部有麻木感，颈项部自觉僵硬。

查体：脉沉，舌淡红，苔薄。

诊断：耳鸣（虚证）。

治疗：按治耳鸣方案，从完骨穴到天柱穴分为5个等份，分别沿皮向下透刺1.5寸，沿皮平刺肝俞、肾俞，留针40分钟。首诊见效，每日1次，5次后耳鸣及头皮麻木感消失。后又改以针刺颈椎腧穴为主，针刺5次，颈项部僵硬感消失。1个疗程（10次）后，耳鸣、颈部症状均消失。

【病例7】

赵某，男，42岁。首诊日期：2015年7月15日。

主诉：左耳听力下降13年。

现病史：2003年12月患者因考驾照，于某院检查身体，因听力不及格被淘汰。此后自觉听力逐年下降，甚至和人对话都要在近距离经行，并兼耳鸣。

检查：脉沉弦，舌淡红。

诊断：耳聋（虚实夹杂）。

治疗：按耳聋方案为主针刺治疗。结果针之即效，停针反复，针刺1个疗程（10次）后有效，停针休息5天，稍有反弹，又针1个疗程，听力有进步。耳鸣无变化。

【病例8】

寻某，50岁，男。首诊日期：2015年5月24日。

主诉：左耳听力下降3个月。

现病史：病人3个月前无明显诱因突然感觉左耳听不清，曾在某医院听力检测，左耳80分贝，右耳20分贝，诊断为突发性聋。中西药治疗3个多月，自觉耳聋有增无减，医生建议针灸治疗，即来诊治。

查体：右耳听力完好，左耳对方高声喊话时能隐约听见声音，自觉左耳堵塞感，用手指压之或轻揉则消除，舌红津少，脉细略数。

诊断：突发性聋（实证）。

取穴：主穴取翳风、瘈脉、颅息、听宫。配穴取翳明、风池、中渚、液门。

治疗：翳风、瘈脉、颅息向耳中透刺0.5~1寸，听宫直刺0.5寸，翳明沿皮透刺风池，中渚沿皮透刺液门。乳突区、颞区燎灸。

效果：当日针后病人自觉耳内有通气感，第2天继续上述疗法，每日1次，10次即1个疗程后，左耳听力有所改善。继续上述治法，2个疗程后，压紧右耳，左耳能听清正常说话声，左耳听力基本恢复正常。

【病例9】

段某，男，50岁。首诊日期：2015年7月19日。

主诉：右耳鸣伴听力下降2个月。

现病史：病人因腮腺炎引起右耳耳鸣2个月，经某医院五官科检查：听力下降，未发现器质性病变，诊断为神经性耳鸣。经多方治疗效果不佳，故前来就诊。

查体：病人自觉听力下降，耳内有重金属声。舌红，苔薄白，脉浮略数。

诊断：耳鸣（实证）。

取穴：主穴取翳风、瘈脉、颅息。配穴取风池、完骨、中渚、液门。

治疗：翳风、瘈脉、颅息各向耳中透刺0.5~1寸；风池沿皮向下透刺1~1.5寸；中渚透刺液门。燎灸法：风池、完骨、枕区燎灸。拔罐法：大椎拔罐10~15分钟。

效果：经上述治疗，每日1次，1个疗程（10次）后，耳鸣明显好转。继续上述针法并配合疏风清热开窍中药，1个疗程后耳鸣消失，听力恢复。

【病例 10】

卢某，45岁，男。首诊日期：2015年3月18日。

主诉：突然两耳听力下降15天，伴转头耳鸣。

现病史：头脑闷胀，自觉耳内有蝙蝠声，嗡鸣至夜加重，严重影响工作、生活，未做治疗，即来针灸。

查体：远处说话听不清，须至其耳边大声说话方能听清。舌质红，苔薄黄，脉弦数。

诊断：耳聋、耳鸣（实证）。

取穴：主穴取翳风、瘈脉、颅息、听宫；

配穴取风池、天柱、完骨、角孙、率谷、中渚、液门。

治法：主穴均向耳中针刺0.5~1寸，听宫直刺0.8寸。风池、天柱、完骨沿皮向下透刺1~1.5寸，率谷透角孙、中渚透液门。风池、完骨、角孙针后燎灸。

效果：针灸后病人即感耳内有通气感。二诊继续前方，交替针刺，每日1次，6次后病人即可听见细小声音，10次为1个疗程，休息3日，再针1个疗程，听力恢复，耳鸣消失。

【病例 11】

王某，男，53岁。首诊日期：2010年10月24日。

主诉：左耳聋3个月，兼面部麻木1个月。

现病史：3个月前，患者左耳聋，曾在某医院检查左耳听力80分贝，诊断为突发性聋。服用扩张血管及活血化瘀药物，并结合高压氧治疗，听力无明显恢复。患者耳聋2个月后又出现同侧面部麻木，即来针灸。

查体：压住右耳，左耳听不见声音，耳后翳风、完骨等穴有压痛，右脉沉弦，左脉沉细，舌淡苔薄。

诊断：面麻、耳聋（实证）。

取穴：主穴取翳风、完骨、瘈脉、颅息；配穴取颧髎、地仓、太阳、角孙、耳门、听宫、听会。

治法：颧髎透地仓，太阳透角孙，耳门沿皮透听会，翳风、完骨直刺0.8寸，瘈脉、颅息各向耳根透刺1~1.5寸。痛点针后加燎灸。

效果：首诊针灸后，面麻轻，左耳能听见大声说话声。此后，每日1次，交替取穴，针灸7次，面麻愈，听力增加。2个疗程（20次）后，能听见正常说话声。

按：此耳聋合并面麻之症，与足少阳经筋和足少阳经别有关。足少阳经筋循行："……循耳后，上额角……下走颌上，上结于頄……"足少阳经别循行："……浅出于腮部及颌中间，散布于面部……"足少阳经脉因受邪气侵犯，经气不通，影响其经筋、经别，使之气机阻滞，故出现耳聋、面麻。取足少阳经及面部腧穴，能疏通足少阳经及其经筋、经别之经气，故针后耳聋、面麻之症皆愈。

【病例12】

周某，女，42岁。首诊日期：2015年7月20日。

主诉：耳胀3年，突发耳聋、耳鸣2个月。

现病史：病人3年前无明显诱因出现左耳闷胀，有堵塞之感，相继于各大医院检查，未发现异常，未予重视。2个月前因办公室开有空调，趴办公桌上睡觉时，不慎受风，醒后突觉耳内鸣响，听力下降，耳内疼痛，再往某医院就诊，诊断为"突发性聋"，经输液、口服西药治疗，无明显改善。遂来针灸治疗。

查体：耳屏附近有压痛，舌红、苔薄白，脉浮数。

辅助检查：核磁共振示"右侧面、听神经脑池段小血管绕行，桥前池较宽"。

诊断：耳聋、耳鸣（风邪上扰）。

取穴：翳风、瘈脉、颅息、风池、听宫、完骨、角孙、中渚透液门。

治疗：耳周各穴分组交替，向耳内刺0.5~0.8寸，至耳中心有针感为止。耳后压痛点、角孙、听宫燎灸。

效果：经上述治疗1个疗程后，病人自觉听力基本恢复，无耳鸣再发生。

按：病人因吹空调后受风，风邪上扰清窍，脉络不通，耳痛、耳鸣，耳窍蒙蔽，听觉失灵。治疗当祛风开窍。选耳周穴可以通经开窍，选用燎灸可以温通经脉，祛寒邪外出，风邪祛除，清窍得清，耳鸣、耳聋自愈。

第三节 偏瘫

一、针刺治瘫时间

治疗偏瘫，针刺时间就是效果。虽然此话并不十分严密，却说明了治疗偏瘫，针刺时间越早效果越好的道理。针刺时间越早，好转率和治愈率就越高。

什么时间才是针刺的最好时间呢？先生认为"中风"症状一出现，就可开始针刺或配合针刺。提早针刺治疗，不仅对"中风"有整体治疗作用，而且为偏瘫的恢复奠定了基础。

（一）风中经络者

即针刺之，可以通经活络，有针到立即病除的作用。

【病例】

黄某，女，43岁。1980年寒假，某日早晨病发偏瘫，某医院诊断"脑血栓形成"，收治住院。午后其亲属邀先生去医院为其针灸治疗。病人卧床，左侧偏瘫，上下肢均不能运动。神志清醒，语言正常，脉象弦缓，舌淡，苔薄。针刺右侧（健侧）头颞部1针，又刺左侧悬钟穴沿皮向下1针，共两针。留针不到半小时，病人逐渐先坐，继站，再行走。1小时后卷起自己的行李要求出院，当时医生及家属都称神奇。（以后查访此人，经调养预防，再未复发。）

（二）风中脏腑表现闭证者

早针刺者，可以通关开窍，提早醒神。

【病例】

金某，男，50岁。1983年农历正月初七，晨起昏迷不醒，至某医院不治，要求转诊，其家属到家里求治。至其家，正遇当时某医院的权威医师，其言："可能是脑血栓形成，你们中医称'中风'，我无法就先走了，就看你的了。"其走后，先生诊其脉左弦右弱，判其肾经弱，肝经旺，肾水无力涵养肝，致木郁化火，肝气上升扰乱神明，致昏迷不醒，四肢厥逆。足厥阴肝经上至头顶与督脉会于巅，故针其"百会穴"疏肝通窍。半小时后，病人苏醒，3日后病愈如初。

（三）表现脱证者

针灸不仅可以回阳固脱，促进苏醒，而且还能及时调整经络、脏腑之间的平衡，对以后瘫痪的恢复自然会起到积极作用。

【病例】

张某，男，56岁。患脑出血昏迷，于某医院住院，20多天后仍不醒，邀余针灸。病人酣睡昏迷，脉象寸强尺弱。随针刺气海穴透关元穴，沿皮平刺。针后嘱家属艾灸肚脐，连针3日后苏醒。此人以后经针灸治疗，行走正常，生活自理。

按：这两例病人同现昏迷，前者为阳气盛，故针督脉之"百会穴"通阳而病愈；后者为阳气衰，故灸任脉之"气海穴""关元穴"，扶阳补阴而苏醒。

但是现在一些人士，认为脑血管意外（尤其是脑出血者），不能立即用针灸治疗。在这种思维的影响下，就造成了一部分偏瘫病人失去了早期针刺的机会。上述张某病人若能再提前针灸的时间，可能效果会更好。根据临床体会，从"中风"之日算起，如果病人没有出现昏迷，或者昏迷不超过1~3天者，在15天之内就开始针刺，偏瘫症状都可能基本恢复。而7天之内针刺者，效果最佳，为最优时间。

二、中风前期，防微杜渐

张仲景在《金匮要略》中提出："适中经络，未流传脏腑即医治之。四肢才觉重滞，即……针灸……勿会九窍闭塞。"说明针灸在治疗未病，防止疾病传变中有显著作用。据此，在有"中风"征兆之时就应善用针灸治疗。如肢体开始发麻，或有轻度运动障碍之时，就应及时检查治疗，其中针灸疗法是最佳选择。因针灸的功能不仅能"疏通经脉"，而且有扶正祛邪、调整阴阳平衡的作用。即时针灸就能及早调整阴阳平衡，防止"中风"的发作。

三、如何取穴

（一）辨证分经，循经取穴

辨证论治是中医整体观念的基础，也是针灸治疗偏瘫的准绳。首先辨病在何部，属何脏腑，何经络，然后在此基础上循经取穴。

1. 病在阳经，多为弛缓性瘫

上肢取穴：外关沿皮透支沟。

下肢取穴：悬钟沿皮向下透刺1.5~2寸，飞扬向下沿皮刺2寸，足三里、阳陵泉向下沿皮刺2寸。

2. 病在阴经，多为痉挛性瘫

取穴：脾经三阴交、肝经蠡沟穴沿胫骨后缘直刺2寸治足内翻有效。此外，可根据病位不同分别选用"阴包穴""阴谷穴""箕门穴"等。

（二）切脉视络，协调阴阳

根据从阴引阳、从阳引阴的治疗法则，病属阳，取对侧阴经腧穴，病属阴取对侧阳经之穴。

1. 切脉

根据比较两寸口脉的大小强弱，在脉较强较大的一侧取穴。比较人迎脉和趺阳脉的大小、强弱，人迎脉强大者在上部（头面、上肢）取穴；趺阳脉强而大者在下部（下肢）取穴。

2. 视络

察看左右上下是否有盛络出现。盛络出现部位，往往可能也是其脉较大较强者。

3. 治法

针刺部位确定后，若瘫侧脉弱者，在其对侧（健侧）取阴经穴。上肢取内关或列缺穴，迎经脉方向平刺1~2寸；下肢取三阴交穴，随经脉方向平刺2寸。若瘫侧脉盛者，取瘫侧阳经穴位。上肢取支沟透外关，下肢取悬钟向上沿皮刺1.5~2寸。

（三）更穷四根三街，综合取穴

选用头针、手针、耳针，及胸腹背腰腧穴与四肢腧穴，应视病情而定。头针、耳针、手针、腹针、眼针等在针刺治疗偏瘫中有显著的疗效和作用，应分别选用或交替应用。

一般而言，偏瘫病初期，多选头针或耳针，或与体针配合应用，往往多是一针见效。

病久不宜多用头针或耳针，应多选胸腹背腰腧穴，如巨阙透中脘，气海透关元；上肢有病配梁门向下沿皮刺2寸，下肢有病配天枢向下沿皮刺2寸，或配背部腧穴如肝俞、脾俞、肾俞等。

病久尤其是瘫肢出现痉挛时，则更要慎用头针、耳针疗法。这时最主要的是以纠正瘫侧痉挛为主。多以取瘫肢阴经腧穴为主，并深刺久留。一般以足内翻者多见。三阴交、蠡沟穴胫骨后缘深刺2寸，或飞扬穴深刺2寸。下肢膝关节以上痉挛者，则以曲泉、血海、阴包、五里等穴为主。下肢不能抬高者，深刺阳明经髀关穴有效。

（四）取穴宜少

一般取7个穴即可。开始取穴1~3个，随着针刺治疗时间的延长，最多不能超过7个穴位。

1. 取穴少之优点

取穴少可以消除或不受其他针刺穴位的干扰，主张一穴有效不取第二穴，两穴有效不取第三穴。实践证明，一穴有效后，再刺之可干扰先刺有效穴位的效应，使先穴失去或降低效果，多次实验皆证明了这一结论。特举一例：一偏瘫病人，左侧上肢不能举，针右侧足阳明经足三里穴后，瘫肢立即举高，再针左侧足三里穴后，瘫肢就抬不高了。拔掉后刺的左侧足三里穴之针，瘫肢就又抬高了。

2. 少取穴可减少过多耗气

针刺的过程就是调动经气的过程，经气反应曰"得气"，得气能调理人体功能。调动经气就要做功，就要耗能，就必然消耗经气。所以针刺能调气使之得气，气至而有效。同时，得气的过程也就是耗气的过程。所以少针一穴就能多保护一点经气。经气充盛，就能维持治病的效果。

（五）选择最佳效穴

1.切脉、视络

2.察看阳性反应点

经过切脉视络，在有关经络的分布区，察看有无特殊异常表现。如色泽血络，或问其头部有无异常感觉，如眩晕、疼痛、不适等。这些反应点（区）称之为"阳性反应点"。这些反应点（区）很可能就是最优效穴。

选择最佳效穴的方法只能根据四诊（也称"瞎子爬山法"）。最优效穴选出后，作为针刺的重点穴位，往往一针见效。经过一段时间的针刺，当最优效穴失效后，就有可能再出现新的最优效穴。

【病例】

王某，女，33岁。患偏瘫在某医院住院，诊断为脑梗死，住院20余天，病情稳定，出院时左侧偏瘫。先生接诊后，经过四诊，发现头颈部患侧"天柱穴"上方约1寸处，有阳性反应点（有明显压痛感，按压时病人感到有晕眩感，并向头前放射），随即将该反应点作为最佳效穴针刺之。针后气至前额及鼻部，立即显效。病人顿时感到眩晕轻，患侧上肢立即可抬起，下肢能轻微活动。以该反应点为主穴，针刺1个疗程后，可步行，患侧上肢可抬至头顶。此后该反应点又渐转至对侧"天柱穴"处，再依此为主，持续有效，病情继续好转。

按：该反应点正是"头发际象针"的"下肢"。

四、针刺方法

《素问·刺要论篇》载："病有浮沉，刺有深浅，各至其理，无过其道。"说明针刺深浅与治瘫效果有很密切的关系。

（一）刺皮部

先生临床中着重注意浅刺，多以刺皮部为主。皮部是十二经脉功能活动反映于体表的部位，也是络脉之气散布之所在。十二皮部的分布区域，是以十二经脉在体表的范围为依据的。脏腑经脉的生理功能及病理表现都可以反映于皮部，同时皮部又是外卫的屏障。所以先生认为针刺皮部，就是针刺经脉，就可以疏通、调整脏腑经络之气而治疗疾病，同样可以治疗偏瘫。

【病例】

刘某，女，55岁。1992年10月患"脑梗死"，出现左侧偏瘫，在某医院一直在患侧直刺、深刺、强刺。开始有微效，随着时间的延长，不但无效，反而觉得身困无力。诊其脉，患侧脉弱，健侧脉稍强，随于健侧内关穴沿皮向远端平刺2寸，患侧上肢立即抬高至胸，下肢即可抬脚行走数步。经过1个疗程的治疗，上肢可高举过头，行走也不再需要被人搀扶。

按：此种刺皮部法，尤其适用于瘫痪早期。

（二）刺络放血法

风邪流窜经络，血脉痹阻，血瘀气滞，经脉不通，气不能行，血不能荣，故出现半身不遂。这是古人总结出脑血管意外出现偏瘫的病机。《素问·调经论》曰："刺流血奈何？岐伯曰：视其血脉，刺出其血，无令恶血归入于经。"这是《内经》针刺治疗偏瘫的法则之一。痰瘀阻于经络，络血流滞为瘀。针刺络脉，出其恶血（邪），不仅可以通经活络，而且可以使恶血（邪）外出不流入于经，这对恢复瘫痪有卓著之效。又根据叶天士所谓"久病入络"之说，即是瘫痪日久也可应用此法。

方法：是沿经（健侧或患侧，一般健侧多见）寻找突起的血络，用毫针或三棱针刺出血数滴。如《灵枢·经脉》曰："刺络者，必刺结上甚血者。"又如《灵枢·根结》曰："十二经者，盛络皆当取之。"

【病例】

赵某，男，61岁。2005年11月8日，病人于晨起后出现左侧偏瘫，于某院住院治疗，脑CT示：右侧大脑基底节区阴影，诊断为"脑梗死"。住院10余天，病情稳定出院后，要求针灸治疗。检查：左侧上下肢瘫软无力，不能举臂、抬步。右侧脉较左脉大而有力，并于右侧上肢"列缺穴"上方约1寸处，右下肢内踝下方各有一"盛络"出现。随用三棱针点刺出血数滴。结果奇迹出现，左腿立即抬起，左上肢亦能抬到胸前，随让家属扶之可行走。

（三）刺经脉

所谓"刺经脉法"，就是在十四经脉有关腧穴上，用直刺法治疗偏瘫的方法。这是根据《灵枢·经脉》所说："经脉十二者，伏行分肉之间，深而不见……"以及"久病者。邪气入深，刺此病者，深纳而久留之……"这种直刺的方法，就是根据《内经》的指示而为的。所以临床中对一些经过长期刺皮部法或刺络脉法，治疗效果渐差时可以选用此法，直刺久留，或与刺皮部法交替运用。

【病例】

上例赵某，用刺络法，见效后又用头针、刺皮部法等针法3个疗程后，效果渐差。休息数日后改用配合直刺经脉法，上肢针肩髃、曲池、合谷等穴，下肢针足三里、阴陵泉等穴。针后效果又有了提高。此后用直刺经脉法与刺皮部法交替应用，并配合服用中药，3个月内基本恢复。

（四）刺经筋法

经筋是十二经脉之气，结、聚、散、络于肌肉关节的部位，它与运动系统关系密切。若经筋有病，表现为筋肉牵引，拘挛或强直。偏瘫日久，十二经脉气血长期不能濡养经筋，使阴阳经筋失去协调，使阴筋急、阳筋缓，发生肢体拘挛、强直、内翻。

针刺方法：用毫针在内侧拘挛的经筋处深刺。具体深度根据瘫肢部位而定，一般均使针尖抵达筋脉、肌腱，有时还可以透刺。

【病例】

孙某，男，68岁。2014年3月来诊。脑出血后遗左侧偏瘫半年，主要由于左足内翻影响，不能走路。检查发现，股内肌肉强直痉挛，膝关节内侧以下至内踝肌肉僵硬。

辨证：阴筋急紧，阳筋弛缓。

治则：阴急阳缓，刺阴经为主。

取穴：中封、三阴交、蠡沟、曲泉、阴包、五里、血海等穴。

治疗：每次取其中三穴，交替针刺。直刺深刺为主，留针40分钟左右，其间捻转1~2分钟。针第1次后，病人脚就能放平踩地，搀扶行走。共针3

个疗程，走路基本正常，生活自理。

五、留针时间

病初邪气在表，按照《内经》"浅刺急出"的原则，不留针或少留针。在针刺最有效的时间内，每日可在最优穴位上针刺数次。亦可用皮内埋针法。

病程较久者，按照《内经》"久病者，邪气入深，刺此病者，深纳而久留之，间日而复刺之"的原则，留针时间应较长。先生门诊一般留针时间为30分钟~1小时左右。

六、针刺疗程

抓紧病初的最优时间，每天针刺1次，直至针刺效果不明显时，才可停止针刺，不论日数，为第1个疗程。停针3~7天，病人不感到疲乏时开始第2个疗程。从第2个疗程开始，根据病人体质及针刺后效果，选择每日或隔日针刺1次，10次为1个疗程，中间停针休息7日左右。

七、病案举例

【病例1】

任某，女，68岁。首诊日期：2015年9月10日。

主诉：头晕1个月，上下肢活动无力2周。

现病史：病人1个月前自觉头晕，劳累后加重，休息后又缓解，反复发作，遂于某医院做头颅CT检查示"脑梗死"，住院治疗1周，头晕好转后出院。2周前头晕再发，又出现左侧偏瘫，左侧上肢抬举困难，左下肢酸困走路无力，复于该医院住院治疗半个月，但头晕及瘫痪肢体未见明显恢复。出院后经病友介绍前来针灸治疗。

查体：左侧上肢无力抬起，下肢走路无力，需人搀扶。舌暗红，苔薄腻，脉弦细。

中医诊断：中风–中经络（气虚血瘀）。

西医诊断：脑梗死，偏瘫。

取穴："头发际象针"之对侧"心""肝"（位置相当于悬颅、率谷穴处），对侧内关、三阴交，同侧肾俞、关元、百劳、绝骨。

针法：头针"心""肝"穴分别用毛刺法各向下沿皮刺1~1.5寸，对侧内关、三阴交沿皮平刺1.5寸，肾俞、关元、百劳沿皮平刺1.5~2寸，绝骨沿皮向下平刺1.5寸。

效果：首次针后上述症状当即减轻，肢体活动也较前有力。用上述针法治疗1个疗程，病人头晕减轻，肢体活动较前亦有减轻。2个疗程后头晕消失，肢体有力，为巩固疗效，治疗3个疗程临床治愈。

按：该病人是因髓海不足、空虚而中风。长期西医治疗，没有解决经气亏虚的病因，故见越治越乏力，分析病因病机，当属于气虚血瘀。内关属于手厥阴心包经络穴、八脉交会穴，通阴维脉；三阴交属于足太阴脾经穴，又为足太阴、足厥阴、足少阴经之会，针此二穴可起到补气养血，补益经气的作用。平刺肾俞、关元补益先天之本，固护元气。百劳穴属于经外奇穴，绝骨属于足少阳胆经经穴，足三阳络，八会穴之一，百劳、绝骨相配，清髓热，舒筋脉。"头发际象针"中"心""肝"二穴有调节心脑神经之功能，全方补阴抑阳，开窍醒脑，补气活血。脑海充足，经脉通畅，中风自愈。

【病例2】

李某，女，65岁。首诊日期：2015年9月2日。

主诉：右侧肢体活动不灵2个月。

现病史：病人2个月前因劳累后，自觉右侧肢体活动不灵，行动不便，朋友帮扶回家，于当地诊所输液治疗（具体不详），效果不显，次日，前往某医院就诊，行头颅CT检查示："左侧基底节区脑梗死"，给予静脉滴注"血塞通针、天麻素针"等活血化瘀药对症治疗，有所好转，但仍觉右侧肢体麻木无力，行动困难，头晕，说话吐字不清。既往有高血压病史多年。

检查：右侧肢体活动不灵，语言謇涩，舌暗红，苔厚腻，脉弦细。

中医诊断：中风–中经络（气虚血瘀）。

西医诊断：脑梗死。

取穴：左侧"头发际象针"中"心""肝""肾"，体穴：内关、三阴交、绝骨、关元。右侧风池、天柱、肾俞、肩髃、肩髎、足三里。

针法：头针之穴区分别沿头皮向下平刺1.5寸，内关、三阴交、绝骨、关元沿皮平刺，风池、天柱分别沿皮向下透刺，足三里直刺1.5寸。肾俞、肩髃、肩髎等穴沿皮平刺。

效果：以上诸穴交替针刺，3个疗程后，肢体活动灵活，语言謇涩症状明显好转。

按： 该病人为老年女性，髓海不足，劳累后经气损伤，气虚推动无力，血行不畅，经脉失养，络脉空虚，卫外不固，风邪外袭，引动内风，故见歪僻不遂。平刺内关、三阴交、绝骨、关元等穴可补气扶正，头部穴区，平刺可振奋中枢，调节神经，疏通经气。针刺风池、天柱、肩髃、肩髎，可祛邪外出，疏风通络。足三里有调理脾胃、补中益气、扶正祛邪之功，针刺足三里可补后天之本，以资化源。

【病例3】

亢某，男，48岁。首诊时间：2014年10月27日。

主诉：左侧肢体活动不利2个月。

现病史：病人2个月前因劳累后突然摔倒，呕吐，不省人事，经急诊送往附近医院抢救后苏醒，醒后发现左侧肢体活动不利，行头颅CT示："多发性脑梗死"，住院治疗，给予扩张血管、降压、脱水、抗炎等治疗，病情有好转，可单独坐立，但仍语言謇涩，肢体不遂，要求针灸治疗。既往有高血压病史。

查体：左侧肢体活动不利，左上肢不能握固，左下肢挪步拖拉，舌暗红，苔薄腻，脉弦细。

中医诊断：中风-中经络（偏瘫）。

西医诊断：多发性脑梗死。

治则：祛风活血通络。

取穴："头发际象针"取"心""肝""肾"，体穴取百会、风池、哑门、内关、肾俞、绝骨、三阴交。

针法：头针分别沿皮向下透刺1.5寸，百会沿皮左右平刺，风池、哑门直刺1.5寸，内关、肾俞、绝骨、三阴交等穴平刺1.5寸。

效果：以上针法治疗2个疗程后，病人左侧肢体活动明显改善，可站稳，慢步行走，语言较前流畅。

按：该病人，有高血压病史，脑部供血不足，髓海空虚，劳累后经脉空虚，风邪入侵，经络受阻，气血运行不畅，气滞血瘀，肢体不遂。另有外风引动内风，肝阳上亢，气血上逆，脑窍瘀阻不通，可见晕厥，神府不通，故见歪僻不遂，神机失用，语言謇涩。头针三穴及百会通经活络，醒脑开窍，针风池、哑门可以疏风祛邪，针内关、肾俞、绝骨、三阴交等穴可以补气扶正，平调阴阳。

【病例4】

党某，男，65岁。首诊日期：2015年6月30日。

主诉：左侧肢体瘫痪5月。

现病史：5月前突然晕倒，语言不利，肢体活动不灵，于某三甲医院住院，做头颅CT示："脑出血，基底部出血量17ml"，给予对症治疗，住院17天，并给与康复治疗，语言不利好转，左侧肢体不能活动始终没有改观。后相继在宝鸡市某医院住院治疗40天，在某县医院住院28天，都给予了针灸治疗，都是针灸患侧肢体腧穴，结果越针灸越严重，右侧肢体活动呈僵直状态，今来门诊就诊，四人陪同，轮椅推入。

检查：舌淡红，苔薄腻，右侧（健侧）脉弦滑有力，左脉沉细无力。

中医诊断：中风-中经络（气虚痰瘀阻络）。

西医诊断：脑出血后遗症，偏瘫。

治疗：

（1）治法：补气活血化瘀。

（2）取穴：健侧：三阴交、内关、关元。

（3）针法：三穴均沿皮下针刺，三阴交沿足太阴经向上平刺1.5寸，内关穴沿手厥阴经向上平刺2寸，关元穴沿任脉向下平刺2寸。

效果：患者针后能慢慢站起，在诊室内无人搀扶下挪走10米多。经3个疗程针灸治疗，基本恢复。

按：该患者风邪直中，经脉受阻，肢体不遂，由于长期针刺患侧，取穴太多，耗伤正气，使经气疲乏，故见越来越重。选内关手厥阴心包经穴。关元穴属于任脉，为足三阴、任脉之会。三阴交，出自《针灸甲乙经》，属于足太阴脾经，足太阴、厥阴、少阴之会，可以调和气血、通经活络。健侧取穴以达泻右补左之效，使患侧气血复原，阴阳平衡，经脉肢体恢复。

附1：刺经筋为主缓偏瘫之挛急

偏瘫是中风的主要后遗症，中风之初偏瘫多为弛缓性，针刺治疗多以头皮针法为主，效果甚佳。久而不愈者大多转化为痉挛性瘫痪，肢体拘挛成为影响瘫肢恢复运动功能的主要障碍。病至此时，多法治疗（包括针灸疗法）收效甚微，医者见之常感棘手。先生一生治疗偏瘫已逾千例，本文着重介绍刺经筋法为主，缓解偏瘫之挛急。

［主要症状］瘫侧上肢屈曲难伸；手指挛急不开；下肢强直或足内翻，甚至走路时足背着地，或足趾挛急内收。

［病因］中风后遗症之偏瘫皆为脑血管意外所致，属脑性瘫痪，初期仅上单元损害而下单元无疾，久之下单元与上单元拮抗，故出现肢体拘挛。此时上下单元皆病而以下单元为主。中医学认为气血两虚、虚不荣筋，经筋出现"阳缓而阴急"。

经筋是十二经脉之结、聚、散、络于肌肉关节的部位，它与运动系统关系密切。偏瘫日久，十二经脉之气血长期不能正常濡养经筋，阴阳经筋失于协调，阴筋急而阳筋缓，发生拘挛。出现瘫侧肢体内翻、强直。

［治则］补益气血，调节阴阳经筋，缓挛止急。

［选穴］根据《内经》"病在经筋，治在经筋"的原则，以局部取穴为主。

（1）主穴：上肢屈曲难伸者，取手三里、曲泽、天井；手指挛急不开者，取阳溪、合谷、大陵；下肢强直者，除深刺阳陵泉外，足内翻者在阳经取飞扬、申脉、昆仑，阴经于肝经取蠡沟、曲泉、阴廉、五里、阴包等穴，肾经取阴谷穴，脾经取血海、箕门、阴陵泉等穴。上述腧穴均可根据病位不同而分别选用。

（2）配穴：属肝阳上亢，选膈俞、肝俞、肾俞、关元、脾俞、气海等穴。

［刺法］

（1）火针刺法：选用1.5寸火针，应用时将其针尖置于酒精灯火上，使针尖上端1cm左右之针身发红，快速刺入所选穴位0.5~1.5寸，并快速出针，每次针1~3穴。

（2）毫针刺法：用1.5~3寸毫针于所选穴位深刺，得气后行捻转或雀啄手法，留针30~60分钟，每隔15分钟行针一次。透刺法：合谷穴一般要求透至后溪；曲池穴透刺至少海。阳陵泉透刺至阴陵泉，蠡沟穴沿胫骨后缘深刺2寸。上穴均用毫针刺法行捻转手法。毫针刺申脉、昆仑、阳溪、飞扬、手三里等穴时，针尖须抵达骨膜，得气后行雀啄手法。上穴亦可用毫火针刺法。大陵、曲泽穴则均需用毫针刺法直刺，行捻转手法；刺大敦、厉兑穴时，毫针沿皮横刺或用燎灸法。肝俞、膈俞用2寸毫针沿皮透刺至脊柱。肾俞、脾俞、气海、关元均用毫火针点刺0.5寸。

以上穴位及刺法要根据病人脉证及肢体挛急之部位选用，每次1~3穴，每日或隔日1次，7~10次为1个疗程。

[典型病例]王某，男，55岁，左侧偏瘫8个月。1998年7月病人出差时突然卒中、昏迷。诊断为脑出血，抢救及手术后脱险，后遗左侧瘫，言语不利。虽经多家医院用中西医及针灸等法治疗，瘫肢始终不见好转。于1999年3月来先生门诊针灸治疗。查体：患侧上肢屈曲难伸，手指挛急不开，下肢强直，由于足内翻而不能抬步。气短、自汗，时有小便失禁，自觉困乏无力。脉沉细，舌淡。诊断为气血两虚、肝肾亏损、经脉失养。治法：益肝肾、调气血、缓挛急。首先重在解决走路问题。首诊肝俞沿皮向脊柱透刺，脾俞、肾俞、关元及飞扬穴用毫火针法，针第一次后即能抬步走路。以后按本文所述治疗方法，交替选穴针刺，经过5个疗程的针刺治疗，上肢伸展可攀过头，手指可握物，走路基本正常，生活自理。

附2：针灸治疗偏瘫480例临床观察

本文所述的"偏瘫"均系脑血管意外所致的半身不遂。绝大部分是在其他医院经中西医治疗效果不显而转来治疗的。由于疗效较好，现报道如下。

[一般资料]480例中，男286例，女194例，年龄最小的6岁，最大的79岁，40~60岁占总病例76%。病程最短3天，最长2年。

[治疗方法]

1.辨证分型，循经取穴

（1）风中经络，表邪未解：在三阳经上选穴。如合谷、风池、外关、头维等穴。

（2）阴虚阳亢，肝胆火旺：在肝、胆、肾及督脉选穴。如太冲、太溪、三阴交、命门等穴。

（3）肝肾亏损，阴阳俱衰：取任脉的气海、关元为主，配肾俞、太溪、三阴交、命门等穴。

（4）脾肾阳虚，痰饮窜经：取中脘、丰隆，配足三里、三阴交。

（5）气血两虚，经脉失养：取足三里、三阴交、阳陵泉、脾俞等穴。

2.刺灸方法

（1）刺皮部：以上各型均可灵活选用，尤其适用风中经络、表邪未解者。用1.5~2寸毫针，在所取的腧穴上沿皮针刺，施迎随补泻法。

（2）刺络脉：适用于邪在三阳或肝胆火旺、阴虚阳亢型。用粗毫针或三棱针，于所取的"暴然升起的血络"上点刺，出血数滴。

（3）刺经脉：即深刺，主要用于肝肾亏损，阴阳俱虚，脾肾阳虚，痰饮窜经及气血两虚，经脉失养等型。一般用1.5~2寸毫针直刺。得气后，用捻转补泻法。

（4）刺经筋：用于气血两虚，筋脉失养出现拘挛，内翻及强直等症者。于拘挛处用1.5~2寸毫针深刺，一般要求针尖抵达肌膜或肌腱深处，用捻转补泻法，不留针。

（5）艾灸法：多用于肝肾亏损，阴阳俱衰，脾肾阳虚，痰饮窜经等型，或久刺真元之气损耗者。多采用艾条雀啄灸法。脏腑阳气欲脱时，可于关元、气海等穴处用大艾柱灸法。在刺灸时，对比两寸口脉及观察血络盛衰的情况，在脉力较强或盛络出现的一侧选取穴位，一般不双侧同时取穴。

病程在15天内者，每天针刺1次，每次取3~5个穴，如效果不显著时，停针休息7天为第1个疗程。从第2个疗程起，隔日1次，每次3穴左右。若针刺期间出现神疲乏力，气短自汗者，可当即停止针刺或改用艾灸方法治疗。

［疗效标准及疗效］

1.疗效标准

①痊愈：说话正常，生活自理或恢复工作者。②显效：上肢握物无力，下肢单独行走，说话能表达意思。③进步：语言不清或上下肢功能明显好转，尤其下肢扶杖可行短距离者。④无效：虽有进步但不明显或中断治疗者。

2.治疗结果

本组痊愈211例，显效136例，进步113例。痊愈率为43.95%，总有效率为95.83%。

3.疗效与病型的关系见下表

病型	例数	治愈	显效	进步	无效	治愈率	总有效率
风中经络，表邪未解	56	48	5	3	0	85.71%	100%
阴虚阳亢，肝胆火旺	121	61	44	14	2	50.41%	98.34%
脾肾阳虚，痰饮窜经	84	35	34	10	5	40.47%	94.04%
肝肾亏损，阴阳俱虚	102	29	25	41	7	28.43%	93.13%
气血两虚，经脉失养	117	38	28	45	6	32.47%	94.87%
合计	480	211	136	113	20	43.95%	95.82%

[典型病例] 张某，男，52岁。突然昏仆，甚至昏迷，右侧全瘫，血压220/140mmHg，血性脑脊液，诊断为脑出血，收入住院。患病20天后，家属邀我会诊：见意识清楚，右侧瘫，口角歪斜，语言不利，血压160/100mmHg，头昏、耳鸣、脉沉弦数，舌质红，中医诊断为风中脏腑，外转经络。属肝胆火旺，阴虚阳亢型，开始以督、任、阳明、肝等经腧穴为主。针第一次后，当时下肢可作屈伸活动，3个月后，一切生活自理，半年后可做些轻微工作。

[体会]

（1）患病后，及时针灸治疗，能提高治愈率。尤其是在风中经络表邪尚未解时，抓紧针刺，治愈率最高。

（2）在辨证分型的基础上，取穴要少而准。选主要经脉上的腧穴，每次取穴最多不要超过3~5穴，尤其对长期不能恢复的病人，取一穴有效者，一般不再取第二穴。每次都特别重视有无速效（针后反应）。即既要注意每次针后得气，又要时时保护病人经气，才能久治不衰、每针必效。

（3）切脉视络，单侧取穴。《灵枢·刺节真邪》篇载："用针者，必先察其经脉之虚实，切而循之，按而弹之，视其应动者，乃后取之而下之。"先生在治疗"偏瘫"中应用这个原则。

3. 头为诸阳之会，精明之府。耳为宗脉之所聚。四肢末端为阴阳脉之会，气之大络。督、任脉及手足阳明经交于口唇，足厥阴经也环绕口唇之内侧。所以在循经取穴的基础上，酌情取上述部位之穴及反应区（点），可明显提高疗效。

注：本论文刊登在《中国针灸》1986年第6期第5~6页（总285~286），获陕西省自然科学三等优秀学术论文。

附3： 治瘫经验要诀

瘫症初现，经气未乱，针灸时机，切勿缓慢。

细心诊查，血压脉象，头部反应，更要审详。

分清病期，查看软硬，重视整体，平衡阴阳。

早期软瘫，耳头必看，后期硬瘫，经筋须探。

皮部经筋，深浅分辨，左右上下，缪巨常验。

末梢督任，皆为要穴，四根三结，配合得当。

经气疲乏，腧穴疲劳，效果不显，休息为妙。

守神观气，最为重要，精气恢复，气至速效。

取穴要少，交替换方，腧穴不劳，经气通畅。

前穴有效，穴多干扰，随时护气，才能长效。

针药搭档，补气莫忘，身躯锻炼，心情在上。

第四节 颈椎病

概述： 颈椎病属中医学"痹证"范畴，多因肝肾不足或气血亏虚、卫阳不固，致风寒湿及痰湿、瘀血等邪气乘虚而入，导致颈部经脉痹阻，气血运行不畅发为本病。一般以肝肾亏虚、气血不足为内因，风寒湿等邪气入侵及长期劳损为外因。初期多实，当视其不同证情，选用祛风、活血、祛痰等法；久病多虚，或虚实夹杂，则当以扶正为主，或给以益气养血、滋补肝肾治法。另外，久病又多瘀，配用活血化瘀之法。本病病机表现多为本虚标实，治疗应标本同治，针刺与燎灸并用，共达祛风散寒、逐湿通痹、活血祛瘀、疏通经脉、回阳补气的作用。

一、取穴

（1）主穴：颈椎病理改变部位的相应颈部区段之阿是穴。

（2）配穴：①风寒湿型：加风池、天柱、大椎。②气滞血瘀型：加肺俞、膈俞。③痰湿阻络型：加肺俞、脾俞。④肝肾不足型：加肝俞、肾俞。

二、针法

阿是穴从一侧项部向对侧项部透刺1.5~2寸，或直刺0.5~0.8寸。其余配穴皆用毛刺法（沿皮下针法）。

三、燎灸法

阿是穴选颈椎椎体之间，针后燎灸。

四、体会

（1）治疗时首先确定病理改变区段及该区的阿是穴为主穴。

（2）根据脉、舌及临床症状辨证，选择配穴。

（3）主穴选择病理改变区段阿是穴，主要为疏通该部阻滞不通之经气。配穴分别以搜风寒、逐瘀血、祛痰湿等相辅。

（4）毫针刺法疏通经脉，燎灸法祛湿逐寒、搜风通痹、回阳补气，二者结合，标本兼治，能提高治疗效果。

五、病案举例

【病例1】

张某，男，52岁。首诊日期：2015年9月13日。

主诉：头晕伴视物旋转1周。

病史：1周前病人因受凉出现头晕伴视物旋转、恶心、头痛，无肢体活动障碍，无上肢麻木。既往颈椎骨质增生病史7年。

查体：颈部肌肉僵硬，颈椎2~3节有压痛，舌淡苔白，脉沉缓。

诊断：颈椎病，眩晕。

取穴：①主穴：风府、哑门及颈椎压痛阿是穴。②配穴：风池、完骨、天柱、悬厘、率谷。

针法：风池、天柱分别沿皮向下透刺1~1.5寸，悬厘透刺率谷，完骨透刺风池。

燎灸法：哑门、风府及颈椎压痛点燎灸。

效果：针刺当日病人头脑清醒，眩晕减轻，按上述疗法，每日1次，10次为1个疗程，疗程间休息3天，治疗2个疗程，病人头晕消失，他症消除。

【病例3】

李某，女，57岁。首诊日期：2015年7月3日。

主诉：颈部疼痛不适1年，伴左上肢疼痛、活动受限1个月。

病史：1年前，病人无明显诱因出现颈项部疼痛、酸困，并轻度后仰受限，未予重视。1个月前因受凉上症再次出现，并伴左上肢疼痛、活动受限，曾在某医院检查CT示：颈椎5~6椎间隙轻度变窄，静脉滴注、服药（药名不详）效果不佳，要求针灸治疗。

查体：颈部呈伸直状，触之颈部左侧肌肉僵硬、屈伸活动略受限，舌淡苔薄白，脉弦缓。

诊断：颈椎病（风湿痹证）。

取穴：①主穴：颈椎5~6病理改变区段阿是穴。②配穴：肩井、肩髃、曲池、合谷、大椎。

针法：颈椎5、6夹脊穴沿皮向下透刺1~1.5寸，肩井沿皮向外透刺1.5~2寸，肩髃沿皮透刺1.5~2寸，曲池直刺1.5~2寸，合谷直刺1~1.5寸。

燎灸法：颈椎5、6阿是压痛点燎灸。

拔罐法：大椎拔罐10~15分钟，隔日1次。

效果：当日病人颈项疼痛减轻，上肢酸困疼痛缓解。第2日，继续上述治法（每日1次，10次为1个疗程），1个疗程后上述症状明显减轻，休息3天，继续按照上方治疗，针灸2个疗程，疼痛消失，颈项及上肢活动自如。

【病例3】

王某，女，43岁。首诊日期：2015年3月30日。

主诉：颈肩酸痛伴头晕、恶心、胸闷2年。

病史：病人2年来一直长时间伏案工作，导致颈间酸困胀痛，头部发沉，记忆力减退，时有恶心、胸闷、视物模糊、眼皮发紧，CT示：颈椎棘突交错，颈椎2~6增生，椎间隙狭窄，多家医院中西医治疗无明显效果，前来针灸。

查体：颈项肌肉僵硬，颈椎2~6压痛明显，舌淡、苔白，脉滑数。

诊断：颈椎病。

取穴：①主穴：颈椎3~6病理区段阿是穴。②配穴：肩井、内关、中脘。

针法：颈椎3~6椎之项部，从右向左各透刺1.5~2寸；内关向近端沿皮刺2寸，中脘沿皮向下透刺2寸。

燎灸法：颈椎2~6椎间针后燎灸。

拔罐法：大椎刺络拔罐10~15分钟，隔日1次。

效果：经过上述疗法1个疗程（每日1次，10次1个疗程）后，上述症状明显减轻，连续上述疗法4个疗程后，颈肩无酸痛，头晕、眼花、胸闷症状消失，临床治愈。

【病例4】

李某，78岁，女。首诊日期：2015年9月25日。

主诉：颈部酸痛半年，伴上肢麻木无力2个月。

病史：病人自述颈部酸胀疼痛半年，2个月前，颈部酸胀疼痛加重至右上肢无力，右手伸展不开，左手1周前出现酸痛，少许麻木，曾在某医院检查，颈4~5、颈5~6椎间盘突出，椎间孔狭窄，治疗效果不佳。医院建议手术治疗，病人因年龄原因放弃手术治疗，要求针灸保守治疗。

查体：颈部活动受限，颈4~5、颈5~6压痛，右手伸不开，自觉双手麻木，舌苔薄白，脉沉缓。

诊断：颈椎病（痹证）。

取穴：①主穴：颈椎病理改变区段阿是穴。②配穴：风池、天柱、合谷、肩髃。

针法：颈椎病理改变区段阿是穴，各沿皮向下透刺1~1.5寸；风池、天柱沿皮向下透刺1~1.5寸；肩髃向下透刺1.5~2寸；合谷直刺1.5寸。

燎灸法：颈椎病理改变区段阿是穴燎灸。

拔罐法：大椎拔罐10~15分钟。

效果：针灸治疗1个疗程后（每日1次，10次1个疗程），右手麻木感消失，右手可适度伸展，继续上述疗法2个疗程后，颈项无酸痛感，双手麻木消失，右手屈伸灵活。

【病例5】

刘某，65岁，女。首诊日期：2015年3月7日。

主诉：左上肢麻木，活动不利加重半年。

病史：左上肢麻木、活动不利，曾推拿治疗效果不佳。经某医院检查：颈椎曲度消失；颈椎3~6椎间孔狭窄；颈椎骨质增生。曾服中西药及推拿，均无明显效果。病人自述因受凉引起左侧肢体麻木、窜痛。常由肩部沿外侧向下窜至手指，颈部酸痛，晨僵明显，遇冷加重。

查体：颈3~6有压痛点，两脉沉迟，舌淡苔白。

诊断：颈椎病（寒湿痹证）。

取穴：①主穴：颈椎3~6病例区段阿是穴。②配穴：风池、天柱、大椎。

针法：采用毛刺法，风池、天柱沿皮向下透刺1.5~2寸；颈椎3~6各沿椎间隙沿皮透刺1.5寸。

燎灸法：颈椎3~6压痛点针后加燎灸。

拔罐：大椎穴刺络拔罐10~15分钟。

效果：针后上肢麻木减轻。第2天按上述治法每日1次，10次1个疗程，中间间歇3天，共治3个疗程，上肢麻木消失，晨僵感消失。

按：此例内有增生及狭窄，外受风寒侵袭，寒则收引，致使督脉、太阳经局部气血受阻，并影响上肢经络之经气不畅，不通则痛，出现颈项、肩及上肢疼痛麻木。用上述腧穴及针灸方法操作，祛风散寒，疏通颈部不通之经气，达到通则不痛的效果。

【病例6】

苏某，男，61岁。首诊日期：2008年9月10日。

主诉：头晕1年。

病史：病人经常突然昏迷数秒钟，于某医院住院，CT检查示：右侧椎动脉狭窄并椎动脉粥样硬化，多普勒示：斑块致椎动脉闭塞，双侧颈总动脉、颈内动脉、颈外动脉粥样硬化。

查体：体胖，脉濡缓，舌质紫红，舌体胖有齿痕，苔薄白。

诊断：颈椎病（椎动脉狭窄）。

取穴：颈椎旁两侧夹脊穴。

针法：沿颈椎两侧从上向下沿皮下透刺，留针40分钟。

燎灸法：颈2~7椎间燎灸4~5下。

效果：首诊治疗眩晕即轻。从第2天开始，每天针灸1次，10次为1个疗程，疗程间停针休息3天。坚持治疗3个疗程，眩晕消失，1年后随访未再复发。

【病例7】

郑某，男，48岁。首诊日期：2008年10月21日。

主诉：头晕1个月。

现病史：病人头晕兼胸闷、心慌1个月，于某医院住院，检查CT：颈椎4~6增生，其他检查未发现异常。经静脉滴注、服药19天，没有任何效果。出院后要求针灸治疗。

查体：脉弦数，舌淡红，舌苔薄，色淡黄。颈椎有明显压痛。

诊断：颈椎病。

取穴：颈4~7两侧夹脊穴。

针法：沿颈4~7两侧夹脊穴，从上向下沿皮下透刺，留针40分钟。

燎灸法：针后于颈4~7椎间隙燎灸3~4下。

效果：针灸后头晕及胸闷、心慌皆明显减轻。每日针灸1次，1个疗程（10次）后头晕、胸闷、心慌诸症全部消失。

【病例8】

毛某，男，47岁。首诊日期：2000年5月10日。

主诉：头昏晕3年。

现病史：头昏晕如蒙，后仰即晕。某日前去理发，头后仰准备刮脸时突然昏迷不醒，约数十秒。理发师急忙将其头扶起才苏醒。即停止理发刮脸。去某医院住院，CT显示第3、4颈椎增生，椎间孔狭窄。但输注扩血管药物、服活血化瘀中药皆无显效。出院后头昏如前，上述头昏晕症状连续多次发作，于2000年5月10日来我所要求针灸。

查体：脉弦缓，舌淡苔薄，头后项有压痛。

治疗：

（1）取穴：风池，天柱，哑门。

（2）针法：上述腧穴各向下沿皮透刺1.5寸，留针40分钟。

（3）燎灸法：在上述腧穴去针后加燎灸法。

效果：针灸后头脑清醒，昏晕减轻，如取掉蒙布。按照上法，每日针灸1次，10次为1个疗程，中间停针休息3天。再针灸1个疗程。以巩固疗效。此后2年该人领一患者前来针灸，述说头昏再未犯过。

按：头为诸阳之会，人体的365条络脉和所有的阳经都在头顶聚会，颈项部是这些经络尤其是督脉及六条阳经的主要通道，因风寒湿邪，或痰瘀，或扭挫，或劳损，造成颈椎病理改变。致使经过颈椎的经脉运行不畅，阻碍气血上达头脑，脑海不足则出现头昏、头晕，通过针刺上述腧穴，激发了这些经脉经气，疏通了诸经脉之路经，气血通畅，脑海经气充盈，头晕自然痊愈。

附：燎灸法治疗100例颈椎病临床观察

先生从1993年起，在临床上采用用燎灸法治疗100例颈椎病，其疗效优于针刺组，现将结果报告如下。

[摘要]目的：观察燎灸法与针刺法的疗效差异。方法：将200例确诊为颈椎病的病人随机分为2组：治疗组用燎灸法，对照组用毫针刺法，进行对照观察。结果：燎灸法的治愈率明显优于针刺组（ $P<0.01$ ）。结论：燎灸法较针刺法在治疗颈椎病时更有效。

[主题词]颈椎病；燎灸疗法。

[临床资料]本组200例均为门诊病人，按时间顺序随机分为两组。

（1）治疗组100例中男42例，女58例，年龄最小者25岁，最大者76岁；病程在1年以内者31例，1年以上者69例；100例中神经根型88例，椎动脉型10例，脊髓型2例。

（2）对照组中男46例，女54例，年龄最小者28岁，最大者71岁，病程在1年以内者35例，1年以上者65例。100例中，神经根型89例，椎动脉型10例，脊髓型1例。两组资料比较无明显差异（*P*>0.05）。

[诊断标准]

1. 病状与体征

（1）分型：①神经根型：颈肩痛或颈部活动受限，上肢麻木或疼痛，肩胛骨内侧有压痛，压顶试验阳性。②椎动脉型：头晕或头胀痛或兼见恶心耳鸣，或视物不清或有猝倒史。③脊髓型：单侧或双侧下肢麻木，逐渐无力甚至瘫痪。

（2）颈椎X线光片示，颈椎有病理改变。

（3）椎动脉型脑血流图有异常变化。

[治疗方法]

病人俯坐于硬背椅子上，两臂置于椅背上，头颈中直，额部着臂，头自然底下，以保证颈项部的舒适与松弛。选取颈椎病理改变部位的相应颈部区段之阿是穴。此外，风寒湿型加风池、风府、大椎、大杼；气滞血瘀型加肺俞、膈俞；痰阻脉络型加肺俞、脾俞；肝肾不足型加肝俞、肾俞；气血不足型加脾俞、膈俞。上肢症状明显者加扶突与云门之间的阿是穴。燔灸法采用1.5~2寸粗针灸针，于酒精灯火上将针尖烧红，随即置于上述所选之穴上5秒钟左右，每次3~5穴，每日1次，10次为1个疗程。对照组与治疗组取穴相同，其方法为毫针直刺0.5~0.8寸，得气后用平补平泻法，留针30分钟，每次3~5穴，每日1次，10次为1个疗程。

[疗效观察]

1. 疗效标准

①治愈：原有各型症状消失，肌力正常，颈、肢体功能恢复正常，能参加正常的劳动和工作。②好转：原有各型症状明显减轻，肢体功能改善。③无效：症状无明显改善或未到1个疗程终止治疗。

2. 结果分析

经1~3个疗程的治疗观察，结果见下表。

燎灸组与对照组疗效比较

分组	分型	例数	治愈	好转	无效	有效率	治愈率
燎灸组	神经根型	88	83	5	0	99%	84%
	椎动脉型	10	1	8	1		
	脊髓型	2	0	2	0		
针刺组	神经根型	89	57	30	2	95%	57%
	椎动脉型	10	0	8	2		
	脊髓型	1	0	0	1		

两组资料经统计学处理，总有效率无明显差异（$P>0.05$），但燎灸组治愈率明显高于针刺组（$P<0.01$）。

[典型病例]陈某，女，43岁。病人因颈椎强直，左上肢麻木5年于1993年6月3日初诊。自述其1991年3月以颈椎病于某医院手术治疗，术后2年复发，不能正常工作，历经数个医院，经中医、针灸、牵引、气功等方法治疗均无明显效果。检查颈部有手术刀口，颈4~6左侧压痛明显，压顶试验阳性。1993年4月6日颈椎X光片显示，颈4~6前后缘有新的增生骨赘，尤以颈5较明显，椎间隙狭窄。诊断为颈椎病（神经根型）。采用燎灸法治疗1个疗程好转，休息5天又治疗第2个疗程，症状基本消失，休息15天后又治疗第3个疗程，一切症状均消失，恢复正常工作。1993年8月29日X线复查，颈椎X光片与前比较无明显变化。1997年9月寻访再未复发，再拍颈椎片与1993年8月29日X光片无明显差异。

[讨论]颈椎病属中医学"痹证"范畴，多为肝肾不足或气血亏损致痰湿、瘀血及风寒湿等邪气乘虚痹阻经络，发为本病。病理表现多为"本虚标实"。治疗本病应标本同治。

燎灸法与火针不同的是不穿过皮肤，它与艾柱的直接灸法相似，二者都以火力直接触及皮肤。燎灸法的优点是：根据病情的需要，火力触及皮肤的时间可短到0.1秒以内，一触即可，时间长者可于穴位5秒钟左右，可轻触，可重按，定位准确，可连续操作。还克服了艾炷灸操作复杂，容易烧伤其他部位的不足。此文所述的燎灸法为火力着于皮肤较长者。燎灸法有祛湿逐寒、消肿散结、搜风痛痹、温经通络、活血祛瘀、回阳补气等作用，治疗范围极广，用于治疗颈椎病，能同时达到标本兼治的效果。从上述病例反映出，经燎灸法治疗后，可阻止增生进行性增长。所以用本法治疗的颈椎病一般不易复发。

第五节　腰椎病

概述：中医学认为，腰为肾之府，督脉行于脊里，肾附于两旁，足太阳膀胱经挟脊络肾行于腿的后面。足阳明胃经行于腿前面，胆经行于腿的侧面。腰骶椎有病理改变（如腰椎增生、腰椎间盘膨出或突出、腰椎椎管狭窄等），若再因风寒湿邪侵袭、扭伤劳损变化，致使肾气受损，督脉及足三阳经经气痹阻，就会出现腰或腰腿疼痛一类病症，属中医痹证范畴。

用毛刺法与燎灸法结合，针灸腰椎病理区段之腰椎夹脊穴、阿是穴及上述有关经脉的一些腧穴使其经脉通畅，风寒湿邪外散，取得了较好的治疗效果。具体应用如下。

一、治法

治则：祛邪逐痹，疏经通脉。

取穴：①主穴：腰椎病理改变区段夹脊穴、阿是穴。②配穴：第1组：肾俞、气海俞、大肠俞、关元俞。第2组：环跳、秩边、承扶、殷门、委中、飞扬、风市、阳陵泉、悬钟。

针法：夹脊穴及肾俞等腧穴，各沿皮向下透刺1.5寸；环跳、秩边等下肢穴直刺1~3寸；

燎灸法：夹脊穴及阿是穴针后加燎灸。

二、注意事项

应用时，两组配穴根据病情选穴相配。每次取穴不要超过7穴；主张穴位要交替轮换，以免腧穴疲劳。

三、病案举例

【病例1】

张某，女，65岁。首诊日期：2014年8月20日。

主诉：腰痛3个月，双下肢痛1周。

现病史：有腰痛病史3个月，1周前弯腰劳作后，出现双下肢沿臀部向腿足部放射疼痛，久坐及阴雨天加重，夜间痛甚，影响睡眠，后在某医院住院，CT检查，腰椎1~5增生，腰4、5椎间盘脱出，经输液等法治疗不见好转。其家属搀扶前来针灸。

查体：腰不能伸直，腰4、5椎及臀部环跳、秩边等穴压痛明显，弯腰稍能缓解，双下肢直腿抬高试验阳性，舌淡苔白，脉弦紧。

诊断：痹证，腰椎病，坐骨神经痛。

治则：祛风散寒通痹，活血通络止痛。

取穴：①腰椎病理改变区段夹脊穴，及压痛点阿是穴。②秩边、委中、承山。

针法：腰部夹脊穴及阿是穴各沿皮向下透刺1.5寸；秩边、委中、承山直刺1.5~3寸。

燎灸法：腰部痛点及夹脊穴针后加燎灸。

拔罐法：腰椎痛点刺络拔罐10分钟。

效果：首诊即效，每日1次，10次即1个疗程后，腰腿活动自如，疼痛消失，临床治愈。

【病例2】

段某，65岁，女。首诊日期：2015年6月21日。

主诉：左侧腰腿疼半年，加剧4天。

现病史：病人自述腰痛半年，4天前因弯腰负重出现左侧腰部疼痛，并向左臀部，左大腿后方、小腿外侧及足部放射，咳嗽、喷嚏时疼痛加剧。曾于某医院做CT检查腰4、5椎间盘突出，口服西药、推拿按摩综合治疗效果不明显，前来要求针灸治疗。

查体：腰部活动受限，转侧俯仰不利，痛处拒按，昼轻夜重，舌淡苔白，脉沉缓。

诊断：腰椎病，坐骨神经痛，痹证。

取穴：①主穴：腰4、5夹脊穴。②配穴：印堂、秩边、承山、飞扬、昆仑。

针法：腰4、5夹脊穴沿皮向下透刺1.5~2寸，印堂沿皮向下透刺0.5~1.5寸，秩边直刺3寸，承山、飞扬、昆仑沿皮向下透刺0.5~1.5寸。

燎灸法：腰4、5椎体压痛点燎灸。

拔罐法：腰椎4、5拔罐10~15分钟。

效果：针刺当日，病人自觉腰部疼痛减轻，可转侧俯仰。第二日继续上述疗法（每日1次，10次为1个疗程）中间间歇3天，共治2个疗程，腰部疼痛消失，活动自如，腰腿痛消，临床治愈。

【病例3】

王某，53岁，男。首诊日期：2015年8月1日。

主诉：腰骶部疼痛伴左下肢放射痛1个月。

现病史：病人素有腰痛病史，1个月前因劳累后出现腰骶部疼痛，休息后症状减轻。继而出现左下肢放射痛，曾在某医院检查CT显示：$L_{4\sim5}$、$L_5\sim S_1$椎间盘突出，要求针灸。

查体：腰骶部疼痛伴左下肢放射痛，以臀部为主。久坐时疼痛明显，未见跛行，舌淡苔白，脉弦。

诊断：腰椎间盘突出症，腰椎病，坐骨神经痛。

取穴：①主穴：腰4~5、腰5~骶1夹脊穴及病理改变区阿是穴。②配穴：秩边、承山、飞扬。

针法：腰4~5、腰5~骶1夹脊穴沿皮向下透刺1~1.5寸，阿是穴直刺1~2寸，秩边直刺3寸，承山、飞扬直刺1.5~2寸。

燎灸法：腰4~5、腰5~骶1椎间及夹脊穴区阿是穴燎灸。

拔罐法：夹脊穴区痛点拔罐10~15分钟。

效果：针后1个疗程（每日1次，10次为1个疗程），腰骶部疼痛明显减轻，2个疗程后临床治愈。

【病例4】

张某，女，55岁。首诊日期：2015年2月8日。

主诉：腰部疼痛，活动受限1个月。

现病史：1个月前，病人劳累后致腰部疼痛活动受限。卧床休息，疼痛缓解，遇劳累、刮风下雨疼痛加重。曾在医院检查腰椎CT显示，腰4~5椎间盘突出，吃药贴药效果不明显，要求针灸。

查体：行走无跛行，腰4、5棘突压痛明显，无向下放射痛，舌淡，舌淡苔白，脉沉弱。

取穴：①主穴：腰4、5夹脊穴及病区阿是穴。②配穴：肾俞、委中。

针法：腰4、5夹脊穴沿皮向下透刺1~1.5寸，阿是穴直刺1~2寸，肾俞透刺命门1.5~2寸，委中直刺1.5~2寸。

燎灸法：腰4、5椎间及夹脊穴区痛点燎灸。

拔罐法：夹脊穴及痛点拔罐10~15分钟。

效果：当日针后病人即感腰部疼痛缓解，以上治法每日1次，1个疗程（10日）后，腰部无疼痛，活动无障碍，无其他不适感。

【病例5】

张某，39岁，男。首诊日期：2014年9月6日。

主诉：右腿股前外侧皮肤发麻，疼痛2个月。

现病史：2个月前，病人因受凉久站引起右腿股前外侧皮肤发麻，疼痛，开始有蚁行感，继则右下肢活动受限，股前外侧麻木。经某医院CT检查显示腰椎2、3、4、5椎间盘脱出。但治疗后右腿麻木感未减，要求针灸。

查体：右腿股前外侧从风市穴至梁丘穴大约3cm×7cm范围内皮肤感觉减退，皮色不红，皮下稍有条索感。

诊断：右股外侧皮神经炎。

针法：腰2~腰4夹脊穴沿皮向下透刺1~1.5寸，局部穴位沿皮向下透刺1~1.5寸。

刺络拔罐法：用梅花针叩刺麻木局部皮肤至有血点为度，拔罐10~15分钟。

效果：首诊后病人即感右下肢麻木感减轻，下肢活动有所改善。二诊按上述针法与拔罐配合治疗，1个疗程（每日1次，10次为1个疗程）后，麻木及疼痛消失，临床治愈。

【病例6】

朱某，女，58岁。首诊日期：2011年10月6日。

主诉：右侧股外侧麻木2年。

现病史：2年前，因抬重物，致腰痛。经某医院CT检查，腰椎3~5椎间盘脱出。经多方治疗，腰痛逐渐减轻，但近2年出现左腿外侧麻木，天凉及夜晚加重，中西医治疗无效，要求针灸。

查体：右侧腰椎3~5夹脊穴处有压痛，脉沉弦，舌淡苔薄。

诊断：腰椎病（股外侧皮神经炎）。

取穴：腰3~5椎右侧夹脊穴、气海俞、大肠俞、关元俞。

针法：于右腰3~5夹脊穴沿皮向下针刺2寸；气海俞向下沿皮透刺关元俞。

燎灸法：针后燎灸夹脊穴。

刺络拔罐法：于股外侧麻木部刺络拔罐。

效果：从第二诊开始，针后腿部麻木轻松，每日针灸1次，共针灸1个疗程（10次），腿部刺络拔罐，隔两日1次，共3次。综合治疗，麻消病愈。

按：该病人因抬重物，外力损伤致腰部经脉之气血瘀滞不通，从而发生腰痛，经多方治疗，腰痛虽已缓解，但余邪未尽，正气已伤，督脉及足三阳经之经气还运行不畅，如遇阴寒，上述经脉之气更加阻塞不通，则麻木感加重；使用毫针毛刺法、燎灸法在腰脊损伤阶段的夹脊穴及大肠俞、气海俞、关元俞刺灸，可以起到疏通上述经脉及祛湿逐寒、回阳补气之功效，于股外侧麻木部刺络拔罐可疏通此处经脉中壅滞之气血，通经活络。三者结合使寒邪得祛、正气得充、经脉通畅、气血和调，而病愈。

【病例7】

白某，女，47岁。首诊日期：2015年7月28日。

主诉：腰痛、右下肢疼痛半年。

现病史：半年前，因工作劳累引发腰痛、右侧下肢疼痛，于某医院住院治疗，疗效不佳，随后，又前往另一医院住院治疗半个月，CT、核磁共振检查均显示："腰椎4、5椎间盘突出"，告知其手术治疗，因担心手术风险，经朋友介绍前来针灸治疗。病发时腰痛、右下肢疼痛，活动后尤甚，无头痛、头晕，无发热、出汗，纳食、睡眠可。

查体：舌淡红，苔薄白，脉弦细。

中医诊断：痹证（寒湿痹阻）。

西医诊断：腰椎间盘突出。

取穴：腰椎4、5夹脊穴、秩边、承山、飞扬。

针法：毛刺法，腰4~5夹脊穴沿皮向下针刺1.5寸，秩边直刺3寸。

燎灸法：腰椎4、5夹脊痛点燎灸。

效果：经上述治疗2个疗程后，病人腰部疼痛消失，右下肢已无疼痛感。

按：病人围绝经期女性，元阳不足，寒湿痹阻，经脉不通，痹着疼痛，久治不愈。腰为肾之外府，肾主温煦、主骨生髓。选腰椎夹脊穴毛刺和燎灸可以温经通络，活血通痹，秩边、承山、飞扬为膀胱经穴，秩边有经臀部外散水湿的作用，承山运化水湿、固化脾土，飞扬有舒筋活络的作用，共同治疗可以通痹止痛，治疗腰腿疼痛。

【病例8】

季某，男，22岁。首诊日期：2015年9月4日。

主诉：腰痛、活动受限3天。

现病史：病人3天前于晨起时无明显诱因出现腰胀痛，活动受限，不能弯腰，于某医院就诊，腰部CT检查示："腰椎4、5椎间盘突出"，住院治疗，口服西药治疗，疗效不佳。仍感腰痛，前来要求针灸治疗。

查体：第4、5腰椎棘突处有压痛，舌暗红，苔薄白，脉弦滑。

中医诊断：痹证（气滞血瘀）。

西医诊断：腰椎间盘突出症。

取穴：腰椎夹脊穴、肾俞穴。

针法：双侧肾俞穴向命门透刺，腰椎4、5夹脊分别沿皮向下透刺1~1.5寸。

燎灸法：腰部疼痛部位局部燎灸。

效果：经上述治疗2次后腰部疼痛减轻，弯腰自如，1个疗程后痊愈。

按：病人因运动过多，腰椎体错位突出，局部气滞血瘀，气血不通，不通则痛。腰为肾之外府，针肾俞透命门，强腰健肾，夹脊穴沿皮透刺，可以疏通督脉经气，瘀滞疏通，通则不痛，腰痛自愈。

【病例9】

李某，女，29岁。首诊日期：2015年7月24日。

主诉：左腿疼痛无力10个月。

现病史：病人10个月前在骶麻醉下做混合痔cook枪套扎及直肠息肉

切除术后，自觉左腿无力，下床活动困难，查体时发现骶麻注射部位有2cm×2cm肿块，给于热敷后，症状未缓解。随后就诊于某医院，做核磁共振检查："腰4~骶1椎间盘退变，腰4、5椎体少许增生，盆腔少量积液，诊断为：坐骨神经功能障碍，治疗效果不佳，要求针灸治疗，前来门诊。

查体：左腿活动不利，舌暗红，苔薄腻，脉弦细。

中医诊断：腰痛病（气滞血瘀）。

西医诊断：坐骨神经功能障碍，腰椎病。

取穴：腰4~骶1夹脊穴、环跳、承山、飞扬。

针法：腰4~骶1夹脊穴沿皮向下平刺1.5寸；环跳直刺3寸，承山、飞扬直刺1.5寸。

燎灸法：燎灸腰4~骶1压痛点。

效果：经上述治疗2个疗程后，病人已能独自走动，负重能力提高。

按：病人因痔疾手术后，局部经脉受损，气滞血瘀，经脉不畅，活动不利，平刺、燎灸腰4~骶1夹脊穴，可局部温经活络，活血化瘀，环跳、承山、飞扬均为足太阳膀胱经穴，可疏经活络。经脉通畅，通则不痛，腰痛病自愈。

第六节 头 痛

概述：头痛是以头部疼痛为特征的常见自觉症状。可单独出现，亦可出现于多种急慢性疾病中，本篇所记载是以头痛为主要症状者。头为"诸阳之会""清阳之府"，又为髓海之所在，五脏精华之血，六腑清阳之气皆上注于头。若六淫之邪外袭，上犯颠顶，邪气稽留，阻郁清阳；或内伤诸疾，导致气血逆乱，瘀阻经络，脑失所养，均可发生头痛。

一、取穴与治法

头痛之病因多端，但不外乎外感和内伤两大类。根据头痛部位、性质，将其按六经辨证分型取穴治疗。

（一）太阳头痛

特点：头项强痛，以后头痛为主。

取穴：百会、风池、天柱、大椎。

治法：从百会穴沿头皮向后透刺1寸；风池、天柱穴沿皮向下刺1~1.5寸；大椎穴刺络拔罐；百会、天柱针后各燎灸数下。

（二）阳明头痛

特点：头面痛，兼口鼻干燥或生疮，以前头痛为主。

取穴：头维、神庭、风府、合谷、内庭。

治法：从神庭之右侧0.5寸处向左沿皮透刺1寸，风府沿头皮向下刺1~1.5寸；合谷内庭各直刺1寸，用捻转法；神庭、风府针后各燎灸数下。

（三）少阳头痛

特点：头痛目眩为其特点，以侧头痛为主。

取穴：悬厘、头临泣、完骨、风池、侠溪、外关。

治法：悬厘、头临泣各沿头皮向后透刺1~1.5寸；完骨、风池各沿皮向下透刺1.5寸；侠溪、外关各直刺0.5寸；完骨、风池针后加燎灸。

（四）太阴头痛

特点：头痛而晕（气虚或血虚）、头痛昏蒙（痰浊上扰）。

取穴：①头痛而晕：百会、风府、脾俞、足三里、三阴交。②头痛昏蒙：百会、风府、脾俞、列缺、丰隆。

治法：各穴均沿皮平刺；百会、风府针后燎灸。

（五）少阴头痛

特点：头痛且空。

取穴：百会、命门、肾俞、关元、太溪。

治法：肾俞向命门沿皮下透刺，其余各穴均沿皮平刺；百会、命门针后加燎灸。

（六）厥阴头痛

特点：头痛眩晕，颠顶痛。

取穴：百会、风池、肝俞、内关、三阴交、膈俞。

治法：各穴皆沿皮平刺1~1.5寸；百会、风池针后燎灸。

按：上述三阳头痛为外感头痛，针刺时针感较强。三阴头痛为内伤头痛，与脾、肝、肾有关。因于太阴脾者，脾虚失运，痰浊上扰或脾虚气血不足不能上荣脑络；因于少阴肾者，肾气亏损、髓海不足；因于厥阴肝者，肝郁化火，上扰清窍，或气滞血瘀或久病入络。针刺三阴头痛，针感宜轻。并应配合药物，效果更好。

二、病案举例

【病例1】

苏某，男，73岁。首诊日期：2015年8月7日。

主诉：头痛10年加重1周。

现病史：病人自述头痛反复发作十余年，西医诊断为神经性头痛，久治不愈。1周前受凉后头痛发作，以右颞部为主，呈钻样痛，伴恶心，眩晕，要求针灸治疗。

检查：精神尚可，头部右颞部有压痛，右侧头后项压痛点3个，舌淡苔白，脉沉紧。

诊断：头痛（少阳头痛）。

取穴：①主穴：头后项穴区，完骨、翳明、风池。②配穴：悬厘透率谷。

针法：头后项区穴位沿皮向下透刺0.5~1寸，悬厘沿皮透刺率谷1.5~2寸。

燎灸法：痛点燎灸。

拔罐：大椎拔罐10分钟。

效果：针后病人头痛缓解，头晕恶心症状好转，治疗5次后上述症状全部消失。

按：此头痛属少阳头痛，少阳枢机不利，三焦之气上逆，其头痛特点除侧头痛外，还有头痛、眩晕、恶心等症。治疗以取少阳经穴为主，上述腧穴皆为少阳经穴，针后少阳经脉通畅，头痛自愈。

【病例2】

张某，女，65岁。首诊日期：2015年9月10日。

主诉：头痛10余年，加重2周。

现病史：病人10年前开始出现间断头痛，发作时呈隐痛、晕痛麻木，以头顶及头侧为主，曾因头痛住院4次，做CT、核磁共振检查，均未检查出问题，血流图示："神经性头痛"，近日头痛症状日益加剧，自服双氯芬酸钠，头痛症状未减轻，遂来要求针灸治疗。

查体：舌淡红，苔薄白，脉浮紧。

诊断：头痛（少阳厥阴合病）。

取穴：①主穴：头后项穴区之完骨、翳风、风池、天柱。②配穴：悬厘，百会。

针法：头后项穴区之完骨、翳风、风池、天柱等穴各沿皮透刺1~1.5寸。

燎灸法：痛点、悬厘、百会用燎灸法。

效果：经以上治疗，1个疗程（10次）后头痛症状消失。

按：本例头痛，应为少阳厥阴合病。平时肝阴不足，少阳受风，传至厥阴，风窜少阳、厥阴二经，少阳经绕头侧、厥阴经上颠顶，故头痛以头侧及头顶为主。百会位于颠顶，为督脉、足厥阴之交会，其余各穴除天柱外均为少阳经穴，天柱为太阳经穴，足太阳与督脉、足厥阴会于巅顶。所以上述诸穴合用，疏风通经止痛，三经通畅，头痛自愈。

【病例3】

白某，女，39岁。首诊日期：2014年12月18日。

主诉：右后枕部痛并牵及头项痛2个月。

现病史：2个月前病人因感冒受凉后引起右枕部疼痛伴头晕，无恶心，呕吐，自服去痛片疼痛稍有缓解，症状时发时止，曾作CT及颈椎检查未见异常。吃药打针效果不明显，要求针灸。

查体：风池穴压痛明显，牵及头项部痛，舌淡苔薄白，脉浮紧。

诊断：头痛（太阳、少阳合病）。

治法：祛风散寒，通经止痛。

取穴：①主穴：头后项之风池、完骨、天柱、风府及压痛点。②配穴：

前顶透百会，大椎。

针法：头后项区穴均沿皮向下透刺1~1.5寸，前顶透百会1~1.5寸。

燎灸法：风池穴及痛点燎灸，大椎拔罐。

效果：当日针灸后病人即感头痛明显轻松，针灸5次，全部治愈。

按：本病以头后项痛为主，为太阳受病，因足太阳与督脉会于颠，故以后项诸穴及百会、大椎合用；头痛出现眩晕为太少合病之证，故取少阳之穴完骨、风池相配，使太少二经风邪外泄，头痛眩晕自愈。

【病例4】

郑某，男，54岁。首诊日期：1995年11月5日。

主诉：头痛、头闷3年。

现病史：3年来头闷、沉重如蒙，经常隐隐作痛，曾于几个医院检查，未发现明显病理改变，均说是神经性头痛。但经中西药治疗，没有明显效果。平时痰多，纳差，腹胀。近日来因天气连阴，上症加重，要求针灸。

检查：苔腻，舌胖有齿痕，脉弦滑。

诊断：头痛（太阴头痛，痰浊上扰）。

治则：健脾祛湿，涤痰醒脑。

选穴：①主穴：脾俞、中脘、天枢、丰隆、阴陵泉。②配穴：神庭、百会。

针法：脾俞沿皮下向脊柱透刺1.5寸，中脘、天枢各沿皮向下透刺1寸，丰隆、阴陵泉各直刺1寸，神庭沿皮向后透刺1寸，百会从右向左沿皮透刺1寸。

燎灸法：神庭、百会针后加燎灸。

效果：针后即觉头目清醒，病人自述好似天晴云散。从第二诊开始，每日1次，1个疗程（10次）后，头痛愈，痰饮消，食欲进，精神好。

按：该例头痛应为太阴头痛。病机为脾失健运，水湿内停，故腹胀、纳差；水饮凝聚，痰饮内生，痰浊上犯，蒙蔽清窍，故头痛如蒙。选脾俞、中脘、天枢、阴陵泉以健脾利湿，更选祛痰要穴丰隆，以化痰浊；再配神庭、百会，通督脉，畅阳气，醒脑府，开脑窍。诸穴合用，头痛、头闷之症自消。

第七节 眩 晕

概述： 眩晕是以头晕、目眩、视物运转为特征的自觉病症。其因有三：一是耳源性眩晕，为病在少阳、厥阴，肝胆郁火上犯耳窍，清窍阻塞；二是颈源性眩晕，上达脑海之气血通路受阻，髓海不足；三是气血化源不足（如贫血或其他因素）无力上奉于脑，致脑失濡养。本节选几例颈源性眩晕和耳源性眩晕作以范例。

病案举例

【病例1】

蒯某，女，35岁。首诊日期：2013年5月6日。

主诉：陈发性眩晕1年。

现病史：平时耳鸣不断，经常发作眩晕，病发时天旋地转，视物昏暗旋转，闭目时则感自身转动，恶心呕吐，每次眩晕都须去住院，某医院诊断为耳源性眩晕（梅尼埃病）。经几个医院用中西药治疗，但病根不除，照样发作。今晨病发，要求针灸。

查体：卧床，闭目，汗出，面白，脉浮弦，苔薄黄，舌质红。

诊断：眩晕。

治则：通耳窍，利肝胆，疏经络，定眩晕。

取穴：百会、率谷、瘈脉、完骨、翳风、肝俞、胆俞、内关、太冲。

针法：从百会右侧向其左侧沿头皮透刺0.5寸；率谷向下沿头皮透刺角孙；瘈脉向耳内斜刺1寸，完骨直刺0.8寸，肝俞沿皮透刺胆俞，内关沿皮逆经脉向上平刺1.5~2寸，太冲直刺0.5~1寸。

燎灸法：百会、率谷，针后燎灸。

效果：针灸后病人眩晕立止，头目清醒，胸宽胃和。从第二日开始每日针刺1次，1个疗程（10次）后，眩晕消，耳鸣止。1年后寻访，再未复发。

按： 《内经》云："诸风掉眩，皆属于肝"。头为诸阳之会，肝胆郁热，风阳升动，上扰清空发为眩晕。百会属督脉为诸阳之会，与足厥阴肝经交会于巅，取百会以平肝潜阳，率谷、角孙、瘈脉、完骨疏通胆经，开启耳窍。内关、太冲协助百会平厥阴上逆之阳气。诸穴合用，平肝利胆，开耳窍通经络，眩晕自消。

【病例2】

刘某，女，40岁。首诊日期：2015年7月9日。

主诉：头昏晕20天。

现病史：6月20日病人突然头昏晕，旋转（既往耳鸣史），某医院检查：脑室旁多发性缺血灶；颈椎骨质增生、退变，颈椎椎间盘突出变性（第4~7颈椎间）。服药无显效。7月9日要求针灸：自述头晕、手抖、左腿无力。

查体：两脉沉细，舌淡。

取穴：天柱、率谷、角孙、脑户、风府、颈4~7脊椎夹脊穴。

针法：天柱循两项向下沿皮透刺1.5~2寸，率谷向下透角孙。

燎灸法：脑户、风府用燎灸法。

效果：首诊，针后头即清楚，昏晕减轻。第二日走路已觉有劲，头晕轻，再不用人扶。此后取上穴按上法，每日针灸1次，10次为1个疗程，疗程间停针休息3日，共针2个疗程，头晕停，他证全消。

按：本例眩晕原因有三：一是耳鸣，二是脑室旁有多发缺血灶，三是有颈椎病，造成肝胆气机不利，少阳厥阴经气阻塞；上行气血通路不畅，脑室缺血失养，为虚实夹杂之证。沿皮刺天柱及颈4~7夹脊穴，疏通颈椎上行运输气血之路；针率谷、角孙二穴，疏通少阳之经，疏利耳窍；针脑户、风府，通督脉，充髓海，开脑窍。诸穴合用，气机通畅，髓海充盈，眩晕自消。

第八节　肩周疾病

概述：肩周炎中医学称"肩凝症""漏肩风"，属痹证范畴。由于气血不足、元阳亏损、风寒湿之邪乘虚入于颈肩，使该部经气阻遏、经脉失养、不通则痛，先生以经筋理论为主，采用分经取穴与辨证取穴相配合。以刺经筋为主，治疗该病300例，获得很好疗效。

一、治疗方法

（一）穴位的选择

主穴：悬颅透率谷（一般取同侧，只有当右肩患病且属阳明时取左侧）。

配穴：以痛部定经，分经取穴。①肩三点：肩1（肩前或肩上痛点）；肩2：（肩内痛点）；肩3（肩后及肩外痛点）。②膝三点：膝1（足三里穴）；膝2（阴陵泉穴）；膝3（阳陵泉穴）。

用法：当上举困难时且肩前、肩上痛点显著为病在阳明，配取肩1或膝1；后伸、内旋障碍且肩内痛点显著者为病在太阴，配取肩2或膝2；内收或外展困难且肩外、肩后痛点显著者为痛在太阳、少阳，配取肩3或膝3。

辨证取穴：寒邪重，配关元、肾俞；湿邪重，配中脘、脾俞；风邪重，配风池；郁滞者配膈俞。

（二）针刺方法

主穴用1.5~2寸毫针，从悬颅进针后以20°角沿头皮向率谷透刺，针刺部出现胀痛感，一般针后即有速效出现，可留针1小时。肩三针以皮下针法为主，不要求局部有针感，在不影响肩部活动的情况下，留针1小时。膝三点用2~2.5寸毫针直刺1.5~2寸，局部有抽胀感，一般向下放射，留针半小时。肾俞、关元、脾俞、中脘等穴采用毫火针法；方法是用1.5寸毫针在酒精灯上将针尖以上0.5寸处之针身烧红，快速刺入0.5~1寸并快速将针拔出。风池穴用2寸毫针于一侧风池穴进针沿颈椎椎体上缘向对侧透刺到皮下，留针15分钟~半小时，膈俞亦采用皮下透刺。除主穴外，每次根据病情取1~3穴，交替选用，每日或隔日针刺1次，7~10次为1个疗程。

二、病案举例

【病例1】

杨某，女，51岁。首诊日期：1982年9月16日。

主诉：左肩疼痛活动受限3个月。

现病史：病人经过敷贴针灸、穴位封闭等治疗方法均未见好转。疼痛日轻夜重，夜间经常痛醒，穿衣提裤均有困难，影响正常生活。

检查：肩部无红肿，左臂上举不过耳，后伸摸不到骶骨脊，内收摸不到右肩，外展约60°。肩髃内侧、肩峰上端、肩髎、臑俞等处均有明显的压痛。脉缓弦、沉取有力，苔白。

诊断：肩周炎，证属寒邪郁滞于肩部经筋，经气痹阻、气血运行不畅、筋失濡养、不通则痛。

治疗：第1次先用毫火针针刺关元、肾俞以助阳祛寒、继用毫针同侧悬颅透率谷，当即疼痛减轻，肩关节活动度增大，当夜未痛。第2次先刺悬颅透率谷，再于肩峰端及肩内痛点沿皮用毛刺法。第3次针阳陵泉穴。此后以悬颅透率谷为主，其他穴位交替针刺，每日1次；毫火针法隔两日1次，1个疗程后疼痛消失，肩关节活动基本不受限制。休息5天，隔日1次，再针刺3次后，一切正常。

【病例2】

宫某，男，53岁。首诊日期：2015年9月5日。

主诉：左肩疼痛2个月。

现病史：2个月前病人无明显诱因出现左肩部疼痛、酸困，夜间加重，无肿胀，左上肢活动时疼痛加剧。反复发作，曾自服布络芬缓释胶囊止痛治疗，效果不显，今来就诊，要求针灸治疗。

查体：左肩活动受限，肩关节外展、内收时疼痛，上举困难。舌淡红，苔薄白，脉弦滑。

中医诊断：痹证。

西医诊断：左侧肩周炎。

取穴：肩髃、肩髎、肩贞、悬厘、悬颅、天柱、风池。

针法：肩三针各沿皮向下透刺1.5寸，悬厘沿头皮透悬颅，天柱沿头皮透风池。

拔罐法：疼痛部位拔罐10~15分钟。

燎灸法：燎灸疼痛点。

效果：经以上治疗1个疗程，症状消失，病告痊愈。

按：头颞部、后项部及肩部皆为三阳脉经筋聚会之处，所以针刺此三处的腧穴，有疏通三阳经筋的作用。

【病例3】

刘某，男，55岁。首诊日期：2013年9月5日。

主诉：肩周痛1年。

现病史：两肩疼痛、活动障碍。尤其是上肢后背时肩前痛，脉弦缓。舌淡苔薄。

治疗及效果：先针肩髃、合谷等穴，效果不显。经查痛处在肩前内缘，此属于手太阴肺经。后改取手太阴肺经郄穴鱼际，直刺0.4寸，针后即觉全身猛然舒服（如风吹云），肩部有疏通感，捻转行针1分钟，两肩痛处发热，疼痛减轻。二诊：第二天，又针太渊，针感效果同上，第3日针经渠，针感效果同上；第4日，列缺针后两肩即热，肩痛消失。

按：邪在经脉，以经取之。肩前内缘属手太阴，针阳明经穴故效微。上述四诊所针之穴皆属于手太阴肺经，循经取同经之穴，此之谓"宁失其穴，勿失其经"，故皆效果明显。

三、讨论与体会

（1）肩周炎主要为经筋病变。

（2）悬颅透率谷之部是手足三阳经筋所聚之处，故以此作为治疗肩周炎的基本穴。针之往往使一些病人能当即举过头，甚至恢复正常。

（3）肩为膝之分域，手三阳经筋皆聚于肩，而且足三阳之经筋都结于膝外辅骨之下（足三里、阳陵泉穴处）；足三阴经筋都结于膝内辅骨之下（阴陵泉处），故以膝下三穴和肩之局部三点作为治疗肩周炎的配穴。《内经》云："病在经筋，治在经筋。"肩周炎属经筋病变，针刺相关经筋，所以取得了满意的临床效果。

第十章　典型验案

针刺时气至病所

得气与否以及气至的快慢，直接关系到针刺的治疗效果。《灵枢·九针十二原》曰："刺之要，气至而有效。"《标幽赋》也说："气速至而速效。"平日临床，先生善于观察针后的感传及气至病所。特选国内外几例以飨读者。

【病例 1】

杨某，男，45 岁。首诊日期：1977 年 10 月 9 日。

主诉：病人头痛 1 年余。

现病史：某医院诊断为"神经性头痛"，曾经服药和针刺都无明显效果。病人自述头痛常在受寒时发作，病发后疼痛始于右侧框上，蔓延至右侧头项，同时伴随颈项强硬、双目胀痛、畏寒怕冷等症。甚时影响工作。

查体：脉弦缓，舌苔薄白。

治则：疏通太阳经气，外泄在表之寒邪。

取穴：足太阳经井穴"至阴穴"。

治疗：针刺对侧至阴穴，针尖斜向上逆其经脉，得气后捻转行针，病人即感觉一股凉感沿其经上至病所，捻针 5 分钟，其人言头发热汗出，豁然轻松，如释重负，疼痛随之而消失。留针 30 分钟去针，不按针孔，针 2 次愈。1 年后随访，未见复发。

按：《灵枢·经脉》载："膀胱足太阳之脉，起于目内眦，上额交巅……还出别下项。"以痛部定其经，知病属足太阳经。据脉、舌及畏寒等症，断其病系寒邪为患。按头为诸阳之会，寒邪外袭太阳，循经上犯，阻遏清明，其病乃作。《伤寒论》论述太阳头痛的特点为"头项强痛"。均说明此病人之头痛属太阳伤寒头痛。按照上病下取之法，取足太阳膀胱经井穴"至阴穴"，由于气速至病所，故速效。

【病例2】

李某，女，34岁。首诊日期：1979年10月8日。

主诉：脓血便3个月。

现病史：日便数次，腹痛下坠。大便镜检：红、白血球（++），脓球（+++），诊断为细菌性痢疾，服药无显效，要求针刺。

查体：脉滑数，苔黄腻。

辨证：湿热内停，胃肠腑气瘀阻。

治则：疏通肠胃，清利湿热，用泻法。

取穴：局部取中脘、天枢，远端取上巨虚。

治疗：针中脘和天枢时使针尖抵达腹壁，产生比较强烈的沉痛感，再针上巨虚，得气后，左手用力按压针下方，使气至腹部，右手行针以泻其邪，气至后留针15分钟去针，每日1次。针2次后大便成形，脓团消失，但先干后稀。第3次用足三里与上巨虚，针用平补平泻，共针3次而愈。

按：中脘为胃之募穴，天枢为大肠募穴，上巨虚为大肠下合穴，三穴合用，意在疏通肠胃腑气，达到清利湿热邪气之目的。在辨证循经针刺的同时，并采用"按压法"使"气至病所"，故效果显著。

【病例3】

郭某，女，65岁。首诊日期：1977年9月26日。

主诉：左上腹痛两天。

现病史：疼痛向后放射至背部，向上放射至舌下，向下沿大腿内侧前缘至脚内侧，疼痛以胀痛为主，并呈进行性加重。1975年曾有类似症状发作，在某院住院时诊断为胰腺炎。

查体：局部压痛明显，舌苔黄厚，舌质红，脉滑数。

辨证：湿热内瘀，太阴经经气阻塞。

治则：清利湿热，通经止痛。

取穴：公孙（左），阴陵泉（左）。

治疗：针阴陵泉时气至迅速，并沿着足太阴经至左腹部。针公孙穴时，病人感觉气循其经通过病所至舌下，此时疼痛立即减轻。次日，左胁下疼痛已基本消失，仅胃脘痛，舌苔开始剥离，复取两侧公孙穴，连针3次而愈。每次气至迅速，针后病人均感身困、头昏。

按：湿热痹于太阴经并影响及胃，故取脾经之络穴公孙，以通脾胃二经。并刺脾经合穴阴陵泉以利湿热。由于循经而刺，加之气至迅速且直达病所，故疗效显著。此例针后出现无力头晕现象，这是由于"得气"迅速，正邪斗争活动较强，邪气退后经气暂时疲乏所致。晕针以后，临床上也往往取得了较好的疗效，合乎"十晕九效"之说。

【病例4】一例头痛，针天柱沿皮透天柱，出现感传向另一病灶行走并出现肌肉抽动的经络现象。

海某，男，54岁。首诊日期：1994年6月1日。

现病史：头痛6年，同时伴有右手腕骨折30年，遗留右手指不能自主活动。

治疗：由于主症是头痛，故针天柱沿皮透天柱，意在疏通太阳及督脉之经气。针后头痛即止。3分钟后感传从右侧项部经大椎、右肩及右上肢、到右手，同时上述部位出现肌肉跳动。两分钟后跳动停止，右手即可完全握紧，随即可在桌子上捏住一根毫针（以前不能用筷子，甚至一个麻将牌也捏不住）。留针30分钟，第2天又针上穴，无肌肉跳动，头目清凉舒适，手指肌力继增，针后身困。第3日，肾俞沿皮下各针1.5寸，留针30分钟。头痛、手指固疾均愈。

按：①天柱属足太阳经，其经联络督脉并与手三阳经交会大椎。②针天柱透天柱，疏通了足太阳经与督脉之气，同时也打开了上肢诸经30年不通之经气。③肌肉跳动，为数十年不通之经被疏通的过程与表现。④经脉疏通，手指即恢复正常活动。

【病例5】

屈某之妻，38岁。

主诉：左周围性面瘫2天。

现病史：自述因受风寒而起，头痛。

查体：脉浮紧，舌淡苔薄。

取穴：列缺（左）。

治疗：列缺（左）向近端斜刺1.5寸。针后，针感沿手阳明经从上肢到头面，面部发热，气至病所，留针30分钟患侧面部出汗，顿觉面部轻松舒适。第2日起，连续针列缺，并配合翳风透风池，头维透神庭，7日后面瘫愈。

按： 列缺为手太阴肺经络穴，针感沿手阳明经上行，气至病所，气速至速效，所以面瘫恢复较快。

【病例6】针条口穴气至对侧肩部并发热。

宋某，女，55岁。

主诉：腹痛3天。

既往史：既往左肩患肩周炎。

查体：发现右侧足阳明经上巨虚穴下2寸（条口穴）有压痛。

治疗：针右条口穴，针感至腹，腹痛减，3分钟后腹部发热。又捻针，感传至对侧肩，自觉肩沉困，随之发热，肩部活动灵活。

按： ①此人对针刺敏感，条口有阳性反应点（压痛），针之气至病所（腹部及肩部）。②证明有人用条口透承山治疗肩周炎有效，但此例说明只需针条口穴1寸即可，不须深刺透承山。

【病例7】观察1例右侧面瘫，针刺任意穴点，皆出现沿经气至面部的经络敏感人。

Kento Kitoke，男，41岁，苏丹南方黑人。首诊日期：1974年6月5日。

主诉：右侧面瘫1个月。

治疗：每日1次，第1次针合谷，感传沿手阳明经上行至患侧面部。第2次针合谷、足三里，感传各沿手足阳明经上行至患侧面部。从第3次针刺以后，感传速度加快，较前更敏感。发现此人为经络敏感人后，对其进行系统针刺观察：针十二经的原穴、络穴（除大包），感传均沿本经上行至头面。四肢任意选择1个穴点，针感均向病灶放射，但腹部穴点未向面部放射。在四肢部选一定穴位（有意不选手足阳明经穴）针刺，每次针后皆气至患侧面部。经15次治疗，面瘫恢复。

【病例8】针刺风池穴感传沿足少阳经至病所，治愈足踝关节痛。

Mobenda Nikolak，男，30岁，苏丹南方黑人。首诊日期：1974年5月8日。

主诉：右足外踝关节痛6个月。

现病史：疼痛延至第4、5足趾，自觉局部发烧，但无红肿。

治疗及感传：针刺患侧风池穴，针后针感先向头额部循行，又沿足少阳经，下颈项，沿肩、背、腰、髋、下肢外侧到足踝、足趾。又针左侧风池穴，感传沿足少阳经，下颈项、肩背到腰。通过腰椎（L_{3-5}）到左侧腰，再经髋及右下肢到右外踝关节及第4、5足趾。针后病灶出现凉感，疼痛减轻。二诊：又针风池，感传弱化，以后每日1次，5次痛消病愈。

【病例9】一例阑尾炎病人，阑尾穴出现阳性反应点，针后感传沿足阳明经循行，气至病所，最终病愈。

Balai，男，18岁，苏丹南方黑人。

主诉：右下腹疼14天。

现病史：苏丹医生诊断其为慢性阑尾炎，建议中国医生配合用针灸治疗。

查体：右下腹压痛明显，有反跳痛。上巨虚穴上1寸处阑尾穴（双侧）压痛明显。按压痛点，感传向右下腹部放散。

治疗及感传：针右侧阑尾穴，直刺0.3寸，针感沿足阳明经向上下行走，下至足面、足趾，上行经腹、胸到头面，2分钟后针感局限于右下腹痛处。针左侧阑尾穴，感传向左侧腹胸部行走。约2分钟后，感传越过肚脐与右侧感传会合于右下腹病灶处，此时病人出现头晕（因正邪交锋出现晕针），起针卧床休息30分钟，头晕止，腹痛减。以后每日1次，针刺10次病愈。

【病例10】针刺任意一穴，针感向全身扩散的经络敏感人。

Magak Mobon，男，16岁，苏丹南方黑人。首诊日期：1973年12月10日。

主诉：肝脾肿大2年。

现病史：脾脏在肚脐以下，肝大2cm，近1个月出现腹水。住院诊断为肝硬化腹水。外国医生已无法可施，建议中国医生针灸配合。

治疗及感传：针肝经原穴太冲（左侧），针感沿左下肢内侧和外侧（表里经）两条感传线上行到腰部和腹部，重合成片状，并继续从腰腹部上行经背胸到左侧头面及整个左上肢。针右侧太冲穴感传与针左侧太冲穴的感传路线基本相同，只是发生在右侧。此后不论在头面、四肢任选一穴，感传都是先成线状（内外两侧均有）到腰背、胸腹后重合并扩散到整个肢体。

针后全身发热。此例经3次针后，全身有轻松感，后转院治疗。

【病例11】针刺人中、内关、外关、足三里、三阴交感传都沿督脉至肾炎病灶。

Eydieis Abudalejis，男，35岁，苏丹南方黑人。首诊日期：1974年1月8日。

主诉：慢性肾炎3年。

现病史：平时腰痛，有时尿急尿痛，尿蛋白（++）。

治疗及感传：头面部：针人中穴感传沿督脉路线下行到腰阳关（第4腰椎下），再到两腰部，腰部发热。上肢部：阴经针内关穴，感传沿上肢内侧到头，然后沿督脉下行至腰阳关及腰两侧；阳经针外关穴，感传沿上肢外侧到头，然后沿督脉下行至腰。下肢部：阳经针足三里穴，感传沿足阳明胃经，上腹传到腰，再沿督脉上行到头；阴经针三阴交穴，感传沿下肢内侧上腹到腰，再沿督脉上行至头。

按：西医大夫认为，针刺感传皆沿后正中线向腰部痛处放射，头面、上下肢及其内外侧感传皆走向腰脊正中，这可用脊髓反射解释。中医大夫认为，督脉总管人体阳经，其分支行脊内连任脉，阴阳诸经皆受其管，可解释这一现象。此病人经过1个疗程针灸，腰痛止，尿蛋白消失。病愈后再针，无感传出现。

此例针刺后出现的感传现象，西医大夫用"脊髓反射"解释，中医大夫用督脉总督诸经解释，先生为这两种观点看似分歧，实则一致。

【病例12】下肢痉挛。

高某，女，36岁。首诊日期：2011年3月2日。

主诉：左脚痉挛4天。

现病史：自述因冷水洗衣所致，并伴左半身麻木、发凉。

既往史：风湿史14年。

查体：脉浮弦，尺脉弱。

取穴：天柱（左侧）。

治疗：向下斜刺1寸，均匀捻转行针。捻针1分钟，针下热。捻针2分钟，热感传至上肢。捻转3分钟，热感从躯干传至患侧脚，随之左侧肢体及手足心出汗，汗出病轻痛减。共针3次，感传一次比一次变快，共针3

次，脚之痉挛疼痛消失，但觉身困。休息数日，精神饱满，肢体轻快，行走自如。

按：捻针行气促使得气，捻针行气，气至病所，"刺之要，气至而有效"。发热出汗，气至病所，邪正交锋，邪随汗解则病愈。邪退正亦伤，故觉身困，休息数日正气恢复。

【病例13】眼睑炎。

Molia，女，30岁，苏丹南方黑人。首诊日期：1973年10月9日。

主诉：患眼睑炎3个月。

现病史：两眼疼痛红肿，眼科给消炎药水点眼无效。眼痛时自觉疼痛从第2腰椎下开始，沿督脉上行到大椎后分开，再沿两后项上行，经两风池穴上头经两耳尖上方之头皮（角孙穴）前行，终止于眼。

治疗：针命门穴直刺1寸，感传沿原疼痛路线上至风池，眼痛停止。又针风池，感传继续沿原路线上行至眼，双眼即觉发热。第2天眼睑肿消痛减。又针命门、风池（双侧），感传模糊，针后两眼清亮。第3日，腰脊痛消，眼病愈。又针前穴，无感传。

按：针刺督脉腧穴命门及足少阳经腧穴风池，激发了两经经气，感传沿督脉从命门上行至大椎，后沿足少阳胆经至风池、角孙，最后达到眼，气至邪退，眼痛即消。

【病例14】针刺天柱治疗足跟痛（1972~1974年于苏丹朱巴）。

天柱穴：督脉哑门穴旁开1.3寸，斜方肌起始部外缘，两项筋上，属足太阳膀胱经。

针法：直刺0.5~0.8寸或向下斜刺1.5寸。

感传：针感向下沿足太阳膀胱经从项经背、腰、下肢后侧到足跟。随着针刺次数的增加，感传速度加快，感传至足跟，痛部发热，疼痛减轻直至消失。

按：苏丹南方黑人大都不穿鞋，只有少数人穿塑料凉鞋，所以足跟痛的人较多，于是足跟痛成为门诊常见疾病。针天柱穴治疗足跟痛特别有效，一般针刺3~5次就能治愈，在针天柱穴的过程中发现绝大部分人都有明显感传到达病灶。

Mery，女，30岁。

主诉：足跟痛3个月，合并腰痛。

取穴：天柱。

治疗及感传：首诊直刺0.5寸，针感很快从项经背到腰，到腰痛处时线状变成片状，腰部发热。随着捻针，感传继续呈线状，经下肢后侧至足跟，病灶发热。此时，腰及足跟痛立即减轻，当时病人用劲猛踏地面，连说轻了。此后3天，每天针1次，共针3次痛消。

感传特点：感传随着针刺次数增加而加快，从第2天起线状逐渐融合成片状。第3天针后从后项、背、腰、下肢呈片状下行，全身发热。针后腰痛及足跟痛均愈。

按：天柱属足太阳膀胱经，足太阳经连督脉，并与足少阴肾经互为表里，腰及足跟为此二经所辖。故腰及足跟疼痛，为足太阳膀胱经与肾经经气不通所致，远道针天柱能疏通此二经经气，达到通则不痛的目的。针后感传下至病灶，说明气至病所，《内经》曰"刺之要，气至而有效"，所以感传到，病即愈。外国人对针刺敏感，针后气至明显而迅速，治愈率高。

针灸治疗煤气中毒致瘫

【病例】

陈某，男，10岁。首诊日期：2007年12月15日。

主诉：其母代述，患儿身体瘫软10日。

现病史：病人母亲为该小学教师，中午课间休息，二人同去宿舍休息，宿舍内有烧煤火炉。上课10分钟后，课堂上未见患儿及其母亲，寻至其母宿舍，发现二人昏迷不醒，为煤气中毒。送至医院两天后，其母清醒病愈。患儿陈某10多日后苏醒，但四肢及颈项部皆软瘫。高压氧已无效果。后至门诊针灸治疗。

查体：神志恍惚，四肢及颈项软瘫。

取穴：神庭、悬厘、率谷、玉枕、天柱。

治疗：从神庭穴左侧0.5寸沿头皮向右侧透刺1寸。悬厘沿头皮透率谷。玉枕沿头皮透天柱。针后随着捻针，患儿开始有哭声，头即能抬起。其父母惊叹："我娃有救了！"二诊：翌日，患儿已能开始说话及哭笑，继续针刺前穴，每日1次。1个疗程（10次）后，四肢皆可活动，已能行走玩耍。共治2个疗程，全部恢复。

按：煤气中毒，为一氧化碳气体吸入后，经气（氧气）受伤，一氧化碳浊气阻塞，清阳之气不能上达于脑，脑海气血缺失，大脑功能受损，甚至坏死，脑为元神之府，脑府受损，故神昏肢瘫。上述腧穴从头之前（神庭）、侧（悬厘、率谷）、后（玉枕、天柱）四面取头部之穴，疏通诸经，醒脑开窍，恢复诸阳之会的功能，使全身经脉气血皆通，故针之病愈。此案由于针刺及时，针法得当，故能迅速治愈。

注：上述腧穴分别对应的是"头发际象针"疗法中"脑""肩""腰"及"下肢"穴区。

针灸治疗类风湿关节炎

【病例】

李某，85岁，女。首诊日期：2014年3月28日。

主诉：周身关节疼痛，反复发作2年，加重1周。

现病史：病人2年前因出现周身关节疼痛，以双下肢关节为甚，曾在医院检查抗"O"大于200，类风湿因子阳性，血沉25mm/h，诊断为类风湿关节炎。近1周上述症状加重，前来就诊。

检查：手足小关节轻微变形，右踝关节肿胀，右膝关节肿胀，活动受限，舌紫苔白，脉细弱。

诊断：类风湿关节炎，痹证。

取穴：风池、大椎、脾俞、肾俞、膝眼、解溪、阿是穴。

针法：双侧风池沿皮向下透刺1~1.5寸，大椎直刺1寸，肾俞从外向命门沿皮平刺1.5~2寸，双侧膝眼直刺1.5~2寸，解溪斜刺0.5~1.5寸。

　　拔罐法：膝、踝关节红肿部位用刺络拔罐10~15分钟；大椎、命门拔罐10~15分钟，隔日1次。

　　燎灸法：四肢小关节轻微燎灸，痛处燎灸。

　　效果：针灸当日病人即感全身关节轻松灵巧，继上述针灸法1个疗程后（每日1次，10次为1个疗程），症状明显减轻，休息3日。第2个疗程继续上述针灸法，并配补气活血、祛风舒经之中药治疗，四肢关节疼痛消失，膝、踝关节活动自如，临床治愈。

　　按：此痹证为正气不足，感受风、寒、湿邪，致经络阻滞，气血运行不畅。经络不通，则全身关节疼痛。日久不愈，寒邪化热，正虚邪恋，瘀阻于络，出现疼痛时轻时重，关节肿大畸形，屈伸不利。痹证日久又造成气血不足、肝肾亏虚的症状。治法应扶正祛邪，攻补兼施。故用风池、大椎祛风寒湿热之邪，脾俞、肾俞补气血，复元气。其余各穴，疏通局部关节之经络。尤其用燎灸法，温经通络，活血化瘀，解除关节疼痛。上述诸穴经针法、燎灸法及拔罐法配合应用，使邪去正复，痹证得愈。

针灸配合中药治疗痛风

【病例】

　　冯某，男，34岁。首诊日期：2015年6月23日。

　　主诉：右足拇趾红肿疼痛1周。

　　既往史：患痛风3年，血尿酸高，无过敏史。

　　查体：右足红肿疼痛，活动受限，一般状况良好，神经系统无异常。舌苔黄腻，舌质红，脉弦滑。

　　诊断：痛风。

　　取穴：风池、肝俞、脾俞、肾俞、阴陵泉、三阴交、局部阿是穴。

　　针法：风池沿皮向下透刺1~1.5寸；肝俞、脾俞、肾俞各沿皮向脊柱透刺1~1.5寸，阴陵泉直刺0.8~1.5寸，三阴交直刺0.5~1.5寸。

　　拔罐法：局部红肿疼痛部位用梅花针叩刺出血拔罐，留罐10~15分钟，隔日1次。

燎灸法：局部阿是穴压痛点用火针燎灸3~4壮，嘱病人注意局部皮肤清洁。

效果：当日治疗后右足红肿疼痛明显减轻，走路轻松，继续上述疗法（每日1次，10次1个疗程）。针灸2个疗程后，并配合服中药10剂，病人疼痛消失，医院检查尿酸值正常。

中药方：苍术15g、黄柏10g、防己10g、薏苡仁20g、川牛膝15g、土茯苓15g、金钱草20g、海桐皮15g、木瓜10g。

方义：此方以三妙丸为基础，方中黄柏苦寒清热，苍术苦温燥湿，牛膝活血行气通经。加他药加强清热燥湿、行气通经之效。

按：痛风因饮食不当，损及脾、肝、肾诸脏。脾失健运则水湿停滞；肝失疏泄，则气机不利；肾失调节代谢则水液停滞，久则化热，湿热下注，着于下肢，阻滞经脉，则足膝红肿热痛。针刺肝俞、脾俞、肾俞，调理肝脾肾三脏之经气，用阴陵泉协助三脏祛湿清热，用中药相配合加强祛湿热之功。针风池祛风，使湿热病邪外泄。尤其用燎灸法直接作用于病灶，清热解毒，活血消肿。

针刺因链霉素过敏致双下肢瘫并听力下降

【病例】

某女，35岁。首诊日期：1989年7月6日。

主诉：双下肢瘫3年，并听力下降。

现病史：双下肢瘫痪3年，伴听力下降。自述因链霉素过敏所致，针灸、药物效果不显，要求针灸。

检查：瘫肢肌力2~3级，为弛缓性瘫。

治疗：第1次针风池、天柱、腰骶夹脊穴，效果不大。翌日二诊，以治听力为主，只针听宫（双侧），直刺1寸，针后3分钟双下肢跟腱发热，第3日即能扶拐行走。以后每日针耳周1~2穴，10次为1个疗程，疗程间停针休息3~5日，经过3个疗程治疗，可独自慢行。

按：此人听力损伤不大，但考虑链霉素对第8对脑神经的损害，所以选择针刺治耳聋的听宫穴，不料却对恢复瘫痪有效。

针刺人中、龈交穴治疗腰脊痛

【病例】

徐某，男，45岁。首诊日期：1977年4月10日。

主诉：腰脊痛2天。

现病史：2天前病人弯腰劳动时，突然站起，随感腰痛难忍，咳嗽及深吸气均使疼痛加重，不能伸直站立，走路时要向前屈，活动受限，脉弦紧。

辨证：体位不当，使督脉气机阻滞，不通则痛。

治疗：深刺人中，并在龈交穴放血，针后当即腰能伸直，咳嗽时痛止。经3次治疗后，腰痛愈。

按：此例腰脊痛因损伤所致，致使经过腰脊部的督脉不通，从而发生腰部疼痛难忍，活动受限，用力则加重，甚至深吸气加重。人中穴位于人中沟当中，为督脉之经穴，针刺人中可以起到疏通督脉痹阻之经气，对于腰痛闪挫有良好的效果。龈交为位于督脉上的最后一个穴位，放血疗法具有通经活络、消肿止痛、调和气血的作用。在龈交放血，可以疏通督脉之经气，使腰部因损伤而致的气血闭阻、瘀滞随之通畅，从而痛止。

针刺治疗煤气中毒致脑瘫

【病例】

崔某，男，60岁。首诊：1995年10月7日。

主诉：脑瘫3年。

现病史：病人3年前因煤气中毒遗留后遗症，走路时抬步困难，转弯时经常跌倒。

查体：脉沉滑有力，舌淡苔白。

诊断：煤气中毒后遗症-脑瘫。

取穴：脑户透风府，玉枕透天柱。

针法：先针脑户透风府，快速大幅捻转。1分钟后背部发热，3分钟后背腰以上发热，5分钟后全身发热，走路立即轻便。再针玉枕透天柱，针法、针感同前，走路进步，以后两组穴位交替，隔日1次。共针2个疗程，走路转弯一切正常。

按： 脑户位于头颅后方枕骨粗隆上方，为督脉与足太阳经交会穴；风府位于脑户下1.5寸，为督脉与阳维脉交会穴；玉枕位于头颅后方脑户穴旁开约1.3寸处，为足太阳经穴；天柱在玉枕下方哑门穴旁开1.3寸处。两组腧穴与督脉、足太阳经及脑关系密切。又脑为元神之府，督脉统领诸阳经经气。脑统领肢体，与肢体运动紧密相关。针刺上述腧穴可以促进脑的功能恢复，从而恢复正常的运动功能。

安宫牛黄丸治疗脑震荡后头痛、头晕

【病例】

何某某，男，25岁。从摩托车上摔下来后昏迷，即送某医院治疗，诊断为"脑震荡，脑挫伤"。3天后头疼、头晕，仍未见好，先生的夫人前去探望，从西安打来电话，言其头痛、口臭难闻。先生建议用安宫牛黄丸治疗。一丸服下去后约半小时后头痛立止。每日1丸，连服4丸，头痛、头昏症状消失。病愈后他描述服药后的感觉：药刚吃下去，肚子就觉得一股清凉之气走向全身，头脑一下就清醒了，约半小时，想排便，便后头痛立止。

按： 安宫牛黄丸功效为清热解毒，镇惊开窍。常用于热病，邪入心包，高热惊厥，神昏谵语等症；中风昏迷及脑炎、脑膜炎、中毒性脑病、脑出血、败血症见上述证候者皆可用之。病人摔伤后，脑窍震荡，气血逆乱，窍闭神昏；外伤后有瘀血，瘀血阻络，不通则痛，窍闭不开，升降失调，神昏不醒。安宫牛黄丸醒脑开窍，上窍开，下窍通，使瘀热之邪从下而解，亦有"提壶揭盖"之意。

针灸治疗面麻、面痛、面凉

【病例】

张某，女，38岁。首诊：2001年5月9日。

主诉：左侧面麻、面痛、面凉15年。

现病史：15年前病人因感冒出现面痛，在当地以感冒治疗，感冒愈而面痛不减，随之又逐渐面麻、面凉。后经多个医院治疗皆无效。在市某医院做CT检查，显示颈椎及头颅均无异常，但多方各法及面部针灸治疗未见效果。

查体：左侧头后项从翳风、完骨到风池、天柱，均有明显压痛。脉浮缓、舌淡苔白。

中医诊断：面痛、面麻。

西医诊断：颈丛神经炎。

取穴：①主穴：头后项：翳风、完骨、风池、天柱等穴；②耳前：上关；③头维、悬厘。

针法：头项腧穴各直刺0.5~0.8寸；上关从上向下沿皮刺1.5寸，头维沿头皮透刺悬厘。

燎灸法：上述腧穴及头后项压痛点针后加灸。

针灸后面部即觉舒适。上述三组穴交替应用。每日1次，10次为1个疗程，疗程间休息停针3天，共治疗2个疗程，恢复健康。

按：手足三阳六条经脉与面关系密切。此面麻、面痛与足三阳经脉及其经筋阻塞不通关系密切。足阳明之脉，其经筋，……夹口两旁，上行会于颧骨部，结于鼻旁；从鼻旁合于足太阳经筋，足太阳经筋网维于上眼睑，足阳明经筋网维于下眼睑。足少阳之脉及所属之经筋、经别，其经气也散布于耳前后及面部。足太阳之脉及经筋，……由头的前方下行到颜面，下结于鼻部。所以取足三阳经在头面部之腧穴，及头后项腧穴疏通其经脉之气，达到这些经脉通则不痛的效果。

针灸治疗眼睑下垂

【病例】

李某,男,72岁。首诊日期:2011年11月25日。

主诉:左眼睑下垂25天。

现病史:因受风寒左侧眼胀头痛,翌日后晨起,左侧上眼睑下垂,左眼睁不开,遂于某医院住院。诊断左侧动眼神经麻痹,中西医配合治疗,眼睛仍不能睁开,出院后寻求针灸治疗。

查体:左眼睑下垂,不能睁开,无眼裂,脉弦数,舌质淡红,苔薄黄。

取穴:风池、翳明、天柱、头临泣、鱼腰,睛明、瞳子髎。

针法:风池、翳明各直刺0.5寸,玉枕沿皮透天柱,头临泣沿皮透神庭。

燎灸法:鱼腰、睛明、瞳子髎只灸不针,风池、翳明、天柱针后加灸。

效果:针灸后头脑有清醒感,上眼皮轻松。二诊:第2日,上眼睑已经能抬起约2mm,遂将上穴分成两组交替针灸,每日1次,10次1个疗程,上眼睑能抬起大半,已能用左眼视物。疗程间停针休息3日,共针3个疗程,全部恢复。

按:病人感受风寒邪气,寒凝则血滞;太阳、少阳经脉气血不通则肌肉无以濡养,故眼睑下垂,不能睁开,针刺及燎灸风池、翳明、天柱穴可起到祛风解表、疏通太阳、少阳之经的作用。选取鱼腰、睛明、瞳子髎三个位于眼周的腧穴使用燎灸法,温通眼部经脉,祛除局部寒邪,经脉通畅,气血充盈,继而病愈。

针天柱穴治疗眼睑闭合不开

【病例】

某女,30岁。首诊时间:1969年3月17日。

主诉：双目上下眼睑闭合不睁10日余。

现病史：十余日前，病人与其丈夫吵嘴后，突然患双目上下眼睑闭合不睁。多方求医，中西药服之无效，十余日后，上门诊治疗。

舌脉：舌淡红，苔薄白，脉弦缓。

治疗：取双侧天柱，直刺0.5寸，针后双眼即能睁开，恢复如常。

按：病人因争吵后情绪激动，肝失疏泄，肝气郁结，并影响足太阳经郁结不畅，故目合而不睁。针双侧天柱穴，该穴属于足太阳膀胱经穴，足太阳膀胱经"起于目内眦，上额交巅，入络脑，还出别下项"，足太阳经与督脉、足厥阴肝经相连于巅顶，天柱穴正好位于头后两项，针天柱穴可以疏通足太阳膀胱经、督脉、足厥阴肝经之经气，气通病愈。

针灸治疗失眠

【病例】

岳某，38岁，女。首诊日期：2014年11月5日。

主诉：失眠两月余。

现病史：开始尚能入眠，后来服用地西泮可维持入眠。近两周来口服地西泮无效，失眠加重，伴头痛，心慌，焦虑。

查体：面色憔悴，面红目赤，舌红苔黄，脉弦细滑。

诊断：失眠。

取穴：①体针：安眠、百会、神庭、内关、太溪；②耳针：皮质下、心、肾、交感、内分泌。

针法：安眠穴直刺0.5寸，百会沿头皮向后透刺1~1.5寸，神庭从左向右透刺1~1.5寸，内关沿皮下平刺1~1.5寸，耳针各穴直刺0.2寸。

拔罐法：大椎拔罐10~15分钟。

效果：首诊后病人即有睡意。二诊：体针、耳针交替使用，每日1次，10次为1个疗程；病人每晚可睡3~4小时，停针休息3天。第2个疗程加脾俞、肾俞、足三里交替治疗，病人已能安然入眠，他症全消。

按：心主神明，在五行属火，肾主精，在五行属水，心阳宜降，肾阴宜升。心位居上，故心火（阳）必须下降于肾，使肾水不寒；肾位居下，故肾水（阴）必须上济于心，使心火不亢。肾无心火之温煦则水寒，心无肾阴之滋润则火炽。故选取宁心安神之穴如安眠、百会、神庭等穴配合滋补肾水的太溪穴、耳穴"肾"及手厥阴心包经络穴内关等，使肾水上济于心，心火下降于肾，水火既济，心宁神安，失眠愈。

针刺治疗痫证

【病例】

关某，女，10岁。首诊日期：1980年3月10日。

主诉：家长代诉，患癫痫3年。

现病史：曾在某医院神经科治疗，脑电图确认。常服治癫痫西药，服药见效，停药病犯，要求针灸。

取穴：天柱、风府。

针法及效果：上穴各直刺0.8寸，留针30分钟；二诊：首诊后两周，其父又领来患儿，言针后痫证未犯，要求继续针灸。小孩也灵活多了，少了胆怯，多了灵气。继针上穴，每周1次，坚持1年，痫证未犯。十年之后，再见其父，自言针灸后，病已痊愈。

按：痫证是以发作性神志异常，大发作时猝然昏仆，不省人事，强直抽搐，移时自醒，醒如常人为特征的精神性疾病。又称"癫痫"或者"羊痫风"。癫痫有原发性和继发性之分。原发性无明显病因，多见于青少年时期，继发性多与脑外伤有关。天柱穴属足太阳经之穴，足太阳之经"起于目内眦，上额交巅，入络脑，还出别下项"，天柱就位于头后项之处。风府属督脉之穴，位于头后两项之间，为督脉足太阳经及阳维脉交会穴。督脉行脊里，属脑，络肾，故督脉与脑、脊髓、肾关系密切。上述两穴都与脑及人的神志活动有密切关系。针刺此二穴，疏通督脉及诸阳经之气，调和脑功能正常发育。长期坚持针刺1年，大脑功能逐渐修复正常，痫证得愈。

针刺治疗癫证

【病例】

某女，女，18岁。首诊日期：1981年7月31日。

主诉：父母代诉，精神呆滞，口噤舌缩8个月。

现病史：父母代诉，病人因受惊恐，精神失常，于西安某医院住院，诊断为精神分裂症，西药治疗7个月，精神症状有所改善，但遗留有口张不大，舌缩不出，精神恍惚，惊悸健忘，忘前失后等。

查体：口张不大，舌缩不出，精神呆滞，脉弦细稍数。

取穴：神庭透上星，前顶透百会。

针法及效果：主穴分别沿额肌及帽状腱膜肌之下透刺。针后捻紧提针，针体不动，持针约3分钟，病人口开舌伸，痛哭流涕，并开口说话，此后隔日针刺1次，5次病愈，不到月满，前去上班。

按：癫病多为七情所伤，该病人惊恐而病，恐则气下，肾气受伤，惊则气乱，久则肝气郁结，脾气郁积。痰浊内生，阴阳失调，蒙蔽心神，神智错乱，而成癫病。神庭、百会乃督脉之穴，位于头颅之巅，脑为神明之府，督脉为诸经之统督。神庭、百会均有开窍醒神之功效，针刺使紧，持针上提，使督脉气通，领诸经气顺，五脏气通，神明之府得以调整。

针灸治疗帕金森病

【病例】

强某，男，79岁。首诊日期：2015年9月4日。

主诉：手颤2年。

现病史：病人于2年前发现夹菜手抖，端碗手颤，拿东西不稳。于某医院住院治疗，做头颅CT、核磁共振等检查，诊断为帕金森病，给予口服多巴丝肼治疗，因病人嫌此药副作用太大，出院后来门诊选择针灸治疗。

查体：双手颤动，舌淡红，苔薄白，脉细弦。

中医诊断：颤证（髓海不足）。

西医诊断：帕金森病（震颤性麻痹症）。

取穴：神庭、上星、天柱、百劳、内关。

针法：神庭、上星分别从右向左沿皮透刺1.5寸，天柱向下沿皮透刺百劳，内关沿皮逆经透刺1.5~2寸。

效果：针灸1个疗程后，手颤症状减轻，端碗、夹菜、持物手抖症状均好转。

按：该病人年迈肾亏精少，髓海不足，神机失养，筋脉肢体失主而成颤证。头针针刺神庭、上星，可以醒脑开窍，振奋督脉阳气；天柱透刺百劳，疏通足太阳膀胱经，配合督脉，疏通诸阳经经气；内关穴为手厥阴心包经络穴，有通心脉、养心神的作用。针刺以上诸穴，可以通经活络，升阳补髓，宽心醒脑，安神定志，治疗颤抖疗效显著。

针灸治疗单纯性鼻窦炎

【病例】

谭某，50岁，女。首诊日期：2014年9月6日。

主诉：间断性头痛、鼻塞2年。

现病史：病人近1周受凉后鼻塞头痛加重，额部疼痛明显，曾于某医院诊断为鼻窦炎，药物治疗欠佳，要求针灸。

查体：鼻塞流黄涕，头痛，嗅觉下降，舌红苔黄，脉浮数。

诊断：鼻窦炎。

取穴：风池、神庭、印堂、迎香、鱼际。

针法：风池沿皮向下透刺1~1.5寸，神庭从左向右透刺1~1.5寸，印堂沿皮向下透刺1寸，睛明下方上迎香向下透刺至迎香1~1.5寸，鱼际直刺0.5寸。

拔罐法：大椎、肺俞刺络拔罐10~15分钟。

效果：首诊后鼻塞减轻，头脑清醒。翌日二诊，按上述穴位继续治疗，每日1次，10次为1个疗程，中间停针休息3天。2个疗程后鼻塞治愈，头痛消除。

按：鼻窦炎属中医学"鼻渊"范畴，本案的病机为风寒袭肺，蕴而化热，肺气失宣，鼻气受阻，壅于鼻窍，化为脓涕，发为鼻渊。治疗针风池、大椎以祛风邪，用肺俞、鱼际清肺热，用神庭、印堂、迎香通鼻窍。风邪除，肺热清，鼻窍通，鼻渊愈。针法上，针刺与刺络拔罐并用，以达祛风通经，清热并举，其效更显。

中药治疗口腔溃疡

概述：口腔溃疡，又名口疮，是发生在口腔黏膜上的浅表性溃疡，大小可从米粒到黄豆大，属中医"口疮"，此症病因较为复杂，临床上诸多人以为火热为患，多投以清热泻火之剂而不效，日久阴阳俱虚，是在阴阳两虚的病机卜，虚阳上浮而产生的病症。经友人介绍一方，治疗数十人阴阳俱虚之口疮，效果满意，特介绍几例。

【*病例1*】

杨某，男，33岁。首诊：2008年5月10日。

主诉：反复口腔糜烂1年。

现病史：病人1年前无明显原因出现口腔溃疡，经中西医多次治疗，效果不佳，反复发作1年多，且越治越重，经人介绍前来求治。

查体：病人口腔内黏膜有白色溃疡点多个，周围呈淡红色，脉沉细数，舌淡红，少苔。

中医诊断：烂乳鹅。

西医诊断：口腔溃疡。

治法：滋养阴精，引火归元。

处方：生地30g，熟地30g，熟附子2g，肉桂2g，川牛膝15g。

疗效：处以上方，2剂见效，10剂痊愈，再未复发。

【病例2】

刘某，男，34岁。首诊：2009年10月15日。

主诉：口疮不愈3个月余。

现病史：3个月前始，病人口疮反复发作，犯病时常服清热泻火中药，初服有效，常服不效，近来因口疮影响吃饭，不能工作，前来求治。

查体：口腔内黏膜有数个白色溃疡，周围淡红，舌红苔薄，脉弦细数。

中医诊断：烂乳鹅。

西医诊断：口腔溃疡。

治法：滋养阴精，引火归元。

处方：生地30g，熟地30g，熟附子2g，肉桂2g，川牛膝15g，茜草10g。

效果：处以上方，5剂痊愈，再未复发。

【病例3】

张某，女，68岁。首诊日期：2010年11月5日。

主诉：反复发作口疮3年。

现病史：口疮发作时，疼痛流涎，影响吃饭及睡眠，四处求医，均不见效，前来求治。

查体：口腔内有白色圆状如扁豆大的溃疡多个，舌淡红少苔，脉沉细数。

中医诊断：烂乳鹅。

西医诊断：口腔溃疡。

治法：滋养阴精，引火归元。

处方：生地30g，熟地30g，熟附子2g，肉桂2g，川牛膝15g。

效果：处以原方，共服15剂，好转，回咸阳时又带5剂。2个月后再复发，但病情已轻，儿子专程来又取原方中药10剂。1年后，儿子出差告知，痊愈，再未复发。

按：阴虚生内热，水不济火，虚火上炎，熏灼于口，久则肌膜受伤而溃烂。因属虚火，为不足之证，故溃点较少，且色白，周围淡红。素体虚弱，真阴不足，阳气亦损，稍微劳碌即起虚火，故口疮反复发作。本方重用生熟地，以清热生津滋阴；用微量附子、肉桂，有心肾相交、水火既济、阳中求阴之意；用川牛膝引热下行。全方滋阴养心，引火归元，水火相济，阴阳平衡，口疮得愈。

针灸配合中药治疗慢性支气管炎

概述：慢性支气管炎是由于感染和肺感染因素引起的气管、支气管黏膜炎性变化，黏液分泌增多，支气管痉挛，临床表现咳嗽、喘息、咯痰等支气管炎性症状。相当于中医"咳嗽""喘证""哮证"等范畴。

1.针灸方

取穴：璇玑、膻中、天突、廉泉、百劳、定喘、大椎、肺俞、心俞、脾俞、肾俞、关元、鱼际。

针法：毛刺法（沿皮透刺），璇玑透膻中，百劳透定喘，肺俞透心俞，每组腧穴沿皮透刺1.5~2寸。

燎灸法：天突、廉泉（只灸不针，其他穴组针后可燎灸）。

拔罐法：大椎、肺俞，针后拔罐，有热象者可刺络拔罐。

上述腧穴可分成两组交替选用。每日1次，10次为1个疗程。

2.中药方

半夏10g，茯苓10g，陈皮10，桑白皮10，青皮10g，大贝母10g，麦冬10g，杏仁5g，五味子5g，甘草5g，三七3g，鱼腥草10g，桔梗6g，瓜蒌10g，蜂房（或僵蚕）5g，当归10g，川芎10g。凉水煎汤，先武火后文火，每剂煎2次，早晚分服。

【病例1】

连某，女，45岁。首诊时间：2011年1月10日。

主诉：间断咳嗽、气喘十余年，复发2个月。

现病史：病人自10余年前始，患上了慢性支气管炎，每因受风寒或冬季复发。病发时，咳嗽、气喘、咯痰不停，并伴有心慌、胸闷、食纳差。每次发作，都需要住院输液治疗，但总除不了病根。2个月前上述症状复发，这次发病住院治疗十余天，未见有明显好转，来门诊要求中药、针灸治疗。

查体：脉细数，舌质淡，苔薄白。

中医诊断：喘证（肺气阻塞，痰瘀互结）。

西医诊断：慢性支气管炎急性发作。

治法：行气宽胸，止咳化痰，解痉定喘，活血通络。

针灸：先燔灸膻中、天突，灸后咳喘当即缓解。再用毛刺法针百劳透定喘，肺俞透心俞。

拔罐法：针后大椎拔罐10分钟。术后咳喘见轻。每日针灸1次，10次为1个疗程。

中药：上方去鱼腥草、桔梗、瓜蒌。

效果：针灸1个疗程（10次），配中药9剂，咳喘症消，临床治愈。3年后，病人因腰腿疼来门诊针灸治疗，言其近3年未再复发。

【病例2】

成某，男，50岁。首诊日期：2012年12月25日。

主诉：间断咳嗽、气喘6年，复发1个月。

现病史：6年前因天气变化，病人受凉后诱发咳嗽、气喘，经治疗数月不愈，后经当地医院诊断为慢性支气管炎，经治好转。之后每因受凉伤风或到冬季，即可诱发咳嗽、气喘发作。1个月前因感冒诱发咳喘，咳声不断，说话张口抬肩。住院治疗10余天，稍有缓解。出院后咳喘又起，并伴有胸闷、心慌，前来门诊，要求针灸、中药治疗。

查体：脉细数，舌红苔薄黄。

中医诊断：咳嗽（痰热蕴肺）。

西医诊断：慢性支气管炎。

治则：清热化痰，行气解痉，活血通络，止咳定喘。

针灸：按照上述主穴取穴，针法及燔灸法、拔罐法均按照上法应用。

中药：上方全方。

效果：针灸治疗2个疗程，服药20剂，临床治愈。2年后相遇，再未复发。

【病例3】

史某，女，56岁。首诊日期：2014年12月8日。

主诉：发作性咳嗽、气喘3年，加重2个月。

现病史：病人自诉患慢性支气管炎3年，每遇寒冷季节，发作性咳嗽、气喘，数月不愈。2个月前因感冒后，咳嗽、气喘加重，整日咳嗽，咯痰不断，早晨及晚间较剧烈，同时伴气短、胸闷、心慌、喉痒等症。在某医院住院2个月。每日打针输液及口服消炎止咳平喘药物，咳喘不见好转，近日病情不断加重。经介绍前来中医针灸治疗。

查体：面色青紫，口唇发绀，说话气短，舌淡红苔白，脉沉细数。两下肢浮肿。

中医诊断：喘证（肺脾气虚，痰湿热阻）。

西医诊断：慢性支气管炎急性发作。

治则：宣肺化痰，行气止咳，活血通络，解痉平喘。

针灸：取上述主穴，先用燎灸法，燎灸天突、廉泉，灸后咳缓，又直刺鱼际（双侧）各0.5寸，自觉胸闷、气喘见轻，又用毛刺法沿皮透刺，璇玑透膻中，百劳透定喘，肺俞透心俞，每组腧穴各透刺1.5~2寸。留针40分钟。大椎、肺俞针后拔罐。首诊之后，诸症皆轻。

中药：上述中药3剂。翌日病人史某及随行丈夫进门就说，多日以来，昨晚才睡了个好觉，以前受咳嗽的影响都不能睡好，昨日针后一切都减轻了。从第二诊开始，将上述之穴分成两组，每天1组，并且分组配肾俞，或脾俞，或关元，沿皮透刺，10日为1个疗程。中药每日服1剂，3剂后，去鱼腥草、青皮，加白术，以后根据病情进展，略有加减。共针灸3个疗程，服药30余剂。上症全部消失，临床治愈。

按：上述三例病机近似。痰瘀互结，壅塞于肺，肃降无权，而致咳喘气涌，扰乱心神，故兼胸闷心慌。实中兼虚，肾不纳气，脾失健运，故现下肢浮肿、气短等症。实证较急，故用上方，宣肺化痰，行气止咳，活血通络，解痉平喘。针灸上述腧穴，上焦：宣肺气，调心神；中焦：补脾气，促运化，排痰湿；下焦：纳肾气，补元阳。尤其用燎灸法于天突、廉泉、百劳、定喘等穴直接燎灸以通经开窍，宣发肺气，使气管畅利，排痰迅速，有使咳喘立止之效。针灸与中药合用，止咳定喘效果更好，咳喘之症很快解除。

2015年春，病人和其丈夫送来匾牌《医病记》，记叙了治疗的各个过程及赞扬先生的两首诗词。具体内容如下。

《医病记》

噫吁戏病哉痛耶，邪风寒热来打劫。小小咳嗽气欲绝，打针吃药有两月。三甲住院祛病疾，一月未能把炎灭。拍片透视作肺镜，气管炎症哪堪说。药力难压病毒邪，嘈嘈吭吭夜连夜。脸色泛黄人消瘦，有气无力声哽咽。神情恍惚目光呆，手凉脚冰冷如铁。头重脚轻咽喉憋，心烦气躁情不悦。一头虚汗滚滚来，两腮发红时时热。药片能把山压折，液体能将林火灭。江朗自称才用尽，体虚力衰病更劣。噫吁长叹怨杏林，摇头甩臂望天阙。

虽说病魔百般邪，打探良医气不泄。群朋众友驾长车，八方求索顶风雪。治病唯艰求医难，酷似无梯登天阙。登天阙、觅英才，访遍杏林听君说。王氏神针能祛邪，如同找到救命药。七针八灸百劳穴，三汤五味解寒热。扶正祛邪获大捷，疏筋通络调气血。调阴合阳求平衡，滋虚泻实除湿热。正气当归莱菔子，邪毒贝梨紫苏叶。桑皮桔梗平常草，解表化里炎息灭。痰嗽喘逆被抽丝，虚实寒热逐日别。神针绝技捉鬼蛇，仁心妙手补天缺。

补天缺、健康来，心情飘飘度日月，长嘘短叹话体会，治病难、治病易，关键要把医找对。望闻问切细分析，辨证施治驱魑魅。除痰灭炎挖病根，提神开窍通心肺。不咳不喘能安睡，无病日子真可贵。叩首感恩针灸王，放开心声呼万岁。几月未闻咳嗽声，心头晴朗面貌新。缠身冬云离散去，合家欢乐度新春。

《如梦令》二首

——赞王新明老先生

一

不堪风邪痛苦，身心痉挛颤抖。家属不胜愁，请问天公地叟，谁救谁救，皆指王氏针灸。

二

神医仁心妙手，良药奇针巧灸。为君解忧愁，一代尊师良友。仁厚仁厚，佐佑黎民康寿。

针灸治疗外展神经麻痹

【病例】

张某，女，58岁。首诊日期：2015年9月19日。

主诉：右眼外转受限，看物重影15天。

现病史：15天前病人因受凉后导致右眼外转受限，出现复视，右眼向内斜视，当地医院诊断为右眼外展神经麻痹，给予营养神经药物无效果。出院来宝鸡要求针灸。

查体：右侧眼睛瞳仁偏向内眼角，不能正视。舌质红，苔薄黄，脉弦数。

诊断：右眼外展神经麻痹、复视。

取穴：风池、翳明、玉枕、天柱、太阳、攒竹、睛明、丝竹空。

针法：风池直刺0.8寸，玉枕沿皮向下透刺天柱，翳明直刺0.5~1寸，太阳、丝竹空沿皮向后刺0.3~0.5寸，攒竹沿皮向下透刺0.5~1寸。针刺睛明穴时要求病人闭目，医者左手轻推眼球向外，右手持针紧靠眼眶内缘直刺0.5寸，禁止提插捻转。

燎灸法：风池、玉枕、枕部压痛点燎灸。

效果：针灸治疗1个疗程（每日1次，10次为1个疗程）后，右眼瞳仁逐步外转，复视消失。继续上述疗法2个疗程后，右眼活动自如，重影消失。

按：卫外不固，风邪乘虚而入，邪滞太阳、少阳两经，使其气血运行不畅，患侧筋肉失养而弛缓不用，反之健侧由于经络气血运行通畅，筋肉舒缩功能正常，牵引眼珠偏向健侧而形成本病。上述腧穴皆属太阳、少阳两经，针刺以患侧为主。久之，可适当配合针刺健侧。此病临床用针灸多能治愈。如果由于内因所致，则较复杂。

针灸治疗呃逆

【病例】

雷某，74岁，男。首诊日期：2015年9月11日。

主诉：反复打嗝3天。

现病史：3天前病人受凉出现反复打嗝，无恶寒发热，无腹痛，无心慌、胸闷，曾在当地医院检查为：顽固性呃逆，浅表性胃炎。静脉滴注（药名不详）治疗效果不明显，前来要求针灸。

检查：呃逆断续反复发作，面色㿠白，苔白，脉沉缓。

诊断：呃逆。

取穴：迎香、膈俞、内关、中脘。

针法：迎香向鼻内斜刺0.5寸，膈俞、内关、中脘沿皮刺1~1.5寸。

燎灸法：燎灸胸4~胸7脊柱压痛点。

拔罐法：膈关（双侧）拔罐10~15分钟。

效果：首次治疗，片刻稍有一次打嗝，连续上述治法，3日后（每日1次）治愈。

按：正常情况下，肺主气，主宣发肃降，胃气降而不升，寒邪侵犯上焦，使肺气失去宣发肃降之功。寒阻中焦，使胃气上逆冲肺。气逆于上，故呃逆频发。肺开窍于鼻，迎香穴为手足阳明经之交会穴，针刺迎香，以宣发肺气，又能疏通手足阳明之经气；中脘为胃之募穴，针刺中脘及胸4~胸7区压痛点，以祛寒邪，疏通胃气下降之路。尤其膈关拔罐，更能使胃气得以迅速下降。由于取穴针法得当，所以疗效显著。

针刺配合中药治疗小儿抽动症

【病例1】

孙某，13岁，男。首诊日期：2015年9月4日。

主诉：眼睑抽动伴摇头、点头半年余。

现病史：患儿半年前出现阵发快速眨眼，不能自控，其母以为患眼病，经当地眼科医生检查后，未见异常。以后在课堂上时常发出犬吠声，老师以为是学生恶作剧，对其教育无悔改。家长无奈又带其至医院检查，诊断为小儿抽动症，近1周症状加重，不仅眨眼而且摇头，遂请针灸治疗。平素好动，情绪烦躁，睡眠差，易惊醒。

检查：眼睑自发抽动，不时摇头、点头，舌红，苔薄少，脉细数。

中医诊断：颤证（阴虚风动）。

西医诊断：小儿抽动症。

治则：滋阴潜阳，平肝镇惊，醒脑开窍。

取穴：①头发际象针："脑""心""肝"；②百会、百劳、风池、肝俞（双侧）、内关。

针法：从"脑穴"右侧沿头皮刺向左侧1.5寸（相当于体穴的右曲差透神庭至左曲差穴），"心穴"沿头皮刺向"肝穴"（相当于体穴悬厘透率谷穴），从前向后沿皮平刺百会，百劳向大椎透刺，风池直刺1寸，内关沿皮平刺1.5寸，体穴肝俞沿皮向下透刺1.5寸。

中药：生地10g，白芍10g，钩藤10g，僵蚕10g，川牛膝10g，生龙骨15g，生牡蛎15g，天冬10g，麦冬10g，玄参10g，草决明10g，合欢皮10。水煎服，每日1剂。

效果：以上治疗，针灸1个疗程，服中药3剂后，点头、摇头等动作基本停止，其他症状也明显减轻。继续按上法治疗。针灸第2个疗程，隔日1次，取穴及针法不变。中药按照效不更方的原则，继用原方。共2个疗程，16剂中药，眨眼、摇头、点头等动作及其他抽动症状基本消失，学习也有很大进步。

按：患儿先天不足，精气未充，肾阴不足，阴虚受风，风性善行数变，故见抽动症。头发际象针"脑""心""肝"可以调节中枢，通窍疏风，舒筋活络。平刺百会醒脑开窍；百劳为经外奇穴，透刺大椎可调理阳经经气；风池为足少阳胆经经穴，为足少阳、阳维之会，针刺风池可协助平肝息风；内关为手厥阴心包经经穴与足厥阴同名，为八脉交会穴，通阴维脉，针刺内关可调节阴维脉，以维络诸阴经，有平息肝风、滋养阴精之功；肝主宗筋，针刺肝俞可以疏肝理气，调和宗筋，息风止痉。故针刺以上经穴可治疗小儿抽动症。

【病例2】

梁某，男，10岁。首诊日期：2015年6月18日。

主诉：阵发性摇头、眨眼、鼻抽动2年。

现病史：2年前发现患儿经常不自主摇头、眨眼、鼻子抽动，在某医院神经内科诊断为小儿抽动症。服促眠药无效，近来除上述症状频作外，又出现喉间不断有"哼哼"声。故前来针灸门诊就诊。

查体：舌淡红，苔少，脉沉细。

中医诊断：颤证。

西医诊断：小儿抽动症。

治则：补气血，滋肝肾，通经脉，镇肝风。

取穴：①头发际象针："脑""肝""肾"；②体穴：心俞、肝俞。

针法：①头针：头发际象针从"脑穴"右侧沿头皮向左侧透刺1.5寸（即从右曲差穴沿皮透神庭至左曲差穴）。"肝穴"向下沿头皮透"胃穴"（即由率谷透角孙穴）。"肾穴"向下沿头皮刺1寸（即由后顶穴与颅息穴连线下1/3交点向下透刺1寸）。②体针：心俞、肝俞各沿皮向下透刺1.5寸。

中药：当归10g，生地15g，白芍15g，川芎10g，黄芪15g，龙骨15g，牡蛎15g，僵蚕10g，钩藤10g，麦冬10g，夜交藤10g，枣仁10g，枸杞10g，佛手10g，甘草5g。5剂，每日1剂。

效果：先后针灸3个疗程，15剂中药，上症全消，精神正常，学习进步。

按：患儿先天不足，精气未充，肾阴不足，肝风内动，风性善行数变，故见抽动症。"头发际象针""脑""肝""肾"可以调节中枢，通窍祛风，舒筋活络。针刺心俞、肝俞可以养心安神，平肝息风止动。

针灸治疗痛经

【病例】

蒋某，女，36岁。首诊日期：2014年10月2日。

主诉：经期少腹疼痛3年，复发1周。

现病史：病人3年来，每于经期，少腹疼痛如针刺，经色紫暗夹有血块，伴有恶心呕吐、面色苍白、大汗等症状，严重影响工作，曾多次中西医结合治疗，效果甚微，近1周上述症状再次发作，遂来针灸治疗。

查体：舌暗红，苔薄白，脉涩。

诊断：痛经（气滞血瘀）。

治则：活血化瘀，行气止痛。

取穴：八髎、腰15~17椎、肾俞、关元、三阴交。

针法：毛刺法，上髎沿皮透下髎，关元沿皮透中极，双肾俞沿皮透命门，三阴交沿皮向下透刺1.5寸。

燎灸法：燎灸腰15~17椎间，灸后拔罐。

效果：首诊后腰痛即缓，其他症状也随之减轻，从第2日开始照上法连续针灸1个疗程，腰痛止，他症消失。下一个月经期，经来腹痛轻微，又按上法治疗1个疗程，以后再未复发。

按： 该病人为青年妇女，经期受寒，冲任不调，气滞血瘀，不通则痛，血瘀胞宫，故见月经紫暗有块。上髎沿皮透下髎；关元沿皮透中极；双肾俞沿皮透命门可以补肾壮阳，调和冲任，温经止痛；二阴交沿皮向下透刺，三阴交属于足太阴脾经，又为足太阴、厥阴、少阴之会，可以补后天之本，调和诸阴经。燎灸、拔罐都可温经止痛，补充阳气，气行则血行，冲任调和，瘀血去，腹痛止。

针刺治疗产后缺乳

【病例】

杨某，女，28岁。首诊日期：2015年6月30日。

主诉：产后缺乳1个月。

诊断：产后缺乳（肝气郁结，肝脾不和）。

治则：疏肝泻实，补益脾胃。

取穴：肩井、脾俞、膻中。

针法：各穴均沿皮针刺1.5寸。

效果：针1次后，回归途中，乳汁流下，渗湿衣襟。

按：该病人属产后肝气郁滞，肝脾不和。气机不畅，冲任不调，则乳汁宣泄不利，选双侧肩井，该穴属于足少阳胆经腧穴，本穴物质为胆经上部经脉下行而至的地部经水，又为手足少阳、阳维之会，前通乳中。膻中是任脉上的主要腧穴，两乳头连线中点，有上气海之称，也意指任脉之气在此吸暖胀散。《灵枢·根结》中也有"厥阴根于大敦，结于玉英，络于膻中"之说。脾俞为为脾之背俞穴，可以补脾气，治疗重在泻肝补脾，泻肩井利胆气，补脾俞、膻中，补气理气，调和肝脾。气机通畅，络脉调顺，乳汁通畅流出。

针刺通乳

【病例1】

张某，女，25岁。首诊日期：1976年5月10日。

主诉：产后奶结不出5天。

现病史：乳房肿胀疼痛，奶结不出，服药无效，要求针灸。

查体：乳房肿胀，脉弦，舌淡苔白薄。

取穴：少泽。

针法：1寸毫针双侧各针0.2寸。

效果：针后乳汁即出，痛胀立即减轻，留针10分钟，乳汁自泄，急忙回家。诊室距家不过千米，到家后发现内衣被乳汁全部浸湿。针1次乳通，胀消病愈。

【病例2】

陈某，女，28岁。首诊日期：1979年8月5日。

主诉：产后无奶15天。

现病史：乳房无结胀，服下奶药不效，要求针灸。

查体：脉沉弦，舌紫淡，苔薄。

取穴：少泽、膻中、肩井、肺俞、厥阴俞。

针法：于少泽穴斜向上刺0.2寸，膻中沿皮向下刺1寸，肩井穴沿皮向外刺1寸，肺俞沿皮下透厥阴俞，留针40分钟。

效果：针后乳房即有疏通感，回家喂奶有少许奶汁，每日1次，连针5次，乳汁分泌正常。

按：此两例皆为气机不畅，经脉阻滞，致使乳汁不通，病例1为大乳腺管阻塞不通，小乳腺管通畅，乳汁痹阻，故结胀疼痛。少泽穴为通乳特效穴，针后即通，1次治愈。病例2为大小乳腺管皆不通，故无结胀感，取少泽配肩井、膻中及相关背俞穴，5次治愈。针灸治疗奶结及乳少效果好，其作用皆为疏通经脉经气所为。若气血虚者，应配合补充气血之药物及增加饮食营养为宜。

针刺治愈子宫肌瘤

【病例】

何某，女，42岁。首诊日期：1980年7月13日。（1975~1986年，每年寒暑假期间，先生都会返回家乡乾县，免费给父老乡亲看病，从未间断，且分文不取。）

主诉：后侧腰痛1年。

现病史：病人诉1年前因后腰部酸困疼痛，在某医院就诊，做妇科检查，诊断有子宫肌瘤（瘤体具体不详），给予口服药调理，效果不显著，伴有腰酸、腰困，闻听人说，针灸可以治病，即来就诊。

检查：舌暗红有瘀点，苔薄白，脉沉涩。

诊断：癥瘕（气虚血瘀）。

治则：强腰健肾，活血止痛。

针法：在痛处取志室、带脉、大肠俞等穴，各直刺1寸，约1小时去针，7次为1个疗程。

复诊：何某诉其在小便时，从阴道排出一个比鸡蛋小的"血水球"，并说自从排出"血水球"后，腰不疼了，询问是否子宫肌瘤给扎下来了。先生也很惊奇，建议再去医院检查一下。半年后，先生回家乡时，何某诉其在医院重新检查后，子宫肌瘤已不在了，并且再也没有发生腰痛。

按：本例病人属肾阳不足，失于温煦，带脉不固，冲任经血不调，日久气滞血瘀水停而成癥瘕。针刺方选志室、带脉、大肠俞，志室属于足太阳膀胱经，志室别名精宫，志室穴之意乃肾脏的寒湿水气由此外输膀胱经；精宫之意乃肾脏水液气化的精微之气由此外输膀胱经。功能内散肾脏之寒热，外解体表之凉温。带脉穴属于足少阳胆经与带脉交会，针刺可治疗月经不调、子宫内膜炎、附件炎、盆腔炎、腰痛、腰胁痛、疝气等。大肠俞为足太阳膀胱经穴，穴义为大肠腑的水湿之气由此外输膀胱经。针刺可以理气降逆，调和肠胃。西医学研究表明其可主治腹痛、腰脊痛、肠梗阻、细菌性痢疾。取这三穴总体达到理气降逆，调和冲任，活血化瘀，解毒利水之功。气血通调，"通则不痛"，血脉通畅，癥瘕自除。

针刺治疗带脉病

张某，女，18岁。首诊日期：1978年10月15日。

主诉：腰胁连腹疼痛1年。

现病史：1年前，病人月经间期生气，致使从肚脐（神阙）到腰胁一圈拘急疼痛。从此月经错乱，每月3~4次，量多。经前3天腹痛腹泻，咳嗽。月经来后上症暂消，但接着从腰到腹一圈疼痛并起疙瘩。该带状疼痛时热时凉时胀，平时白带多。

查体：两脉弦，舌淡苔白。

诊断：肝气横逆，带脉不通，诸经失约。

取穴：太冲、内关、天枢、神阙、肾俞、命门、带脉。

针法：太冲直刺1寸，内关沿皮向上透刺2寸；双侧天枢沿皮透刺神阙，双侧肾俞沿皮透刺命门；双侧带脉穴各沿皮向下透刺1.5寸，针后痛减，留针40分钟。

二诊：翌日疼痛明显减轻，按上方每日1次，连针10日（1个疗程）病愈。

按：带脉横行于腰腹部犹如束带，统束全身直行经脉，有"约束诸经"的作用。由于带脉出自督脉，行于腰腹，所以带脉与冲、任、督三脉的关系密切。《难经·二十九难》曰："带脉之为病，腹满，腰溶溶如坐水中。"如带脉不和，就会出现月经错乱、白带增多等症。《脉经》有关带脉病的记载："左右绕脐，腰背痛，冲阴股。"

此妇人因生气，致肝失条达。肝气横逆，窜至带脉，带脉之气受阻不通，不通则痛。经前3天，月经将至，受肝气阻滞，气窜于腹，出现腹痛、腹泻；肝气上逆于肺，故出现咳嗽。月经来后，肝气随之下行，所以腹痛、腹泻、咳嗽暂消，但郁滞之肝气又全聚集于带脉。所以绕腰腹一圈，再次疼痛，气溢于表皮，不但疼痛，而且沿带脉一圈起鸡皮疙瘩。

太冲为肝之原穴，首针之以疏肝经之气；内关为手厥阴经之络穴，继针之，配合太冲平上冲厥阴之气；腹部双天枢透肚脐；腰部双肾俞透命门；两侧胁季部取带脉穴，皆为疏通带脉之腧穴。

上述诸穴相配，肝气平和，带脉气通，冲任督诸经顺畅，故带脉诸症皆愈。

针刺阑尾穴治疗急性阑尾炎

【病例】

钟某，女，50岁。首诊日期：1983年9月10日。

主诉：右下腹疼痛1天。

现病史：病人右下腹疼痛，曾去某医院治疗，诊断为阑尾炎，经药物治疗疼痛缓解后回家，至晚上疼痛又发作，伴发热，请先生至其家中针灸治疗。

查体：体温39℃，腹痛拒按。脉滑数，舌苔黄，舌质红。右下肢足三里穴下2寸，胫骨脊外侧缘有压痛区，特别敏感，触之即呼痛，左侧无。

治疗：针痛点，直刺1寸，针感至右下腹病灶，腹痛随之消失，留针30分钟，体温下至38℃，夜间只有数次微痛。第2日，于原来穴区针刺，针法如前，每日针2次，再未疼痛，体温正常。从第3日起每日1次，共针5次，一切正常。病愈后右下压痛点亦消失。

按：阑尾穴，腹痛在此处出现阳性（压痛）率比较高。此穴在足三里与上巨虚之间。足三里与上巨虚分别为足阳明胃经合穴和大肠的下合穴。"合治内府"，肠胃有病，足阳明经络不通就会在此区间有反应，针此处反应点，疏通足阳明经气就会通则不痛了。临床实践中发现，胃腑有病多在左右两侧有阳性反应，阑尾、小肠的反应点多出现在右侧，直肠结肠病一般在左侧区间找压痛。据此，胃肠有病不一定针灸固定的足三里或上巨虚穴，在二穴之间寻找阳性反应点（一般多为痛点）进行针灸施术，效果更好。这一点也得到了临床验证。

针刺中病、留针时间短使邪气滞留

【病例】

赵某，男，71岁。首诊日期：1999年10月28日。

主诉：左下肢外侧痛10余天。

现病史：10天前因走路过多，休息时又受凉，致使左腿外侧疼痛。同时又出现同侧左耳后项筋疼痛。

查体：左耳后项部有压痛，走路跛行，脉浮缓，舌淡苔白。

治疗：针刺阿是穴（左耳后项筋压痛处），捻针后气至下肢痛处，下肢痛消，走路正常。留针不到10分钟，病人因有急事要求取针。二诊：3日后，病人诉说，针后第2天原来疼痛恢复，又出现耳上及耳后头部疼痛，同时原来下肢外侧疼痛又延续到外踝及脚趾。头临泣及率谷各沿头皮针1.5寸。余穴直刺0.5~1.5寸，留针1小时，针后上症全消。又连续每日1次，针刺3次，再未复发。

按：首诊虽气至病所，但由于留针时间短，经气通后即闭。符合《灵枢·九针十二原》所说的"刺之……害中而去，则致气"的旨意。此痛症属足少阳经筋病变。《灵枢·经筋》说到"足少阳经筋起于足次趾，上结外踝，上循胫外廉，结于膝外廉……循耳后，上额角，交颠上，下走颔，上结于頄……"所以又循足少阳经取穴：头临泣、率谷、完骨、阳陵泉、悬钟、侠溪。

此例说明，留针时间长短对治疗效果有很重要的意义。此案属寒证，针法应属"寒者留之"，即寒证应久留针，但由于留针时间过短，使邪气留滞并流窜。此例属足少阳经筋首尾病变，故循其经首尾取穴，由于经筋行肌里，故针多用直刺法。由于后来取穴正确，针法到位，针后就邪去正安，病愈不复。

承气汤救命验案

1969年，先生下乡出诊，遇见一位年过70岁的老太太，昏迷已两天了，家里人已给她穿上老衣（人死后穿的衣服），等着死亡，做好的棺材已放在院子里了。诊其脉，脉数而洪大有力。我给其针灸百会、内关，病人有苏醒的征象，两侧腰体都能动一点。两侧瞳孔等大等圆，我即排除了脑梗死、脑出血的可能，即告诉家属，该病人还有救。随以承气汤化裁一剂：生大黄10g、芒硝10g、枳实10g、玄参10g、麦冬10g，服后下午即能坐起。病人表述，其喝药后有一股凉气从头逐渐向下移的感觉。至傍晚大便后病人神气清爽，和人对话如初，后连服几剂调理肠胃之药痊愈。

按：病人老年女性，阳明热盛，上扰神明，昏迷不醒，阳明实热太盛，格阴于外，阴阳离决，脉数而洪大有力，即可诊断有实热证，治当峻下热结。承气汤荡其阳明之热，热清腑通，自然神清气爽，便后腑气畅通，实热得清，阴阳调和。

大承气汤治疗热结旁流证

赵某，男，68岁，1983年5月就诊。因突然昏迷，于某医院住院，5日后，医院下病危通知，其女和先生是同事，要求先生到医院给其母治疗，看到病人昏迷不醒，便说等病人苏醒后再针。家属遂商议后出院，出院后，先生下午去赵家，走进房内，臭气熏天，揭开被子，黄水从肛门流出。按其脉数而洪大有力，先生分析，此证是典型的热结旁流证。先生当即告诉病人家属，其父有救。随拟大承气汤全方：大黄12g、厚朴24g、枳实12g、芒硝（冲服）9g，水煎服。服后2小时即解大便，随后病人苏醒，清理房间后臭味消。家属表示感谢，病人后遗症为左侧偏瘫，继用针灸治疗1个月基本恢复，生活能自理。并亲自编织水晶门帘步行2.5km，挂在门诊以表示感谢。此人后来活到83岁而终。

按：此例病人当属于《伤寒论》阳明病篇，阳明腑证，热结旁流证，以医圣仲景之意，大承气汤主之。实热得清，肠腑得宁，分泌清浊，水归正道，便后腑气得通，有"釜底抽薪"之意，热去窍开，神清气爽，精神恢复，病见痊愈。

十枣汤治愈悬饮

【病例】

刘某，男，55岁。首诊日期：1970年11月10日。

主诉：阵发哮喘、咯痰十余年，复发1个月。

现病史：病人患哮喘十余年，每于冬季多发，犯病时哮喘气短，咯痰，胸膈满闷、疼痛，常服氨茶碱、麻黄素，症状减轻不明显。1个月前因受寒后哮喘复发，胸胁憋闷，在当地某医院就诊，某医因发现其气短以中药补剂补之，常服无效，且气喘日益加重，胸膈疼痛，按之有水声，睡觉时口水流一大堆，经介绍来门诊就诊。

检查：舌胖大暗红，有齿痕，苔润厚腻，脉弦滑数。

诊断：痰饮－悬饮（饮停胁下）。

治则：峻下利水，祛痰化饮。

首诊：方选十枣汤化裁：煨甘遂10g（去大戟、芫花等峻猛之品）加茯苓10g、细辛3g，为末，用姜枣汤冲服。首次服一半，服后病人胸口发烧，疼痛难忍，顿时大便数次，清水直下，约有半盆。

二诊（1970年11月11日）：气喘、胸痛症状减轻，身困无力，舌胖大暗红，苔厚腻，脉弦滑。给予以下处方降气化痰，纳气扶正：苏子10g，茯苓15g，细辛3g，干姜5g，五味子10g，橘红12g，半夏10g，沉香3g，当归10g，熟地10g。3剂，纳水400ml，水煎服，先武火后文火，取汁200ml，二煎合参，早晚分服，1剂/日。

三诊（1970年11月15日）：胸痛、气喘症状明显减轻，已能进食，但胸膈仍有顶痛感，舌暗红，苔薄腻，脉弦细，分析此乃水邪未尽，又让其服剩下一半药粉，随后大便3次，水粪夹杂。

四诊（1970年11月16日）：气喘、气短、胸疼诸症均大减，但身困无力。开始由不能进食到日食300~400g。舌暗红，苔薄腻，脉弦细，继续服用上面二诊调理之力，1周后基本病愈。以后给予针刺膈俞1个疗程，再未复发。

按：该病人为老年男性，以哮喘、胸胁憋闷疼痛、气短为主症，结合舌脉，应该辨证为虚实夹杂，水饮停留胁下之"痰饮，悬饮"病，证属饮停胸胁证。此人虽有气短、乏力等虚证表现，但病机当属风邪犯肺，卫外不固，宣降失司，脾肾阳虚，无力温阳利水，痰饮流于胸胁之下，故见哮喘，入睡留涎，胸膈疼痛。舌胖大暗红，有齿痕，苔润厚腻，脉弦滑数为有水饮、痰湿之征。初始治疗，单纯补气平喘属于误治，根据《伤寒论·悬饮病》，随效仿十枣汤，煨甘遂，去大戟、芫花之峻，加茯苓、细辛，温阳利水，胁下之痰饮得峻下，气机通畅，哮喘、胸胁疼痛减轻；祛邪伤正，故见气短、乏力。结合舌脉，给予二陈汤加干姜、细辛温阳健脾；加熟地、当归补益气血，扶正祛邪；加苏子、五味子、沉香降气纳气，全方达到仲景《伤寒论》中"病痰饮者，当以温药和之"之意。后期给予针灸膈俞穴，可以起到养血和营、理气止痛的作用。提示在任何疾病面前，审因论治很重要，权衡虚实，平调阴阳，就会得到很好的疗效。此例是先生刚刚毕业不久治疗的病例，此人病愈后，在当地有很大影响。

独参汤救命验案

1970年11月，先生在麟游崔木医院上班，甘肃少寨一人到医院找先生，当时已是下午六七点，医院已下班。来人说他是甘肃人，他儿子今年2岁，在某医院诊断为支气管肺炎，住院7天后，院方说娃已呼吸衰竭，让他转院治疗，他准备把娃抱回家不治了。路过崔木，在旅馆听说先生可能有办法，请先生给看看。先生看过患儿，症见目闭唇紫，呼吸微弱，指纹紫黑至命关，无奈先生叫开药房的门，给其取3g高丽参，让其父研成细末，加点开水熬了会儿，给娃一点一点喂下去。第2天早上，患儿父亲告之："王医生，我娃好了。"又诉："昨晚喝药后，大约2个小时，娃的肚子开始咕噜咕噜响，后半夜开始要喝水，我又把剩下的药加点开水给他喂下，今早就要吃喝了。"见其病症，后仿"千金苇茎汤"之意，用芦根水调治数天，病愈。

按： 该患儿当属于正虚邪陷，结合指纹属于透关射甲，病邪当属于由表入里，正气不足，邪之内陷，逆传心包。治用独参汤补气救逆，正气得复，抵邪外出，厥逆得治。芦根甘寒，入肺经，生津止渴，固护气阴，可清肺经余热。也符合小儿的特点"稚阴稚阳"，病来时很重，去时也很快。

附：医话6则

1. 燎灸法治疗失音一例

闫某，女，55岁。1996年秋首诊。

主诉：失音1个月。

现病史：1996年中学举行校庆，欢聚时，闫某不能说话，只见张嘴没有声音，急得直流泪。先生把她领到门诊进行治疗。

治疗：用三棱针尖在酒精棉球上烧红，于喉结上下左右各一灸，声音立即如初，又和同学们见面时声音洪亮，判若两人。

按：燎灸法是用火针刺灸患处，以取得治疗效果的一种治疗方法。咽喉属手太阳小肠经、手少阴心经、足太阴脾经、足厥阴肝经、任脉之会。所以燎灸局部可以温经通络，开窍启闭，起到立竿见影的功效。

2.小儿乳头上方的瘢痕

有一年夏天先生下乡医疗，看见一个10岁左右的孩子，在其两乳头上各有一个比黄豆稍大的瘢痕，问其原因，其母告诉我，小孩在2岁多时因患肺炎，经大医院10余天治疗，不愈反加重了。我用乡土办法，在小孩两乳头上方1寸处，用陶瓷片划破约1cm，然后手蘸鸡蛋清拍打患处数下，然后反复蘸鸡蛋清，两侧各拍打百余次。第2天小孩的病就好了。

3.舌上划割放血法治疗扁桃体肿大

先生大约在15岁时，突然咽喉肿大疼痛，呼吸都有些困难（可能扁桃体肿大），邻居一老太太把碗打破，挑其锋利碎片，捆绑在一根筷子上，在我的舌上猛烈划割，出血数十滴，不多时，我的喉病就好了。

4.苏丹南方，划割天突穴加一种植物树汁治疗气管炎

1972年先生在苏丹南方援外医疗，在当地黑人天突穴处，用瓷片划破，然后用当地的一种树叶汁涂其上，治疗气管炎很有效。

5.西瓜治愈肝硬化腹水2例

【病例1】1979年初冬，先生回老家看望父母，遇见当地屈某，面色憔悴，让先生给诊脉开方。述其患肝硬化已多年，并从口袋取出数十张中医处方，我看过处方后，大多与我预想的方剂一样，于是顺口说让他多吃西瓜。时隔一年，第2年春节回家探亲又巧遇此人，发现其面色红润，神采奕奕，先生问其病是怎样治好的？其讲述治病过程：自从去年见面后不久就住院治疗，但是病情越来越严重，3个月后，出现腹水越来越多了，肚子也大了，觉得自己病情无法可治，干脆不治了。绝望之中，回家后，给队里种西瓜的帮忙看瓜园，至六、七月，西瓜熟后，就每天吃西瓜，越吃越上瘾，身体一天比一天有精神，后来西瓜没有了，苹果成熟了，就每天吃苹果。前几天去做了检查，结果一切正常。现在已上班了。这就是先生说的食疗比药疗好。

【病例2】1983年暑假，先生去某县给当地人看病，遇一人患肝硬化腹水

正在医院住院，先生就让其吃西瓜治疗，此人如法施用，结果病愈。

6.土方治好了我的胃痛

1974年12月，先生刚从苏丹回国不久，突患胃病，每到傍晚就加重，这样一直持续了十余天。先生到医院做钡餐透视检查正常，但胃痛病就是吃药无效，后有一农村老太介绍一土方：白胡椒7粒，核桃仁3粒，猪板油约30g，蜂蜜适量。将白胡椒和核桃仁捣烂用白面团包住在火上煨熟，去掉面团，再和板油、蜂蜜一同放在碗中，加盖蒸半小时即成。初次，我取药约1/4，半信半疑将药服下。没想到，药刚服下，即觉胃中轻松舒服，从此胃痛再也没犯了。

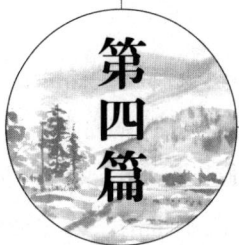

第四篇

师徒对话

针列缺治偏瘫

科主任推荐了一名患脑梗死，左侧偏瘫的病人，女性，55岁。他们针灸一段时间效果不明显，让先生示教。诊脉：左脉弱，右脉强，选右侧列缺穴沿皮下向近端方向刺1.5寸，针后不能动的左上肢即能高举过头，众人皆惊。

学生：为什么要取右侧？

先生：左侧瘫，取右侧是因为右侧脉力较左侧强，针尖向上（近端）是取迎随补泻之泻法，这样泻右补左以达左右阴阳平衡。

学生：为什么取列缺穴？

先生：因为列缺穴是手太阴肺经与手阳明大肠经的络穴，又是八脉交会穴之一，通于任脉。任脉为所有阴经之总任，肺朝百脉，主一身之气，又肺为诸脏腑之华盖，针列缺疏通了肺与大肠的经气，又使任脉之气通畅，故而使整个阴经及所有脏腑之气皆通。这样阴阳平衡，诸脉通畅，瘫肢就恢复了功能。

学生：我们开始针刺还有效果，为什么后来就越针越没有效果了呢？

先生：后来没有效果，有三个原因，一是针刺的时间长了经气就随之而逐渐疲乏了；二是患侧的脉弱，无力得气；三是单刺患侧，且每次取穴过多，使虚上加虚，所以就越来越没有效果了。

大夫：我知道了，这就是您取健侧的原因，而且只针一穴就出现效果了。

先生：这在临床上叫泻右补左或从阴引阳，阴阳平衡，病也就好了。

玉枕透天柱治疗小儿麻痹19例

1990年先生回乾县义诊，时逢乾县、彬县流行小儿麻痹。共先后收治了19例1~6岁的小儿麻痹症病人（脊髓灰质炎）。针刺穴位玉枕透天柱取得了百分之百的治疗效果，其中9例在1个月内基本治愈。

中医院大夫：这是个非常好的效果，先生为什么要取这两个穴？

先生：此二穴属足太阳膀胱经。①从经行路线分析，取此二穴可以疏通足太阳经气，足太阳膀胱经起于目内眦……上额，交巅（百会）……从头顶入里，联络于脑，还出别下项……挟脊，通过臀部入腘窝中……项部的支脉通过肩胛骨内缘直下，经过臀部（环跳，属胆经）下行，沿着大腿外侧……会合于腘窝中，从此下行至足小趾。②此二穴在足太阳的位置：足太阳经从头顶入里，联络于脑，回出分开，下行向后，此二穴正好位于"从脑回出分开下行项后"的位置，因此二穴是疏通足太阳经的最佳穴位。③足太阳经通于督脉，联络肾脏，且与足少阳经有联系，这个人体后侧被足太阳经全覆盖。而且最主要的是挟脊柱、通督脉。小儿脊髓灰质炎（小儿麻痹症）病灶在脊柱内，病位在下肢，都属足太阳经所辖。④足太阳之脉通过背俞穴与十二脏腑相通。⑤天柱穴，明代《针灸大成》谈及天柱的功能就有"立足不任身"的记载。所以，针刺玉枕透天柱疏通一身之阳气，调整十二脏腑之气，故治疗小儿麻痹可取得较好的效果。⑥玉枕透天柱的位置也正好属"头发际象针"的腰骶和下肢。

治疗久治不愈面瘫

学生：我发现先生为一些久治不愈的面瘫病人针刺背俞穴，如肺俞、肾俞、脾俞、膈俞等。针后有的病人说其患侧面部有上提感；有的说患侧面部轻松了许多。如一个在其他多家医院两年没有治愈的双侧面瘫病人，口张不大。当先生刚把针刺入脾俞穴时，她就立即喊道："我的口张开了。"真是神奇。请先生讲一讲其中的道理。

先生：面瘫病人，若久治不愈，邪气内陷，入于脏腑，《内经》言："久病入络。"导致脏腑之气受阻，络脉之气不通，脏腑功能受到影响。这时就要加刺有关脏腑的背俞穴了。因为背俞穴是脏腑之气输注于背腰部的腧穴，如肺俞、膈俞、脾俞、肾俞等，针刺这些腧穴，激发他们所属脏腑的精气，调整它们的功能活动，脏腑的功能正常了，就能驱逐内陷之邪外出，帮助有关的脏器恢复功能。

学生：为什么只取肺俞、脾俞、肾俞呢？

先生：因为这几个腧穴所属的脏腑与面部关系比较密切。要说这个问题，首先让我们一起复习一下与面瘫有直接关系的肺、脾、肾的部分功能。首先谈肺，肺主气司呼吸，朝百脉。这个气指宗气，宗气通过血脉散布全身，以保持人体各组织的正常功能。如肢体和器官的活动能力都与宗气有关。肺主皮毛，开窍于鼻，有滋养皮肤及管理鼻窍的功能。肺又主宣发，可以宣泄邪气外出。所以面瘫的早期和后期，肺俞都有治疗作用。脾主肌肉，开窍于口，其华在唇，就是说脾有管理口及面部肌肉活动的功能。针刺脾俞，对面肌及口唇的恢复，功能显著。肾主藏精，主藏一身之元阴、元阳，元阴、元阳合称元气，元气的盛衰可以影响到五脏六腑及各组织器官的功能，元气充盛就能排邪外出。针刺肾俞对恢复元气有帮助。如果面瘫久治不愈，邪陷脏腑，影响到肺、脾、肾，功能失常，就一定会影响面瘫的恢复。选取肺、脾、肾等背俞穴，调整了这些脏腑的功能活动，对面瘫的后期恢复有很大帮助。

学生：为什么还要取膈俞呢？

先生：膈俞为八会穴之一，血会膈俞，故取膈俞有活血通络的作用。因为有久病入络之说，所以取膈俞。还有肝俞，此时也可以选择针刺，因为"肝主目"，当出现眼睑闭合不全、眼睛酸涩不适者，也可以加刺肝俞。

学生：我明白面瘫后期针刺背俞穴的道理了。

先生：越是病程久的面瘫，各组腧穴都要不断地交替选用，单纯强调针刺某组腧穴，都会影响治疗效果。具体应用再参考一下治疗面瘫的经验与体会一节。

学生：先生能列举两例病程久的面瘫病人的治疗过程，以帮助说明吗？

先生：当然可以。

【病例1】

常某，女，69岁。首诊日期：2014年9月10日。

主诉：左侧面瘫3个月。

现病史：因天热开窗睡眠，晨起左头项及左侧头痛，并出现口眼歪斜。眼睛不能完全闭合。口角漏水，鼓腮漏气，某医院诊断为特发性面神经麻痹，后经中西医针灸治疗3个月，进展不大。

查体：上眼睑浮胀并略下垂，眼裂变小，左侧面肌下垂，上唇浮胀。整个左面向右侧歪斜。脉沉细涩，舌体大，舌淡中有裂纹，苔薄白。

治法：健脾补肾，活血通络。

治疗：以取背部俞穴为主，其他穴区相配，并交替应用。

取穴：①背俞穴区：膈俞、脾俞、肾俞。②头后项穴区：翳风、完骨、风池、天柱等穴。③颊车、地仓、颧髎等。

针法：上述背部腧穴，皆沿皮向脊柱横刺1.5寸，完骨、天柱各直刺0.5~0.8寸；

燎灸法：头维、阳白、迎香、地仓燎灸不针。

先生：针脾俞等背俞穴时，病人立即觉得左面部有上提感，随之患侧面部轻松，眼睑及上嘴唇动作灵活，以上述背俞穴与其他穴组交替轮换针灸，3个疗程（30次）完全恢复。我再举第2例。

【病例2】

高某某，女，49岁。首诊日期：2014年8月25日。

主诉：双侧面瘫2年。

现病史：2012年8月患者因受凉致右侧头痛、面瘫，在市某区医院住院治疗。诊断为：右侧面神经炎，经输液及中西药、针灸理疗等治疗，头痛消除，但面瘫无明显进步。2个月后不明原因，某天晨起，左眼也闭合不全，左侧面部也下垂，口张和不全，吃饭、喝水均感困难，又去住院治疗，诊断为左侧面神经炎。此后两年，四处求医，吃药、打针、针灸。现在仍然没有完全治好。最主要的是右侧口张不大，吃饭、喝水有困难。

查体：右侧无额纹，两眼均闭合不紧，口闭不紧也张不大。脉沉缓，舌淡苔薄。

诊断：双侧面瘫。

取穴：①背俞穴区：肺俞、脾俞、肾俞、膈俞。②头后项穴区：翳风、完骨、风池、天柱。③患侧面部腧穴：地仓、颊车、颧髎。

针法：背俞穴各穴皆向脊柱沿皮横刺1.5寸；头后项穴区各穴皆由上向下沿皮刺1.5寸；颧髎、地仓、颊车相互沿皮透刺。

燎灸法：背俞穴及头后项穴区各穴针后加燎灸。

上述腧穴轮换交替配合应用，每次取穴不超过7穴。每日1次或隔日1次，10次为1个疗程，疗程间停针休息3~5日。

学生：针这个病人时，我当时在场。首次针刺，当针脾俞穴时，病人的面部即觉舒适、轻松。右口立即张开，病人连连惊呼："我的口张开了！我的口张开了！两年张不开的口，您一针就张大了！"周围病人及大夫也都觉惊奇。

先生：此两例病人病久入络，又因长期针刺致脾肾气虚。膈俞为八会穴，血会膈俞，取之有活血通络的作用。取脾、肾的俞穴以激活脾肾之气，调节脾肾功能。与其他穴位共用，达到活血通脉、祛风疏经、健脾补肾之效，所以久治不愈的面瘫得以恢复。

治愈一例健忘症

【病例】

张某，男，68岁。首诊日期：2015年6月8日。

主诉：（家属代诉）记忆力减退3个月。

现病史：开始时经常出现出门忘记带钥匙，回不了家，随后出现以前常去的地方忘记怎么走，甚至忘记了返回路程。特别是刚刚发生的事情容易遗忘。但对过去的记忆基本正常。无头痛、头昏症状。

查体：神志清，计算、判断均正常。舌淡红，苔薄，脉沉缓。

诊断：健忘症。

取穴：①心俞、脾俞、肾俞；②完骨、风池、风府；③神庭、百会。

治疗：心俞、脾俞、肾俞各沿皮向椎间透刺1.5寸；完骨沿皮透风池，风府沿皮向下透刺1寸；神庭从右向左沿皮刺1寸，前顶沿皮透百会。风府、百会、神庭针后燎灸。每日针灸1次，1个疗程（10次）后，病人记忆力明显好转。第2个疗程后不需家属陪同，可独自就医，3个疗程后记忆力恢复，可以独自上山干活。

小梁大夫：这位记忆减退的病人，针灸3个疗程就治好了，请问先生这是个什么病，它是怎么形成的？

先生： 这个病应是一个健忘症。健忘是由于脑力衰弱，引起遇事善忘的一种病症。它的形成应从两个方面理解，一是气血资源不足，二是气血通于脑的路径不通。二者中任何一个出问题都可以引起脑部气血不足，导致本病。历代医家都只从气血资源不足考虑，认为本病与心、脾、肾有关。心脾主血，肾主藏精，思虑过度，伤及心脾，则阴血损耗；房事不节，精亏髓减则脑失所养，皆能令人健忘，年高气血虚，神志衰，故多本病。除此以外，颈项部为气血通于脑的路径，此路不畅也是引起本病的原因之一。

小梁大夫： 针灸上述腧穴很快治好了这个病人，请您分析一下这个针灸处方的方义。

先生： 这个处方从三个方面分析领会。一是针刺心俞、脾俞、肾俞，激发心、脾、肾三脏之气，调动三脏的功能活动，恢复三脏藏神、主意、健思的功能。二是针刺完骨、风池、风府，意在疏通气血通往大脑的路径。三是针刺神庭、百会、风府，有直接达到开窍醒神、健脑的作用。

针胃治头痛

小梁大夫： 有一个病人叫张某，男，43岁，前头痛7日，我即针头维、印堂等穴，次日又来求治。言昨日针后没有效果。检查：两脉濡数，左脉较有力，舌苔黄厚，说话时胃有臭气，病人又述说胃脘胀痛。针刺中脘、足三里穴（左），留针30分钟，头痛止，胃痛消，全身一切均感舒适。为何头痛针头无效，针胃却病愈？

先生： 第一次针而不效的原因是针前没有做望、闻、问、切四诊，必须的检查，诊断不明，只针局部。第二天经过诊断后，明确了该病人头痛的病因。其人表面上病位在头，实际病源在胃。是湿热积滞于胃，阳明经气为湿热邪气阻遏不能上达于头，反而邪气沿经上窜所致，所以该病人不仅头痛，胃也不舒服。中脘为胃募穴，该穴是胃之腑气聚集之所在，足三里穴为足阳明经合穴，有"合治内府"的作用，所以针此二穴，消除了胃部的湿热邪气，疏通了足阳明的经气，足阳明经络畅通，头痛也就自然而愈了。

小梁大夫：这是一个阳明经头痛？

先生：对，这是一个典型的阳明头痛，但阳明头痛又有经证和腑证之别。这个病例是阳明腑证出现的头痛，所以针刺胃募中脘及其合穴足三里就对了。抽时间重温一下《伤寒论》关于头痛的记载，你就会更加清楚了。

针腰部腧穴治愈头痛

【病例1】某女，40岁，因腰肌劳损致腰痛，久治不愈。双侧大肠俞有压痛。在痛点直刺1寸，针后不到1分钟，病人自述，其头顶向外冒凉气，随即头脑清醒，眼睛明亮。此人又追述，她常年头昏脑胀，眼前昏花如物遮挡，这一下不仅治好了我的腰，也治好了我的头和眼。此人连针2次（两天），后来回访，上述症状都好了。

【病例2】一妇女，50岁，平常头胀闷疼痛，抚摸头皮亦感敏感不舒，两脉沉细。腰脊困痛，两目昏蒙不清。病人述说：几年了，没少吃药，都说我肾虚，但补肾药吃了数十副都不见效。遂针命门穴沿皮横刺1.5寸，留针1小时针后头痛停止，头清目明，全身舒服。

学生：此二例均为针腰部穴位，治好了头部疾病，请问原因，二者有何不同？

先生：督脉贯腰脊，上头，足太阳经从头下行，分布整个腰背，二脉又相互联结。两位病人上有头痛昏蒙之症，下有腰部疼痛之疾，都是督脉及足太阳经气不通的表现。病例1、2虽表现症状有异，例1腰肌痛兼头昏痛，例2头痛兼腰脊痛，实则病机相同，都为督脉和足太阳经络受阻。大肠俞虽属足太阳之腧穴，却也通联督脉。命门为督脉之穴也旁连足太阳经。所以针此二穴，有异穴同功的作用。二人分别通过针刺命门穴及大肠俞穴，皆疏通了督脉和足太阳经之气，故头痛、头昏和腰部疾患就都痊愈了。

学生：那我明白了，病例2病人，虽然没有病例1病人明显的腰肌劳损症状，但也是因为腰脊部督脉气血不通，才导致腰困及头痛，先生在腰部针刺，同样意在疏通督脉及太阳经之气，二脉经气运行通畅了，上下通顺了，所以头痛、腰痛自然也就消失了！

先生：你说对了，道理就是这样。所以，针灸治病重在循经疏通经脉气血，气血通畅、充盈，病当然就好了。

讨论《伤寒论》中头痛

学生：我知道先生不仅精通针灸之道，也熟悉四部经典著作，您曾说要和我们一起探讨《伤寒论》中有关头痛的论述。我想这对我们今后在用针灸治疗头痛有一定帮助，请先生示教。

先生：我对《伤寒论》等四部经典著作比较熟悉的原因有三：一是1962年大学期间这些著作都是我们必学的课程；二是在1979~1980年，我又参加了陕西中医学院（现陕西中医药大学）古典医著师资进修班，以后又讲过《伤寒论》这门课，所以懂得一些，愿意和你共同重温。

学生：先生曾说《伤寒论》中所述头痛，皆为外感头痛，我还有点不明白。

先生：是的，从整个《伤寒论》中的头痛条文分析，全属后世头痛中的外感头痛，皆外邪所致。因为《伤寒论》中言头痛者，只提三阳（太阳、阳明、少阳）和足厥阴经。即是厥阴头痛，亦属寒邪，侵犯于厥阴肝经而成。亦属外感头痛。

我先从太阳经说起：《伤寒论》第1条太阳病的提纲中说："太阳之为病，脉浮，头项强痛而恶寒。"由于风寒外束，太阳经脉运行受阻，经气不利，脉道不通，故见头痛。《灵枢·经脉》篇云："足太阳之脉，起于目内眦，上额交巅……其直者，从巅入络脑，还出别下项。循膊内，夹脊抵腰中……"故太阳头痛的特点是：头项强痛（第1条）或兼见"项背强几几"（第十四条）或兼见身痛、腰痛、骨关节痛（第35条）。由于太阳为巨阳，其脉最长，外邪侵袭，太阳首当其冲，故太阳经病头痛最为常见。因而在《伤寒论》中，太阳伤寒、太阳中风以及太阳蓄水证之诸条文都有头痛之症。

学生：何为中风头痛，何为伤寒头痛，二者有何区别？

先生： 中风头痛，根据第2条和第13条其症为头痛兼发热汗出、恶风脉缓，仲景强调治疗时针药并用，如第24条说："……先刺风池、风府，却用桂枝汤。"先针风池、风府二穴以宣发督脉之阳，通畅太阳之经，然后用桂枝汤调和营卫，发散在表之风邪。

学生： 那伤寒头痛就是头痛兼发热恶寒，无汗，体痛，骨节痛，脉浮紧了。

先生： 是的，这是根据第35条结合第3条的条文，综合得出的脉症。这时的治疗就要用麻黄汤发汗解表，宣肺疏邪了。

学生： 是否也应该针药并用？

先生： 非常应该，仲景此处虽未提出，因为在中风头痛中已有指示。所以亦可加刺风池、风府，以及大椎等穴，以疏经通阳。在用药方面我们在临床通常也在麻黄汤的基础上加羌活、藁本、荆芥、防风等一些辛温发散之品。

学生： 太阳蓄水头痛是怎么回事？

先生： 第72条和第74条是讨论太阳蓄水症的。文中虽未提到头痛，但结合第385条推知太阳蓄水证亦有头痛。其病机是外邪还未解又循经入腑，致膀胱气化功能失职，水饮内停，气不布津。治疗用五苓散，通阳化气行水，兼解肌表之邪。

学生： 太阳头痛为外邪头痛我能理解。阳明病为"胃家实"应为里症，那阳明病出现头痛如何解释。

先生： 阳明病可以出现头痛。如第56条中，辨表里证时提到："伤寒，不大便六七日，头痛有热者与承气汤……"说明在《伤寒论》中阳明病可以出现头痛，其病机是燥热蒸腾，邪热之气随经上冲清窍所致，由于手足阳明经循头面之前，与口鼻等器官联系较紧，故阳明头痛，以头之前面为甚，而且伴口鼻干燥，或口鼻生疮等症。由于热邪熏蒸，故此种头痛多较剧烈，甚者有如刀劈之感。

学生： 这个我明白了，治法有何区别？是否可用针灸？

先生： 治疗阳明头痛总的原则，是以荡涤阳明燥热为主。但阳明病还有经证和腑证的不同。第56条的经文中"不大便六七日"应为阳明腑证，故用承气汤之类通腑气，除燥热。若属阳明经证者，应以白虎汤之属，清里透热。仲景此处虽未提到用针，但针药并用，效果更好。我们临床治疗阳明头痛，通常选用头维、合谷、内庭。若出现腑证，加足三里、上巨虚等。

学生：少阳病中的头痛与太阳病头痛和阳明病头痛有何不同？

先生：《伤寒论》第264条"少阳之为病，口苦咽干目眩也"结合第266条"伤寒，脉弦细，头痛发热者属少阳……"说明少阳病头痛的特点是"头痛目眩"与太阳病"头痛项强"、阳明病"头面痛并兼口鼻干燥"不同。另外，根据少阳经脉环耳，绕头侧，及第265条"少阳中风，两耳无所闻，目赤……"所以少阳头痛应以偏头痛为主，且有耳鸣、耳聋、目赤等症。

学生：那么少阳头痛就以小柴胡汤为主方了。我们针灸应取哪些穴位呢？

先生：你说得对，用小柴胡汤和解少阳之枢，调三焦之郁滞。针灸少阳头痛，应取头临泣、完骨、风池、外关及侠溪等穴。

学生：厥阴经能直达头顶，与足太阳经及督脉交汇于颠顶，厥阴头痛又有何特点？

先生：《伤寒论》中第376条说："干呕，吐涎沫，头痛者，吴茱萸汤主之。"此条为厥阴肝经受寒，寒气上逆犯胃，并循经上头，所以厥阴经头痛兼干呕、吐涎沫为其特点，治疗用吴茱萸汤，温寒降浊。厥阴头痛应以颠顶痛为主。

学生：我们又该取哪些穴呢？

先生：所以治疗厥阴头痛，再配合针灸效果更好，上针百会，中取肝俞，下灸大敦，能温肝经之阳，降寒浊之气，使阳复阴散，头痛自愈。

学生：足太阴经与足少阴经二脉不上头，至舌根而终。《伤寒论》中是否有太阴头痛和少阴头痛？

先生：根据《伤寒论》中有关条文分析，应该没有单纯的太阴头痛和少阴头痛。

学生：先生能分别分析一下吗？

先生：我试简要说说。根据第385条从头痛用理中丸治疗，所以此处的头痛为太阳表证之代表，说明在太阳表证未解，而太阴在里之虚寒为重且急的情况下，急当温中散寒，故用理中丸。综合第168条"表里不解者用桂枝人参汤"，本条文之"表"代表"头痛发热"；"里"就是"太阴证"，为表里均急的情况下，用表里双解法。再结合第276条"太阴病，脉浮者，可发汗，宜桂枝汤"。太阴病脉当缓弱，今脉浮，可知病邪偏重在表，以方测证，当有发热、恶寒等症。虽云太阴病，知太阴本证不重，而表证较重且急，故须先解表用桂枝汤。从以上三条可以看出太阴病出现发热、恶寒、头痛等表证为太阳、太阴两感证。根据表证、里证的轻重缓急或救其里，或表里双解，或解其表。所以综合分析太阴篇中的头痛，系太阳之症，非太阴头痛。

学生：那少阴病如果出现头痛，也是太少两感了。

先生：是的。咱们分析下面几条，就可以得出这个结果。第94条"病发热头痛，脉反沉，若不差，身体疼痛，当救其里，宜四逆汤。从"脉反沉，若不差……当救其里"说明虽有表证（发热、头痛），但由于少阴里虚重且急，当先救其里，用四逆汤。故知此处头痛非少阴之证，而属太阳证了。第301条"少阴病，始得之，反发热脉沉者，麻黄附子细辛汤主之"此条反发热亦寓有头痛之症。病属太少两感，里证不急，故治疗就应用麻黄附子细辛汤表里双解了。

学生：先生分析得很透彻。我已经知道了，您从整个《伤寒论》中的头痛条文分析其头痛，全属后世头痛中的外感头痛，皆外邪所致。太阴、少阴，虽见头痛，均为表里两感，其头痛皆为太阳表证。即是厥阴头痛亦属寒邪侵犯于厥阴肝经而成。请问先生我说得对吗？

先生：你领会得很快。我们作为针灸医生的也要多读一些像《伤寒论》这样的经典著作，对指导我们针灸临床很有帮助。

学生：是的，我尽量多读。请问先生，咱们今天讨论了《伤寒论》中的头痛，对针灸临床有何帮助？

先生：《伤寒论》是以六经辨证为基本原则的，针灸疗法是以经络为纲。从这个角度，《伤寒论》对针灸的辨证取穴就很有指导价值。就从用针灸治疗头痛来说，后世的内伤头痛，如肝阳头痛、肾虚头痛、气血虚头痛以及痰浊头痛，也是在《伤寒论》六经辨证的基础上梳理为三阴头痛的。因为这些头痛与肝、脾、肾三脏相关。因于肝者，或为木郁化火，或为水不涵木；因于脾者，或脾虚失运，痰浊上扰，或脾气下陷，气血亏虚；因于肾者，因肾精亏损，脑髓亏虚。按肝者厥阴也，脾者太阴也，肾者少阴也。头痛若按六经来分，三阳头痛多属表属实，三阴头痛，多属里属虚。所以现今把头痛分为外感头痛、内伤头痛，亦来自《伤寒论》也。

学生：今天我不仅明白了《伤寒论》所说的头痛，相当于咱们现在所说的外感头痛，并且在先生的指导下，学会了如何用六经辨证指导针灸治疗头痛。

先生：不过，今天所言针灸治疗头痛，只是从分析《伤寒论》中头痛时，仅从六经辨证这个角度，说了个大概。

针大肠募穴治疗咳嗽

【病例】

王某，男，12岁，咳嗽月余，每到凌晨4~5点加重（从小有气管炎病史），面色少华，体弱右脉无力，痰沫多，饮食差，但大便干。

诊断：肺脾肾皆虚。

治疗：针肺俞、脾俞、肾俞等穴均无明显效果，因大便干，又针大肠募穴天枢（左），针入得气后即感觉咽喉有清利感，咳嗽明显减轻。以后每天针大肠俞（左）及天枢（左），连针4天咳嗽停。停针1周，再来复诊时，因考虑体虚，针关元，但针后无任何反应，改针大肠俞，针后病人自述：有一股凉而味咸之气从口、鼻、咽、气管向下行，捻针，其咸凉之气继续下行，3分钟后出矢气若干，感觉全身舒服。咳嗽愈，以后2年再未咳嗽。

学生：该患儿在4~5点咳嗽加重，有什么道理吗？

先生：凌晨3~5点乃寅时，人体肺金当令，而从4点以后金气渐衰，肺得不到金气的资助，故咳嗽加重。5时之后大肠之气渐盛，故咳又止。

学生：原来是这样。这个病人应该是属于肺脾肾皆虚，那为什么针肺俞、脾俞、肾俞等穴无明显效果，而针天枢配合大肠俞有这么好的效果？

先生：导致该患儿咳嗽的因素比较多。一方面肺肾皆虚，肾中寒水之气上凌肺金，肺失肃降故咳，所以这个咳嗽不仅和肺有关系，还和肾有关系。另一方面病人除了有肺肾虚而咳之表现外，还有大便干的症状，此乃大肠腑实。肺肾虚是该病人致咳之根本，大便干燥，大肠腑气实是标。本病例是脏虚腑实、虚实夹杂之证。补虚则影响大肠实邪不能外泄，故先泻其实以补其虚。由于大肠腑实、腑气上逆，选择天枢和大肠俞进行针刺，天枢为大肠募穴，大肠俞为其背俞穴，俞募结合令大肠腑气下降，肺气得以宣发肃降，气机升降宣畅，咳嗽愈。这是一个典型的以表治里、从阳引阴、泻腑补脏的范例。

学生：您分析的很透彻，我现在明白为什么针肺俞、脾俞、肾俞无明显效果了。该患儿一方面是肺脾肾虚，但最明显的表现为大肠气实、腑气上逆，影响肺气肃降，使咳嗽严重，属本虚标实。先生通过治标使大肠腑气得降，肺中清气得宣，气机升降有序、通畅，而咳止，达到泻腑补脏、泻阳补阴的效果。

针刺鼻窍治呃逆

【病例】田某，70岁，呃逆5天。因脑梗死于某医院住院，期间出现呃逆，要求针灸。某医生针天突、膈俞、中脘、肝俞、胃俞等穴无效。先生用毫针点刺鼻窍，呃逆停，再留针，两鼻孔各一。30分钟出针，回医院再呃逆，但症状轻，又连针2次，呃逆症愈。此后凡来治呃逆的，都用此法，无一不效。

学生：呃逆有虚实之分，实证为肝胃气上逆，虚证为脾肾阳虚，虚气上逆。为何针膈俞、肝俞、胃俞、天突不效，刺鼻窍而愈。请问原因？

先生：临床中刺鼻窍治呃逆，是因肺开窍于鼻，鼻为肺窍，肺主气司呼吸，肺又为华盖。无论肝胃之气上逆或是脾胃虚气上逆都会上犯于肺，引起呃逆。直接针刺鼻窍，迅速疏通肺气，呃逆自止。所以临床中对一些呃逆，时间较久的病人，又加刺太渊透经渠，效果更好。

学生：我明白了。太渊为肺之"输穴（原穴）"，在五行属土，经渠是肺经的经穴，五行属金，取太渊透经渠为补土生金之意。肺气实了，肺气通了，其他一切逆气就会顺了。

先生：你说得很对。

关于针灸治疗耳鸣耳聋

学生：我注意到门诊上治疗耳鸣、耳聋的病人越来越多了，先生针刺治疗突发性聋的效果为什么这么好？

先生：这几年门诊中的确治疗耳鸣、耳聋的病人比以前多了许多。是因为这几年针灸治疗耳聋的效果比较好的原因。以前治疗耳聋我只取耳前诸穴，如耳门、听宫、听会等穴，而且针刺时针感很少到达耳中心，治聋效果不理想。随后我将耳聋耳鸣分为虚实两类，突发性聋多属于实证。我把针刺突发性聋的重点转移到耳后诸穴，如颅息、瘈脉、翳风等穴，以及头后项诸穴，如完骨、风池及天柱等。耳后诸穴位于耳根，针刺时针尖朝向耳道刺入耳根内0.2~0.5寸，针感即能到达耳中心，当出现这种针感后，病人就急呼：到了！通了！病人感到耳内有通气感，随即听声音也就亮了许多。这是因为针感到位，"气至病所"，《内经》曰："刺之要，气至而有效。"头后项诸穴，靠近颈椎，与椎动脉及颈内动脉，关系密切，针刺这些腧穴疏通了通往头脑气血的径路，增强了椎动脉及颈内动脉的输血量。针后经常听到病人说头脑清醒了许多。耳内气机通畅了，气血供应充足了，耳聋自然就恢复了。

学生：先生分析的道理通俗易懂，您能把针刺这些腧穴的窍门告诉我吗？

先生：针耳后诸穴，瘈脉在耳背与头皮联系的皱褶下边，以30°角刺入耳根后，向耳道方向进针0.2~0.5寸即可；颅息穴在耳背与头皮连接的皱褶上方，针尖朝下向耳根斜刺，刺入耳根后，向耳道方向进针0.2~0.5寸，即有针感到达耳中心；翳风穴就不重复了，这是大家都常用的腧穴。总之，针感都必须到达耳中心才有效。针头后项诸穴，一般用沿皮透刺法就行，这是大家都容易掌握的，就不多说了。

学生：我明白了。

先生：这还不够，门诊上很多耳鸣兼耳聋的病人，由于病程时间长，气机闭塞过久，病机属虚，这些病人针刺的效果就不那么满意了。这样的病人，有些已经针灸了二、三个疗程了还在坚持治疗，有些病人当时针后效果很好，1个疗程后就不治了，结果治疗一旦中断，过一段时间耳聋又有所反弹，这就要求我们继续提高技艺，进一步提高治疗效果。

关于《金匮要略》中的针灸疗法

学生：前些天，您给我讲了《伤寒论》中有关头痛，后来我在阅读《伤寒论》时，就感到条理清楚，容易理解了。更感悟先生所讲《伤寒论》明白透彻。《金匮要略》和《伤寒论》一样，都是医圣张仲景所著。先生能给我辅导一下《金匮要略》吗？

先生：你想听哪些方面的？

学生：我们是搞针灸，就从针灸疗法先讲吧！

先生：《金匮要略》全书共有398条，有关针灸疗法只有10余条，但却贯穿、渗透在预防、治疗、预后以及注意事项、禁忌、误用致变等方面中。

学生：针灸只有10余条，各方面就都涉及到了。真是够全面的，可见仲景对针灸疗法也很重视。

先生：是的，《金匮要略》是以脏腑经络学说作为基本理论，并根据经络脏腑产生的病理变化，以在络在经，入腑入脏进行辨证论治，书中所谈及的针灸疗法也完全贯穿于其中。如病在经络时就要用针灸疗法，以防其传；病在表者用针灸发汗散邪，经脉受损闭塞不通者，用针灸通经止痛；阴寒内盛者用灸法温经散寒；阳微欲脱者，用灸法回阳固脱；阳微血滞者，用针灸通阳行痹。此外，当阴阳衰竭出现危症时，又用灸法以测预后。并提醒人们针灸不当亦能致病，刺灸不愈须该用药。

学生：请先生逐条具体分析。

先生：我先谈预防传变，治疗"未病"。《脏腑经络先后病脉证第一》曰："二、适中经络，未流传脏腑，即医治之，四肢才觉重滞，即导引、吐纳、针灸、膏摩，勿令九窍闭塞。"《金匮要略》一开始就提出治疗未病，邪在经，必知邪有内传入腑入脏之势，因而在四肢才觉重滞，即用针灸，引导诸法进行治疗，使经脉气血畅行，疾病速愈就可以防其发展。

学生：我知道治疗"未病"是防病于未然，这里所指则是既病防变了？

先生：是的。治疗"未病"是《金匮要略》全书整个指导思想。参考本篇第一条，病在脏腑，治用药物以防相传，本条又载邪在经络，用针灸诸法以防内变，可见仲景对治疗未病的重视。

学生：针灸配合药物治疗"未病"，应该最好。

先生：是的，二者配合应用肯定会提高治疗效果。

学生：《金匮要略》中用针灸治疗疾病，还有那些方面？

先生：针灸治疗疾病，在《金匮要略》中有五个方面的内容。第一是用针灸发汗散邪，治疗表证。《疟病脉症并治第四》曰："一、师曰：疟脉自弦……弦紧者可发汗针灸也。"在本条以针灸治疗疟疾兼表属寒者为例，说明外感表证皆可用针灸发汗散邪。

学生：您前几天在讲《伤寒论》中的头痛时，说到《伤寒论》第24条："太阳病……先刺风池、风府，却与桂枝汤。"都说明了仲景常用针灸发汗散邪治疗表证。

先生：你记得很清楚，也非常正确。现在用针灸疏经解表，治疗表证，已为临床普遍应用，皆归功于医圣之先行。第二，我再说针灸通经止痛。《趺蹶、手指臂肿转筋、阴狐疝、蛔虫病脉证治第十九》曰："一、师曰：病趺蹶，其人但能前，不能却，刺踹入二寸，此太阳经伤也。"

学生：趺蹶是什么病？

先生：趺蹶是一种行动障碍的病证，病人行走时，只能向前不能后退，为太阳经受伤所致。踹部有承筋、承山、飞扬等穴，为足太阳经所属。

学生：所以刺踹就是针刺承筋、承山、飞扬等穴了？

先生：说得对。针刺这些腧穴疏通了太阳经气，经脉通畅就"通则不痛"了。

学生：现在，踹部诸穴，仍是治疗太阳经受损所致的腿痛行动障碍的常用穴。

先生：是的，再说第三个，用针灸宣泄瘀热。请看这两条《金匮要略》的原文："三、妇人中风，发热恶寒，经水适来，得之七、八日，热除脉迟，身凉和，胸胁痛，如结胸状，谵语者，此为热入血室也，当刺期门，随其实而取之。""四、阳明病，下血谵语者，此为热入血室，但头汗出，当刺期门，随其实而泻之，濈然汗出者愈。"此两条虽表现症状有异，但同为热入血室所致，皆针刺期门，宣泄瘀热而愈。血室为足厥阴肝经所过，冲任所主，足厥阴与冲任由于交会而关系密切。期门为肝的募穴，与足太阴脾经、阴维脉交会，所以刺期门疏肝实脾，使内陷血室之瘀热得泄。

学生：现今临床，针刺治疗热入血室者，以刺足厥阴肝经为主，并配太阴脾经之穴，就很符合仲景之意。请先生再讲第四个。

先生：第四个是用灸法，温经散寒，回阳温肾。请看下面两条经文："三……发奔豚，气从少腹上至心。灸其核上各一壮，与桂枝加桂汤主之。"（《奔豚气病脉证治第八》）"二十六、下利手足厥冷，无脉者，灸之……"（《呕吐哕下利脉证并治第十七》）总观上述两条，前者为阳伤阴盛，上凌心阳，发为奔豚。后者为虚寒下利，出现手足厥冷、无脉等阳随阴脱的危重症。仲景皆用灸法，温经散寒，壮阳益肾，救逆固脱。这也与《内经》所说的"寒者温之""陷下则灸之"的治则相同。

学生：现在临床中，灸法的这些应用，已普遍应用于各种虚寒证的治疗中。请您说第五个方面。

先生：第五个方面是用针引阳除痹。《血痹虚劳脉证并治第六》载："问曰：血痹病从何得之？师曰：夫尊荣人，骨弱肌肤盛，重因疲劳汗出，卧不时动摇，加被微风，遂得之。但以脉自微涩，在寸口关上小紧。宜针引阳气，令脉和紧去则愈。"

学生：何为血痹病？请先生讲一讲其病因病机。

先生：血痹是以肢体麻痹为主，搔之无痛痒感者。其成因在《素问·五脏生成论》中已有记载："卧出而风吹之，血凝于肤者为痹。"《金匮要略》在本条中详述为，营卫气血不足，汗出则阳气更虚，风邪乘虚入里，血行涩滞，发为血痹病。

学生：在治疗上，《金匮要略》原文中说，宜针引阳气，是什么意思？

先生：血分凝滞之病，不当独治血分，而应先用针引阳气，即气行则血行之意。同时也证明了，针刺有引阳气行血滞、和营卫祛寒邪的作用。

学生：现在临床治疗本病，也是以针灸为主。如我们在门诊上经常遇到的股外侧麻痹病（股外侧皮神经炎），就用刺络拔罐法，疗效很好。

先生：《金匮要略》用针灸治疗疾病有五个方面的内容，我已经分别讲完了，你明白了吗？

学生：我明白了，总的来说，《金匮要略》中有关针灸的治疗作用是：外可以发汗散邪以解表，内可以温肾回阳以固脱；实热盛者可泻，阳气微者可补；经脉闭塞者可通，营卫不和者可和。我说的对吗？

先生：你总结得很好，说明已经听懂了。可见在《金匮要略》中，针灸的应用范围非常广泛。

学生：在《金匮要略》中，针灸还有那些作用？

先生：用灸法还可以预后辨危。如在《呕吐哕下利病脉证并治第十七》中载："二十六、下利，手足厥冷，无脉者，灸之不温。若脉不还，反微喘着死，少阴负趺阳者，为顺也。"前面咱们已学习了，阳随阴脱的重危证，急用灸法，以回阳救逆。此处是述若灸之不温，脉不还者，为预后不良。若反见微喘者，为阴阳离绝之象，故立死。

学生：文中提到"少阴负趺阳者，为顺也"是什么意思？

先生：少阴脉即足少阴肾经原穴太溪穴处之动脉；趺阳脉为足阳明经原穴冲阳穴处之动脉。是说若网处脉出现，并且人溪脉小于冲阳脉者为上强水负（弱），证明脾胃阳气来复，故为顺。证明了灸法又可用于推断预后，辨析吉凶。

学生：至此，是否《金匮要略》中有关针灸的方面就叙述完了？

先生：没有。仲景还告诫人们针灸不能乱用，否则就会生变。仲景在《金匮要略》中举了三个方面的案例。一是寒变致奔豚。《奔豚气病脉证第八》曰："发汗后，烧针令其汗，针处被寒，核起而赤者，必发奔豚，气从少腹上至心……"本条告诫人们，发汗后不能再用烧针取汗。否则必致阳随汗泄，寒邪乘虚而袭，阴寒内盛，上凌心阳，发为奔豚。

学生：那第二个呢？

先生：第二个是变证热盛。如"二十五、太阳中暍……加温针，则发热甚……"（《痉湿暍病脉证并治第二》）。

学生：这个容易懂，是说伤暑为气阴两伤，治宜清暑益气，而温针有温阳的作用，误用温针，必助暑热而伤阴液，故发热更盛。

先生：你说得很对。第三个是灸疮伤阴致痉难治。如"十、痉病有灸疮，难治"（《痉湿暍病脉证第二》）。是说，素体阴虚火旺，妄用温灸，甚至成疮，脓液久渍，津血大亏，再患痉病，血枯津伤，就很难治了。

学生：以上您所讲三条，皆为针灸用之不当，造成耗阳气伤阴液出现变证。

先生：是的。针灸的作用是肯定的，但必须在辨证的基础上，正确运用，否则乱加妄用，就会生变。可知，针灸能治病亦能致病。我们今后在针灸临床应更加注意。

学生：知道了。《金匮要略》中还有指导后人在针灸临床中应注意的吗？

先生：下面两条就是。一是刺灸不愈须改用药，不必拘泥。如"十九、寒疝腹中痛，逆冷，手足不仁，若身疼痛灸刺诸药不能治，抵当乌头桂枝汤主之"（《腹满寒疝宿食病脉证并治第十》）。是说阴寒充斥表里所致之寒疝，单用针灸或一般解表温里药不能决者，就要改用乌头桂枝汤，温散表里之寒，不要只囿于针灸的作用。

学生：医圣真仔细，我们今后临床若遇此情况，针灸与中药合用不是更好吗？

先生：你说得对，那也是在医圣的启发下，所采用的针药合用呀。

学生：咱们再学习下一条吧。

先生：下一条是"十一、妇人伤胎，怀身腹满，不得小便，从腰以下重，如水气状，怀身七月，太阴当养不养，此心气实，当刺泻劳宫及关元，小便微利则愈"（《妇人妊娠病脉证并治第二十》）。妇人怀孕七月，复患心气实不得以小便，腰以下重，如水气状者。此时邪留则伤胎，邪去则正安。医圣根据《内经》"有故无损"的精神，虽有妊娠，仍可针刺祛邪。

学生：因为邪去才能正安，为什么要刺劳宫和关元两穴呢？

先生：劳宫为手厥阴心包经荥穴，刺劳宫以泻心之实邪。心与小肠相表里，取小肠募穴关元，使心邪移于小肠，从小便而解。所以文中说"小便微利则愈"。

学生：怀孕七月，关元穴如何刺之？

先生：沿皮浅刺以免伤正。

学生：您常用的毛刺法，就很适用了。《金匮要略》中所讲针灸条文还有那些？

先生：仲景用下面一条作为总结。如《妇人杂病脉证并治第二十二》说："三十六病，千变万端；审脉阴阳，虚实紧弦；行其针药，治危得安。"此条虽言妇人诸疾，在辨证的基础上，可用针灸或针药结合治疗。但却总结性地提示人们对所有杂病，仍可施上述针药之法。

学生：可以这样理解，《金匮要略》中的针灸疗法，对该书中所有疾病，都有实际意义。

先生：是的，该书中针灸疗法虽只有10余条，但从预防传变，治疗疾病，预后辨危，误用致变以及特例注意等多个层面讲述了针灸疗法。对启发后世针灸发展也有很重要的意义。

挑刺龈交白色赘物治痔疾

学生：我看了您2010年3月8日的一个病案。

【病例】张某，男，49岁。痔核3年，肛门疼痛，中西医治疗，时好时坏，最近痔核又犯，疼痛难忍影响休息，服药效果不显，要求针灸。上唇系带龈交穴处有一米粒大的白色赘生物，用三棱针将其挑断。肛门疼痛立即消失。此后又挑刺2次，1个月后让学生去病人单位寻访，病人高兴地告诉学生，从那以后不但痔疾未疼痛，原来的尿急尿痛也不犯了。

学生：用这办法不仅治好了痔疾，也治好了前列腺炎，请先生指点。

先生：从经脉循行上，龈交、肛门及前后阴都在督脉上（督脉的循行起于小腹内，下出于会阴，绕向肛门之后，贯通脊柱而连属肾脏，上行进入脑内上行颠顶，沿额下行鼻柱，至上唇系带处。）龈交穴上出现白色赘物，说明督脉之气受阻，上下通行不利，由于督脉总统一身阳气，络一身之阴气，又连属肾脏。督脉之气通行不利，此人不但前后阴出现病变，而且他可能还有腰痛等症。去掉督脉上端终点白色凝聚物，督脉之气通畅了，上述疾病自然也就好了。

学生：您说得对，病人还说从那以后他的腰也不痛了，精神也好多了。

先生：这也是一个下病上治的案例。《灵枢·终始》说："病在上者，下取之，病在下者高取之。"又说："病在上者阳也，病在下者阴也。"去除龈交穴的赘生物属以上治下，从阳引阴的诊疗法则。经脉不通，不通则痛，经脉通了，疼痛自然也消失了。

燎灸法治疗带状疱疹

学生：我的邻居患带状疱疹，在市某医院住院，每天输液消炎、抗病毒，现在已经快1个月了，还没有完全治愈，病人晚上还在疼痛。我发现先生治疗带状疱疹，不输液仅用火针燎灸3~5天就不疼了，1个疗程（10次）就痊愈了。请您介绍一下治疗疱疹的经验。

先生：首先介绍一下带状疱疹。带状疱疹有四大特点：一是灼痛钻心；二是皮肤红斑；三是群集水疱；四是好发于胸胁及腰部，故又称"缠腰火丹"。皮疹分布形如蛇，又称"蛇丹"。该病发生的机制与"风""火""湿"邪有关，认为肝胆湿毒内蕴化热，外受风寒侵袭而诱发。风火湿毒搏结，阻于经络，气血不通，不通则痛，稽留血分发为红斑，湿气困于肌肤，遂起水泡。

学生：请先生指点一下，咱们用燎灸法治疗带状疱疹的具体方法。

先生：方法很简单，一学就会，最好用火针，无火针者用三棱针。将三棱针尖置于酒精灯火上烧红，随即刺向疱疹，使其泡壁破裂，将整个疱疹逐一燎灸完为止。翌日若水疱再出，再灸，直到所有疱疹都结痂为止。

学生：先生教得很耐心，也很具体，我已经掌握了，请先生再讲一下燎灸法治疗带状疱疹的机制。

先生：燎灸法直接作用于疱疹病灶，使泡壁破裂，疱液焦灼使湿热毒邪外泄，达到疏风、清热、祛湿、解毒及消肿散结的作用。还可疏调病灶局部气血运行，以温通经脉，故可迅速治愈。这几年来临床用此法治疗疱疹超过100余例，一般灸后疼痛即止，疱液即干，迅速结痂1~7次即愈。

学生：此法简便易行，疗效迅速。这几年来我跟师门诊还没有发现，用燎灸法治过的疱疹有后遗疼痛的。

先生：是的，凡用此法治疗的病人，无一例后遗神经痛。这里我再举一例用燎灸法治疗带状疱疹的病案。

【病例】2010年春，秦某，女，30岁。带状疱疹5天，于兰州某医院住院治疗，腰1~腰3段从腰到腹区间分布着6簇疱疹，输液及中药不效，疼痛不止。即来门诊治疗，随治痛止，共灸7次，后结痂痊愈。

针灸治疗冠心病

学生：我发现先生在临床治疗了几例冠心病。针灸能治疗冠心病吗？

先生：冠心病一般列入中医的"胸痹"范畴，针灸治疗胸痹历史已久。所以说针灸能治疗冠心病，要回答这个问题，应首先得弄清胸痹及其发病机制。胸痹病发时，胸闷疼痛，甚至剧烈彻背，喘息短气，其病机是素体阳虚，胸阳不振，气血运行不畅，中老年若因外寒侵袭，阴寒凝滞，痹阻脉络；或痰湿阻塞，胸阳痹阻；或气滞血瘀，心脉瘀阻，就会发为胸痹，针灸不仅对胸痹有明显的缓解疼痛作用。而且对缓解后胸闷心慌，气喘有调理化解作用。现举针灸治疗1例冠心病病人来说明。

【病例】田某，男，63岁。首诊日期：2015年7月29日。

主诉：胸闷、心慌气短1年。

现病史：发作时胸闷、胸痛彻背，心慌气短，大汗出。曾于某医院住院，诊断为冠状动脉粥样硬化性心脏病，不稳定型心绞痛，心功能2级。治疗好转，但胸闷气短、心慌症状仍然存在。

查体：脉沉细缓，时有结代，舌淡，舌边及口唇发紫。

取穴：①肺俞、厥阴俞、心俞、督俞、膈俞；②胸3~胸7夹脊穴；③内关；④至阳。

针法：上述第1、2组腧穴沿皮向下透刺；内关（双）沿皮向近端平刺2~3寸；

燎灸法：至阳穴用燎灸（火针烧红，针尖置于至阳穴上）。

效果：首诊后胸膈即觉舒畅，心慌减轻。翌日二诊，将第1、2组腧穴交替轮取，每日针灸1次，1个疗程（10次）后，胸闷、心慌症状已经消失。停针休息3日，又针1个疗程以巩固疗效。2个疗程后，脉无结代，连续上3楼无胸闷、心慌现象。

学生：请先生讲一讲治愈的机制。

先生：从该病人的年龄及脉舌得知其病机为胸阳不足，气滞血瘀，阴寒凝滞，心脉痹阻。心包为心之外卫，邪气犯心，心包受邪。《难经·二十八难》说："……阴维为病苦心痛。"内关穴为手厥阴心包经之络穴，八会穴之一，通于阴维脉。针刺内关穴，能疏通心包经、心经及阴维脉之经气，护心通脉，祛邪外出；针刺第1、2组背俞穴及其夹脊穴能利气宽胸，活血祛瘀，调理心肺及胸膈气机；至阳穴为阳中之最，燎灸法以火燎之，燎灸至阳穴，能温经通络，回阳逐寒，祛痰化瘀。上述四组腧穴合用，阴寒凝滞得解，胸中阳气得舒，气血运行通畅，心脏就恢复正常了，要结合临床反复领会。

学生：先生所说我全明白了，今后临床就遵循此法。

先生：还得强调一点，胸痹若出现心痛剧烈，汗出肢冷，应及时转院急救，综合治理，万万不可粗心大意。

针脾肾俞治痢疾

学生：最近门诊上有个痢疾病人，先生只取脾俞、肾俞、命门穴，针刺5次就治好了，为什么该病人说之前她吃药、扎针快20天还没好？

先生：该病人患病时间长了，下利白多红少，脉虚弱无力，舌淡苔少，属脾肾气虚，元阳不足，故此病在脏属阴，针刺脾俞、肾俞，燎灸命门穴，此法遵循"以俞治脏"，即"从阳引阴"针法，加之燎灸命门穴，回阳补气，所以针灸5次病就好了。

学生：他们为什么久治不愈？

先生：他们可能按常理针刺中脘、天枢等穴为主。因为这两穴虽各为胃肠之募穴，只适宜痢疾属胃肠实热实证者，同为痢疾，但由于虚实不同，脏腑有异。此人属虚，病在脾肾两脏，就得遵循以俞治脏，从阳引阴的针法。而前医单取的是"以募治脏""从阴引阳"的针法，违背了治疗原则，当然久治不愈。

学生：我知道了，关键还是辨证要准确。

先生：所以平时强调针前必先诊脉，不要来个病人，不诊脉不辨证就扎针，这样就容易犯错。

艾灸肚脐治便秘

先生：给你们介绍1例艾灸肚脐治疗便秘的病案。

【病例】王某，男，74岁。便秘数年，平时肠鸣常有腹痛，大便艰涩，数日一解，大便不干，小便清长，夜尿多，常服通便药或用开塞露，但都非良方，便秘照旧。检查：舌质淡，苔白润，脉沉细。用温灸器艾灸神阙穴，及左侧天枢穴。每晚8~9点灸1个小时。灸后翌日早晨即便，连灸10日（1个疗程），便秘告愈。

学生：艾灸为何能治便秘？

先生：你先说说便秘常见的有哪几型？这个病人应该归于哪一型？

学生：便秘最常见就是邪热壅盛的热秘，还有就是气秘、冷秘、虚秘，其中前三者病性属实；虚秘又可细分为气虚秘、血虚秘、阴虚秘、阳虚秘。冷秘主要表现为大便艰涩，腹痛拘急，胀满拒按，胁痛，手足不温，呃逆呕吐，舌苔白腻，脉弦紧。综合分析，这个病人应该属于冷秘的范畴。

先生：你这样一说不是就都明白了。这个病人属于冷秘，乃阴寒凝滞所致。而艾灸最主要的作用就是温经散寒。另外，艾灸还可以为身体补充阳气，尤其适用于阳虚体质，而该病人年老病久，小便清长夜尿多，就有阳虚的表现，通过艾灸，一举两得。阳气恢复了，大小便就都正常了。

学生：选神阙穴可以温经通络，去除寒凝，扶助阳气。那为什么要选天枢？

先生：脾胃乃后天之本，脾胃之气汇聚于天枢穴，天枢性善疏通，走而不守，能疏导大肠一切浊滞，功善分离水谷及糟粕，升清降浊而疏调肠胃，使气机上通下达，腑气通畅，对于改善肠胃功能，消除肠胃功能失常所致之便秘泄泻等，效果很好。

学生： 那只灸左侧天枢是何道理？为什么要在晚上8~9点施灸？

先生： 天枢分两穴，右长溪主降下，左谷门主升精，补泻天枢二穴可旺中焦脾胃。此处艾灸左侧天枢，意在扶助左谷门升精之力。晚上入睡之前，人体气息平静，阴气渐盛，施以艾灸神阙，温经助阳，阳热之气渐入使得凝滞肠腑日久的阴寒之邪逐渐散去，配合灸左天枢，增强肠腑功能，助推糟粕。这样一来，寒凝得解，肠腑得运，大便则通。

刺盛络治愈膀胱炎

学生： 我建议咱们讨论一下针刺大肠下合穴治愈"膀胱炎"的病案：

【病例】 王某，女，37岁。脉证：尿急尿频2个月，并小腹胀满疼痛。某院诊断为膀胱炎，2个月来，辗转数院，打针消炎，效果不显，要求针灸。两脉滑数，左脉有力，舌苔黄腻，腹胀大如6月孕。我所医生根据上症针足太阳膀胱经合穴委中，小肠下合穴下巨虚，及三阴交穴，针后疼胀感均减。二诊：翌日，病人言效果不大。发现在左上巨虚穴（大肠下合穴）附近有一盛络（脉络暴起），针刺盛络，用三棱针点刺放血数滴，10分钟后小腹发热，半小时后开始频发矢气，自觉上症趋减。三诊：第3日，病人言，昨日回家后约两小时，大量频发矢气数分钟，腹胀消，随即尿痛等症减轻。又针上巨虚沿皮透刺下巨虚，针后腹部发热，出矢气。共针7次痊愈。

学生： 为什么膀胱炎小便急、频、痛，取膀胱、小肠之穴不效？

先生： 此病表现似膀胱、小肠之症，出现小便急频痛，实为大肠腑证。这也是前医按膀胱炎治疗不效的原因。

学生： 治疗大肠腑证和治疗膀胱炎小便急、频、痛有何关系？

先生： 大肠腑气不通，邪热之气郁于大肠，窜走其经，结于大肠下合穴上巨虚之上。故在此穴上出现盛络，大肠腑气不通，故腹胀如孕。在上巨虚处盛络放血，使大肠邪气泻而正气复，故矢气大量而出，大肠腑气通畅，腹胀消除，解除了膀胱的压迫，小便也就正常了。

针灸治疗腰椎间盘脱出、椎间孔狭窄症验案两则

学生：通过数十年门诊观察，我注意到，先生针灸腰椎病的病人，超过千余例，大部分病人的腰腿痛经过几次，最多1~2个疗程都不疼了。请问先生，针灸能改变腰椎的病理变化吗？

先生：你问的这个问题，也是大家都关心的问题。包括一些西医大夫，经常问我们，中医针灸能使椎间盘复位吗？能使椎间孔不狭窄吗？要回答这个问题，首先得弄清，50岁左右的人，绝大部分都有腰椎病理改变，为什么出现腰腿痛的只是个别人，即使这些个别有疼痛症状的人，他们的腰椎病理改变大多也是陈旧性的，为什么以前不痛，现在才痛了呢？

要回答这个问题，必先弄懂两个问题，一是腰椎病出现腰腿痛的病机；二是针灸治病的道理。

学生：我试谈一下病机。腰椎病理改变在前是内因，而诱发疼痛的因素往往是风寒湿邪，或劳损，或闪腰岔气等外部原因，外因与内因结合，导致腰部病灶部位，气血壅滞痹阻，经过此处的督脉及足三阳经脉经气运行失常，经脉不通，不通则痛，所以就出现了上述经脉所过部位的疼痛，即腰腿痛。

先生：你讲得很好。针灸可以激发经气。通过针灸刺激腰椎病理改变区段阿是穴及有关经脉的腧穴，激发了这些经脉的经气，加强了气血的运行，从而使痹阻壅滞的经络得以疏通，达到通则不痛的目的。总之，通过针灸改变并提高了病理状态下的机体的调节能力。经络疏通了，靠经络的调整作用来改变机体的病理状态，虽然原来的病灶还存在，但是他的病理状态已经通过针灸改变了。

学生：请您能举例说明一下吗？

先生：好，举两个例子。

【病例1】

陈某，男，48岁。首诊日期：1991年4月10日。

主诉：左腰腿抽痛3个月。

现病史：该医院CT检查显示，腰4、5腰椎间盘脱出，椎间孔狭窄，药物治疗无效。医院建议手术，病人要求针灸治疗。

治疗：腰4、5椎旁夹脊穴痛点直刺2寸，针感从腰至整个腿，针后燎灸，5次治愈。从1991年到21年后去世，未再痛过。

当时治愈后，该院专家问：针灸能治椎间盘脱出吗？能使椎间孔变大吗？我答：针灸能疏通经气，纠正病人的功能，所以病愈。

【病例2】椎间盘脱出症，手术后的情况。

杜某，男，60岁。首诊日期：2009年5月3日。

主诉：腰椎手术后腰腿疼痛加重，不能行走。

现病史：2009年患腰腿痛，该院以腰4、5椎间盘脱出、椎间孔狭窄行手术治疗。但手术后并没有使腰腿痛减轻，反而加重，腿痛不能行走，数人搀扶来我所要求针灸。

检查：两脉沉紧，舌淡苔薄白，第4、5腰椎左侧有手术伤痕，瘢痕旁压痛明显，左下肢秩边、环跳、殷门、委中等穴皆有压痛。

治疗：腰4、5椎手术瘢痕旁，沿皮下向下透刺2寸，针后燎灸，其余下肢各痛点穴区，直刺1.5~3寸。

效果：针后当时即效，疼痛明显减轻，每日1次，共针灸2个疗程，痊愈，至今健康，仍在工作。

上面这两个病例，同属一个病，陈某直接用针灸治愈，杜某却以其腰椎4、5椎间盘脱出，椎间孔狭窄，作了手术，按西医的道理，腰椎间盘脱出及椎间孔狭窄的问题，通过手术已经解决了，腰腿痛就应该不疼了，为什么手术后疼痛更加严重了。这就是虽然病灶用手术刀去掉了，但病理机制还未变。气血仍然壅滞，经络之气还未通，不通就得疼痛。后来采用了针灸治疗，才疏通了腰部经脉的经气，经脉通了，也就不痛了。

学生：针灸不是直接针对病源？

先生：是的，针灸治病不是直接针对病源，也不是直接作用于患病的组织器官，而是通过针灸方法，刺灸腧穴，激发经络之气，靠经络的调整作用，来改变机体的病理状态。

治愈一例因针刺过多致下肢痿痹

【病例】

王某，男，60岁。首诊日期：2015年9月6日。

主诉：上下肢软瘫3个月。

现病史：病人4个月前因胃病去银川针灸治疗，每日针刺100针以上。连续治疗10余天后，出现双下肢酸痛无力，当时未重视，又继续针刺10多日，双下肢酸痛加重，软弱无力，走路不稳，伴头晕，血压70/40mmHg。返回甘肃家乡后，在本地医院治疗，未查出原因，对症治疗后头晕减轻，但下肢仍瘫软无力。经朋友介绍前来要求针灸治疗。

查体：精神尚可，拄双拐可缓慢行走，双下肢无水肿，下肢感觉酸痛。舌淡、脉沉细。

诊断：痿证。

取穴：①腰2~腰5夹脊穴；②脾俞、肾俞、关元。

针法：腰2~腰5夹脊穴沿皮向下透刺1.5~2寸，肾俞沿皮透刺命门，关元沿皮向下透刺1.5~2寸。

燎灸法：腰2~腰5夹脊穴针后燎灸，每日1次。

效果：1个疗程（10次）后，双下肢酸痛感消失，肌力增加，持拐行走较前轻便，停针休息3天，继续上述疗法，2个疗程后病人去掉拐杖独立行走，基本痊愈。返回甘肃前送锦旗："针术精湛，医德高尚。"

小梁大夫：最近从甘肃兰州来了一个下肢软瘫，挟着双拐的病人，听病人说是去银川扎针造成的。

先生：病人遇庸医，每日扎150根左右，而且连续20天。病人开始只觉得下肢有些酸痛，后来逐渐就不能走了，须拄双拐。

小梁大夫：这个病应算个什么病？

先生：应该按痿证治疗。痿证是肢体痿软无力，不能随意运动，日久可致肌肉萎缩的一种病证。这个病人虽然肌肉还没有萎缩，是因为发病的时间还不长。痿证临床中以下肢痿软较为常见，故又称"痿躄"。临床中以小儿脊髓灰质炎、多发性末梢神经炎及周期性麻痹等病致痿多见，该病人却因人为针刺所伤，实属少见。

小梁大夫：这个病人的发病机制是什么？

先生：该病人由于针刺过多，伤其正气，损伤脾胃。脾主肌肉，脾失健运，营养不足，必致肌肉痿软，肢体倦怠乏力；肾主藏精，为元阴、元阳之本，肾又主骨生髓，对骨髓生长有促进作用。肾气受损，肾精亏虚，元气不足，骨骼营养欠缺，也可造成腰酸腿软少力。这个病人几个月之前来过，开了些药，让其先回家休息。

那时该病人的情况，是不能再针刺了，病人的病是扎针过多造成的，如果我们再扎针，就违背了《内经》旨意，病人就会雪上加霜。《内经》曰："形气不足，病气不足，此阴阳皆不足，不可刺之。"那时我们接诊后，根据病人的体质状况，遵照《内经》旨意："气血阴阳俱不足，勿取以针，和以甘药。"令其停针休息，并处以补益气血、健脾补肾之中药。3个月后，病人于2015年9月6日又前来再次要求针灸。根据病人脉证，这次可进行针灸了。

治疗时沿皮平刺脾俞、肾俞，以调理脾肾二脏之精气，恢复脾肾功能。沿皮平刺腰2~腰5夹脊穴及关元穴，意在疏通督任二脉及下肢诸经之经气，促其恢复下肢功能；燎灸法更具有通阳补气，温通经脉之功。针灸共用，每次针刺不超过7针。经过2个疗程，就恢复了一切功能，康复痊愈，并送来锦旗以表感谢。

这个案例也使我们得到了启发和教训。正确的针刺能祛病保健，滥用针刺却能使人致病。这个反面教材是一面镜子，请你们今后在临床中不得超过我们规定的7针。

小梁大夫：我现在才真正明白，先生规定每次针刺不得超过7针的道理了。

先生：针刺能得气，得气后能疏通经络，扶正祛邪，但得气的同时必然耗气，久之能使经气疲乏，过多滥用针刺则使气伤人病。临床中我们坚持主张少取穴，尤其对一些慢性病，需要长期针刺的病人，一穴有效，不必再针下一穴。临床实践证明，针刺过多，不仅伤气，而且互相干扰，影响效果。

针刺催产1例

【病例】田某，女，45岁。首诊日期：1971年9月23日。病人宫口已开48小时，仍未产出。妇产科黄大夫提议用针灸催产，病人躺在产床上，精神疲惫，面容憔悴痛苦，两脉无力，先生针刺合谷、足三里，缓慢捻针1分钟，留针不到10分钟，病人生产。

黄大夫：我们西医用尽了办法，又是打针又是吃药，缩宫药用了一大堆，两天两夜仍无效果，中医却针到病除，请问道理。

先生：病人高龄产妇，宫口开而不产是宫缩无力。针灸有三大作用：①疏通经络，针灸可以激发经气，加强气血的运行；②扶正祛邪，针灸可以振奋机体的调节能力和抗御能力；③平衡阴阳，针灸有调整人体阴阳平衡的作用。上述三者又是相互为用，互为因果的。针灸治病的特点，不是直接针对病源，也不是直接作用于患病的器官、组织，而是通过针与灸等方法，刺激腧穴激发经络之气，靠经络的调整作用来改变机体的病理状态。

黄大夫：请问针足三里和合谷的道理。

先生：合谷穴为手阳明大肠经的原穴。古代早有针刺合谷堕胎的记载。明代《针灸大成》载有孕妇可泻不可补，补即堕胎。《铜人腧穴针灸图经》记载有补合谷、泻三阴交堕胎。我不选三阴交却针足三里，一是病人体位，不便针三阴交，针足三里却较容易；二是足三里为足阳明经的合穴，自古有"合治内府"之说。据有关报道针刺健康人的足三里，发现胃弛缓时针刺使之收缩加强，胃紧张时变弛缓，并可解除幽门痉挛，这也体现了针刺有双向调整的作用。所以针后即效就是你所说的针到病除。

黄大夫：我明白了，看来我也该学习中医了。

络病刺络穴治愈乳腺增生

学生：我看了先生治疗乳腺增生的医案，其中有一例疗效很好，请您指导。

【病例】

魏某某,女,45岁。首诊日期:2001年9月5日。

主诉:两乳房肿块4年。

现病史:乳腺增生4年,两侧乳房各有一硬块,市某医院检查:肿块左侧3cm×4cm,右侧3cm×2cm。4年来服中药不断,效果不大,要求针灸。

选穴:内关、丰隆。

先生:这是一个感传迅速,气至病所的病案。二穴各直刺0.8寸,捻转行针3分钟,针后乳房开始发麻(自述麻凉酥酥),并上传口舌(如吃花椒感),留针5分钟后感传由凉变热。留针30分钟去针,当晚胸背发烧难忍。第二日胸背不舒,停针休息。二诊:第3日,病人发现乳房硬块变软,再来要求针刺,又取上两穴,针法同前,感传路线同上,但无凉感,只有热感(此后,皆无凉感,只有热感)。从二诊后,隔日1次,针7次后,乳房硬块明显变软变小,此后又取肩井穴及胸4~7夹脊穴与之配合。共针5个疗程(50次),2个月后去医院检查,肿块消失。

学生:乳腺增生是怎样形成的?

先生:乳腺增生属中医学的"乳癖"范畴,与肝、胃等经脉的关系密切,肝胃不和,病前常有情志不畅史,肝气不舒,郁于胃中,痰气互结发为本病。

学生:治疗乳腺增生为什么要以内关和丰隆为主穴?

先生:乳腺增生是肝胃不和、痰瘀互结于乳房而形成。主选内关,因为内关是手厥阴经络穴,手厥阴经与足厥阴经是同名经,手厥阴经从胸走手,其气散于胸乳,内关穴善宽胸理气;丰隆穴是足阳明胃经络穴,足阳明经循行路线通过乳房,丰隆穴又是治痰要穴。内关、丰隆二穴配合,疏通肝胃之气,理气消痰;乳腺增生为久病入络。内关为手厥阴之络穴,丰隆为足阳明之络穴,取络穴治络病之意。乳腺增生为痰瘀互结,丰隆祛痰,内关化瘀,痰瘀自消。其他配穴,疏通肩背之气,也起到了宽胸理气的作用。诸穴合用,效果更好。

针灸治愈一例带下证

【病例】

陈某，女，42岁。首诊日期：2013年10月15日。

主诉：带下量多3年不愈。

现病史：白带清凉，量多终日不断，一天须换几次内裤，常觉下身湿痒难忍，但无臭味。伴腰痛，小腹凉。去了几个医院，有的说是阴道炎，有的说是盆腔炎，但长期服药效果不大，最近天气渐冷，更觉下身湿冷难受，请求针灸治疗。

查体：脉沉缓，舌质淡，苔薄白，面色无华。

取穴：气海、关元、肾俞、命门、腰4~5夹脊穴、百会、神阙。

针法：气海沿皮透关元，肾俞沿皮透命门，腰4~5夹脊穴沿皮向下透刺1.5寸，百会前1寸沿皮向百会透刺1.5寸。

燎灸法：针后加燎灸百会、命门、神阙。

效果：首诊后即觉头目清凉，小腹发热，下身舒适。每日1次，1个疗程（10次）后，白带明显减少，自觉腰背轻松，少腹转温。停针休息3日，2个疗程后病愈。

小梁大夫：针灸治疗带下证的病例还不多。请先生讲一讲带下证的发病机制。

先生：带下，女子生而就有，并非属病。只有带下明显增多或伴其他症状者，才称带下病。本病主要由于脾气损伤，运化失常，水湿内聚，流注下焦，伤及任脉而为带下病；或肾气不足，下元亏损，影响任带失约，阳气下降，阴液滑脱而下；或由于其他原因致肝脾气机失调，湿气内聚，日久化热，湿热毒邪伤及任带而为病。

小梁大夫：那这个带下病病人，是典型的肾气不足、下元亏虚病人了？

先生：对，这个病例，是个典型肾气不足、下元亏损及阳气降而不升的病例。肾阳不足，阳虚内寒，带脉失约，任脉不固，故带下量多、清冷，腰为肾之府，下腹为胞宫所居之处，肾阳亏虚，故腰痛腹冷。

小梁大夫：请您再讲一讲针灸这些腧穴的操作方法及机制。

先生：肾俞沿皮透命门，激发肾气，调补命门之火；气海、关元皆为任脉要穴，气海沿皮透刺关元。既能激发疏通任脉经气，又能固下元补元气。

小梁大夫：取百会和神阙有何道理？

先生：百会乃督脉要穴，阳经之气皆会于此，神阙与命门虽分属任脉与督脉，但前后与带脉相连。带脉出自督脉，横绕腰腹，前平脐（神阙），后平十四椎（命门），所以针灸这几个穴就能梳理督任，平衡阴阳，加固带脉，治疗带下。

小梁大夫：我发现先生在针刺百会穴时，手按针约3分钟，有何妙招？

先生：沿皮针百会时，捻紧针体按之不动约3分钟，意在升提督脉阳气。所以针百会时，病人就说她头目清醒，腰背发热了。重要的一招在于先生燎灸神阙（火针针尖燎灸神阙表皮数下），刚一灸完，就听病人说有一股热气下行，随之感到下身有回缩感。

小梁大夫：这个病人是否还应再吃些壮腰补肾的中药？

先生：是的，现在可以吃了，病人刚来针灸时，就准备给她开些补肾固涩的中药，她说这几年没少吃药，就拒绝了。

小梁大夫：针灸比药的作用还大吗？

先生：也不完全是，但起码这个病人是。针灸直接作用于所属经脉（任、督、带脉）及病所（肾与胞宫），所以针灸后带下病就很快好了，这也就是人们常说的"一针、二灸、三吃药"。针灸结束了，再服些中药就更完备了。

关于针刺"皮部""腧穴"和
"网络""网站"

学生：几十年前见您针灸时，多循经取穴，用针较多。近几年发现，您多刺皮部，用针越来越少，且疗效很好，能讲讲这其中道理吗？

先生：人体是由五脏、六腑、五窍、五体构成的统一体，并由十二经脉及奇经八脉、经别、经筋、络脉、皮部，相互联络。皮部则是这些联络系统的在外表现，是外邪入里的门户，同时脏腑有病，也能反映于皮部，出现不同肤色、结节、压痛等阳性反应点，或表现于某些腧穴上。每个腧穴在皮部都是一个点，而点对点有联系，有辐射，相互联络，就构成了线，线与线的交通阡陌，就构成了网络。而人体的微妙就是这样，疾病可以辐射到某几个腧穴或压痛点上，而找到这几个腧穴或阳性反应点。针刺后，就可以把治疗信息通过经络系统传递到有关脏腑，通过机体的调整作用，使疾病得以治愈。

学生：您提到了人体似"网络"，是否和互联网一样也有"网站"？

先生：和互联网相比，人体的"互联网"微妙多了。每个局部器官都有全身反射的"网站"，如头、眼、耳、手、足等，都有这种缩影的"网站"。身体有病，"网站"就有传导，各个网站就有信息了。治疗也是这样，不仅经络腧穴是网站，皮部或特定皮层敏感区也是网站，很多"网站"都可发"信息"，都可以治愈疾病。

学生：对您的讲解我非常感兴趣，这是对经络学说更深入的理解，也是先生针灸50余年的经验总结。正是有这样的经验积累，在近十余年，您也已经创新了疗法，在原来循经取穴的基础上，出神入化的把针灸针数精简到了7针以下，甚至我亲眼见到，您用不到7根针就把病治好了，您是不是每次找准了人体"网络"的"网站"，针下就有效，且每个病人用很少时间，就有了立竿见影的效果？请先生讲解您的经验和见解。

先生：现代的网络时代和信息时代给了我们启示，人体有如网络时代一样，找准了"网站"，也许就一针启动了经气，治愈了疾病就是这关键的一针。针刺多了，反而耗伤了能量（正气），扰乱了"网络"。事实上，在临床中也是这样，很多病人在别处医院住院针灸，针者取了很多穴，结果，越治疗越重。我接诊后，辨证分析，诊断准确，注意"守神"，找准要害，也许就一针，病人元神恢复了，疾病马上就好转。

学生：新的思维也许打破了墨守成规的老观念，我们祖祖辈辈流传下来的习惯，就是循经络走行、子午流注等，而先生您结合西医学之神经生理分析认为，人体应该是一个树形的"网络"。从一点上可以传达到指定的"网站"。说起来很有意思，这其中的传导与神经传导有什么区别？

先生：这其中除神经传导外，还有体液传导，神经可以传导，体液也可以传导。而人体的皮部就像树皮一样，也会很快传导，有很多实验也证实了这一点，这种思考可以不断深究和发展。

学生：您能结合西医学详细阐述一下其中的道理吗？

先生：真皮下有致密的神经乳头（网）。皮下与肌肉之间还有体液分布，皮层、神经乳头（网）、体液、肌肉，共有四层：一层是皮，二层是神经网，三层是体液，四层是肌肉，针此四层均可传递信息，不过皆有所不同。肌肉以外有三层，真皮、神经乳头（网）及体液称为皮部。至肌肉就为经筋之所属。针刺时，针至真皮呈刺疼，至神经网呈窜疼，至体液则不疼空松，至肌肉时胀困疼。传递信息的快慢，最快是体液，其次是神经，最慢是肌肉。

学生：请问先生皮下针法最佳效果是什么感觉？

先生：皮下针法最佳效果是针至体液层，感到空松，信息传递最快。我把这叫"气导"，如无线电信息。针至神经层为窜疼，进针阻力不大，我称为"线导"，如有线电信息。

学生：先生能讲一讲针至皮下体液层时，为什么信息传递最快？

先生：《灵枢》曰："营在脉中，卫在脉外。"据此，我认为营气行脉管内的血液中，卫气行于脉外的体液中。卫气其性彪悍，不受经脉的约束，气行迅速而滑利，无所不到，皮下针法是将针体沿皮下脉外的体液层刺入，使卫气得到激发，故而气至迅速（信息传递最快）。

学生：那么，皮下针法就是主要激发卫气了？

先生：是的，卫气是人体阳气的一部分，是肾中阳气所化生，以中焦脾胃水谷精微为补充，又靠肺气的宣发，才能发挥卫气的功能。它的功能是内则温养脏腑，外则温润肌肤，滋养腠理，启闭汗孔，保卫肌表，抗御外邪。所以，激发卫气就有保卫机体、抗御外邪、治疗疾病的作用了。

学生：皮下针法出现空松感在临床上和不得气怎样区别？

先生：皮下针法效果好。最主要的是如何掌握针体能准确地从体液中穿过，还要区别直刺针法中针体穿皮层及肌肉时，若出现空松就为气虚、不得气，和皮下针法的空松感是有性质的差异。

　　学生：为什么您皮下针法取穴总不过七个？

　　先生：针某一穴有效，再取配穴，若与前穴同步即为1+1=2或大于2，若与前穴不同步即为1-1=0，那后穴就干扰了前穴的效果。所以，临床少取穴是为了前穴与后穴之间少干扰。如果你有把握、有经验时，配取一定数量的穴位也是可以的，如足三里配三阴交。足三里在表，属阳主气，三阴交在里，属阴主血，二者配合调理脾胃，补益气血，相得益彰，肯定是"1+1">2了。再如，合谷穴配太冲穴，二者配合，前人称"开四关"，平肝理气的效果就会更优，像这样的例子，古今以往不胜枚举。我的习惯是基于这样的取穴配合的指导，每次只有2~3个，最多不多于7个。最后我强调说明关于人体"网络""网站"的提法，都是在经络学说和藏象学说等理论的指导下，用网络的概念作为比喻而提出的。我们都知道，经络是人体运行气血，联络脏腑，沟通内外，贯穿上下的径路。经是主干，络如网络，纵横交错，遍布全身。经络系统里有经气的循环传注。经络学说与藏象学说相结合，共同说明人体的各种生理功能、病理变化和证候分类特点。阐述内脏同体表一定部位的特殊联系。所以在针灸临床上，如辨证归经、选取穴位、运用刺法、调整气血等无不以经络理论为依据。

　　学生：今天，通过对皮部、腧穴与网络、网站的讨论，使我更加认识到，经络学说是针灸学的理论基础。明白了先生运用皮部理论，采用沿皮针法及运用网络、网站作比拟，尽量少取腧穴的道理。

参考文献

［1］郝金凯.针灸经外奇穴图谱续集.西安：陕西人民出版社出版，1974.

［2］温木生.头针疗法治百病.北京：人民军医出版社出版，2007年.

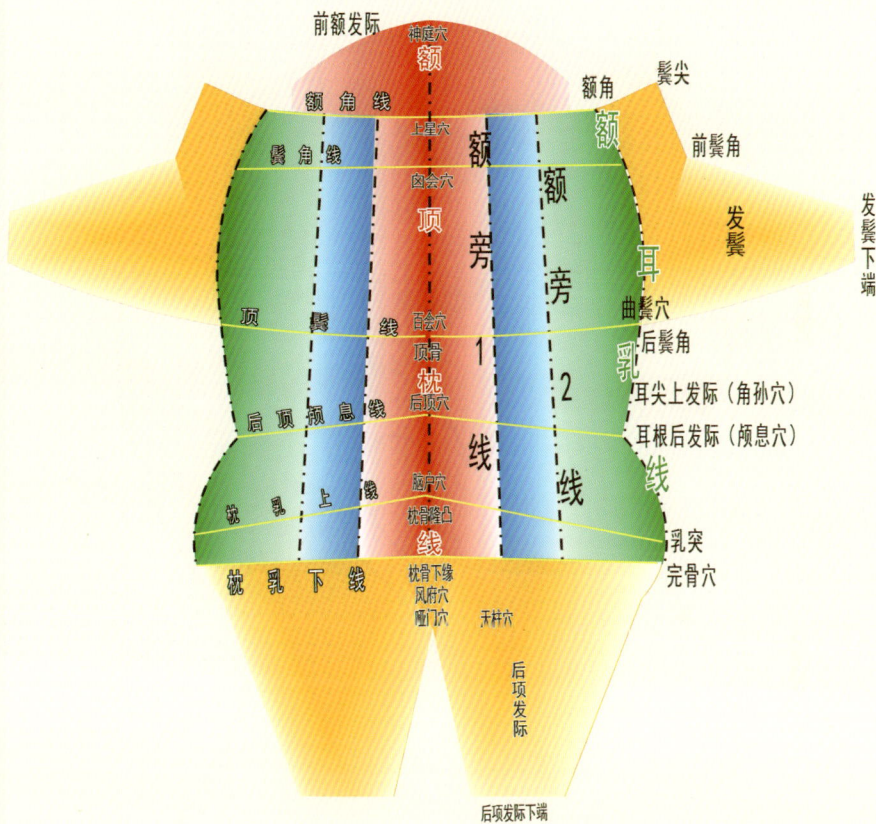

图 1　头皮发际表面解剖及标志线（俯面）

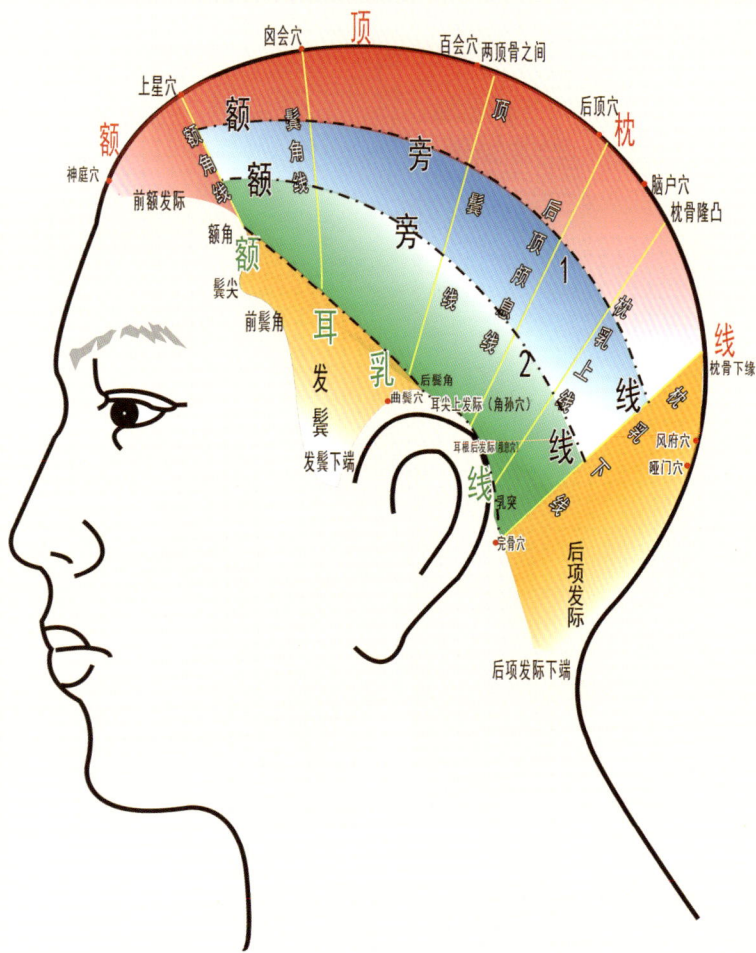

图2 头皮发际表面解剖及标志线（侧面）

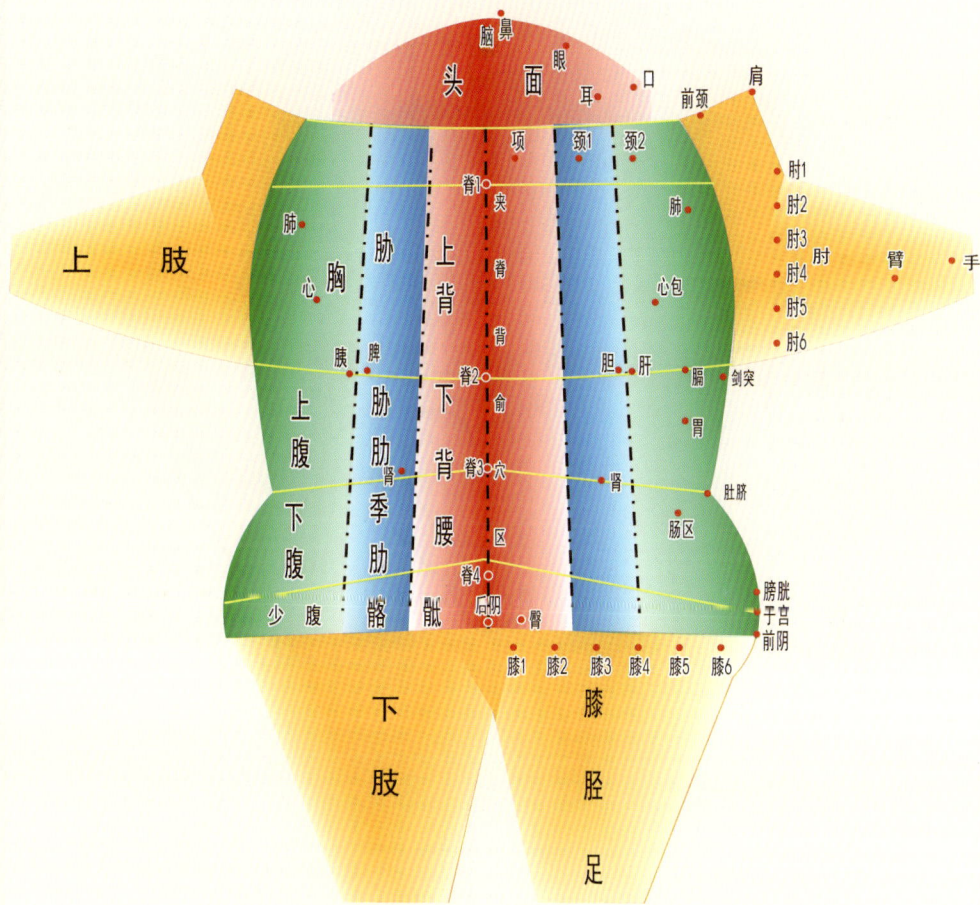

图 3　头皮际象穴区定位图（俯面）

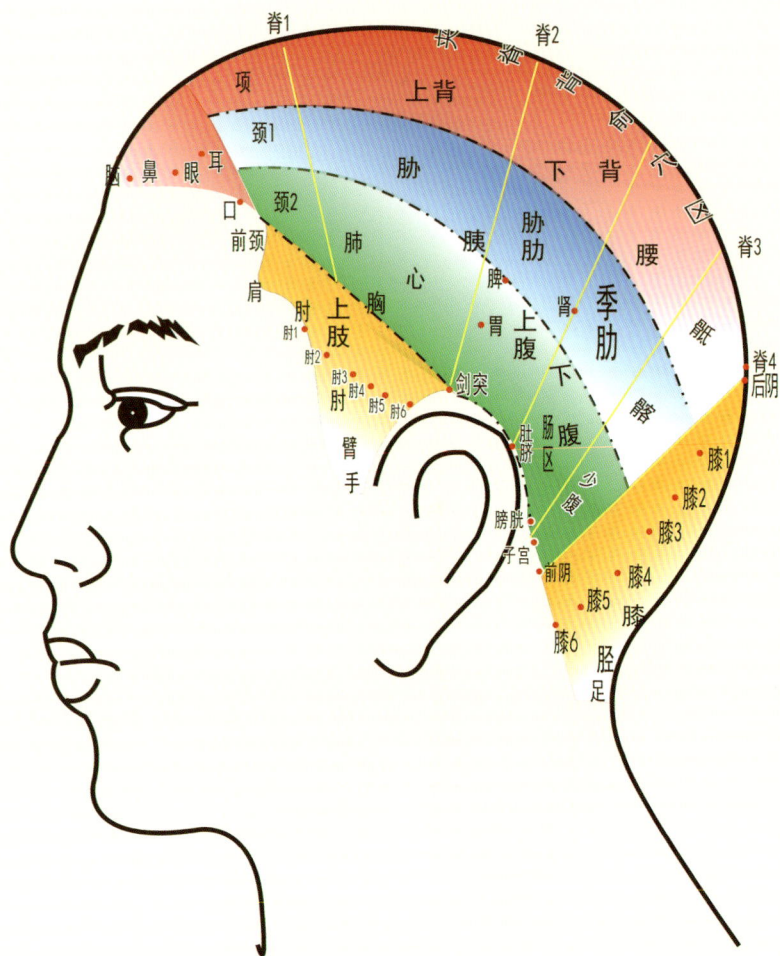

图 4　头皮际象穴区定位图（侧面）

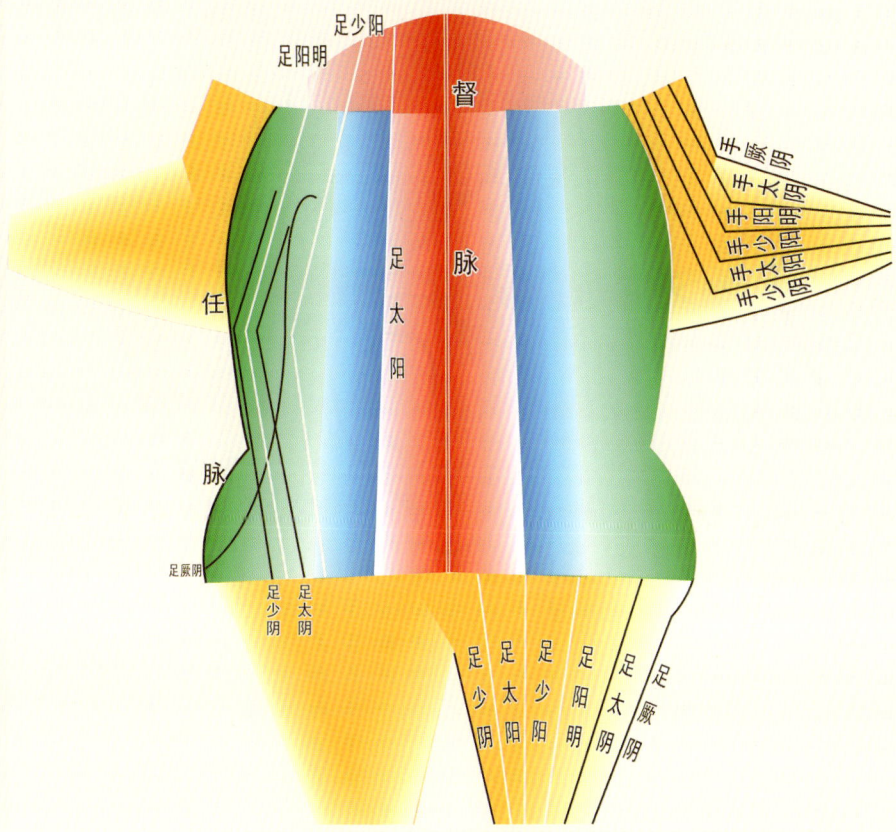

图 5 头皮际象经络分布图（俯面）

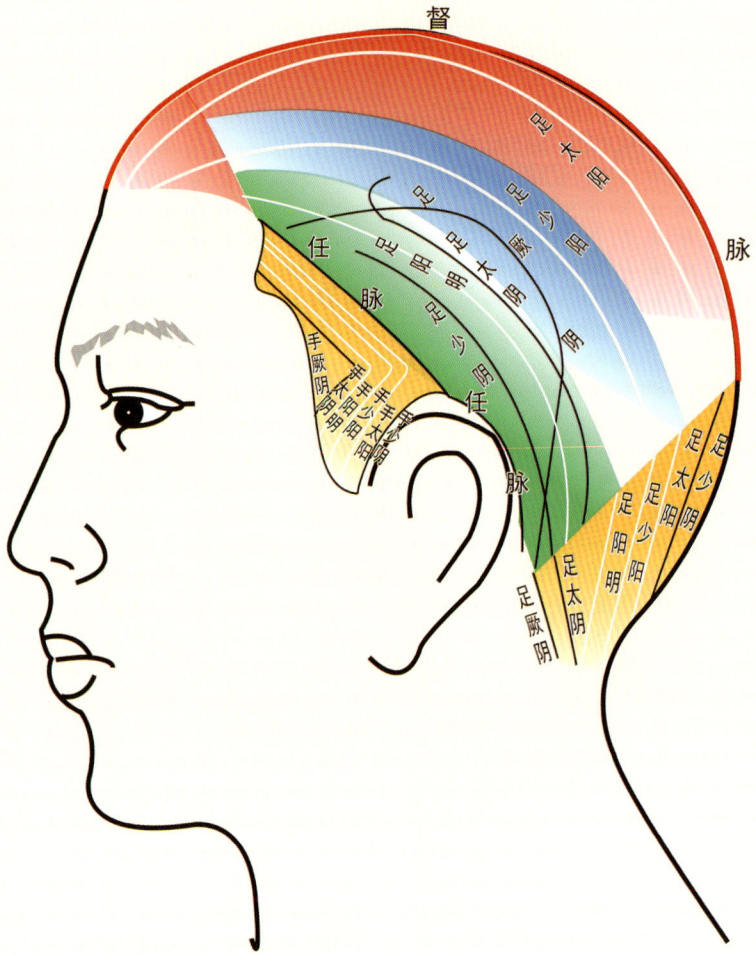

图 6　头皮际象经络分布图（侧面）

図7の手掌面

手经图（掌面）:
头额、面、颈、手、前臂、上臂、足、胫、股、胸、肌、膈、胁肋、上腹、脐、下腹、季、胁肋

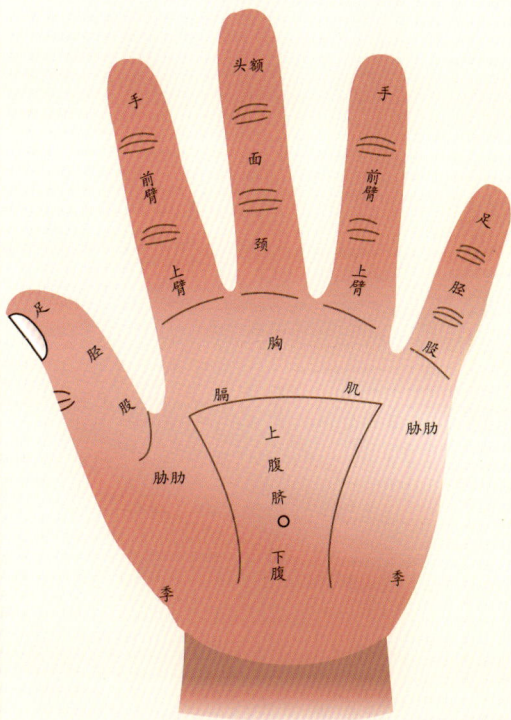

图7 手经图表面定位名称（掌面）

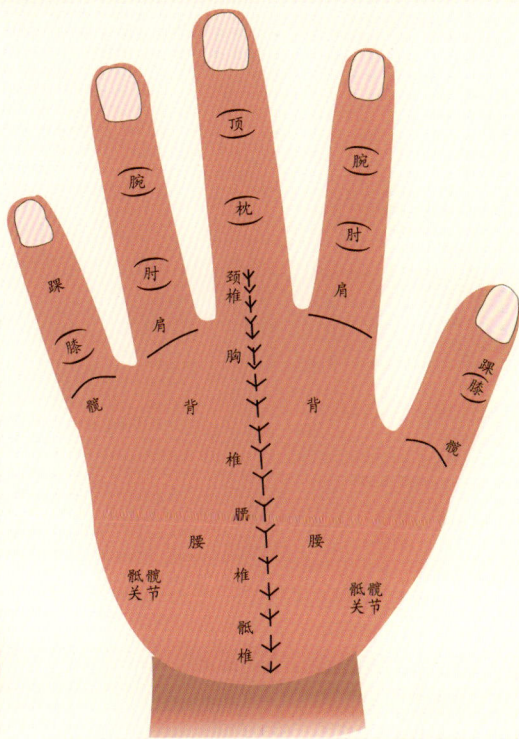

图8（背面）:
顶、枕、腕、肘、肩、踝、膝、髋、颈椎、胸、背、椎、腰、髋关节、骶椎、瓶、背、腰、髋关节、骶椎

图8 手经图表面定位名称（背面）

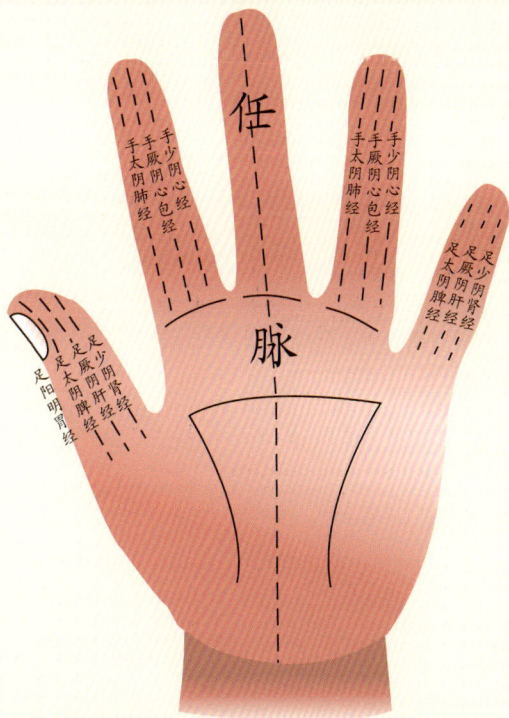

图9（阴经及任脉）:
任、脉
手太阴肺经、手厥阴心包经、手少阴心经、手少阴心经、手厥阴心包经、手太阴肺经
足太阴脾经、足厥阴肝经、足少阴肾经、足少阴肾经、足厥阴肝经、足太阴脾经
足阳明胃经

图9 手经图阴经及任脉分布图

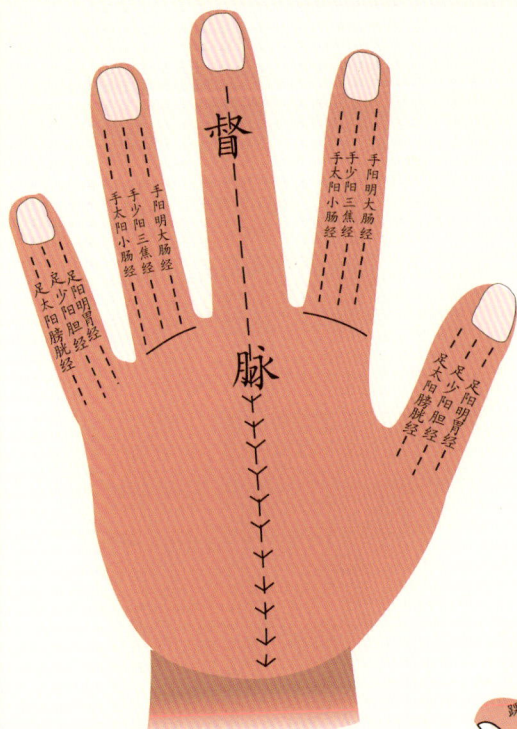

图 10　手经图阳经及督脉分布图

手阳明大肠经
手少阳三焦经
手太阳小肠经

督
脉

足阳明胃经
足少阳胆经
足太阳膀胱经

手阳明大肠经
手少阳三焦经
手太阳小肠经

足阳明胃经
足少阳胆经
足太阳膀胱经

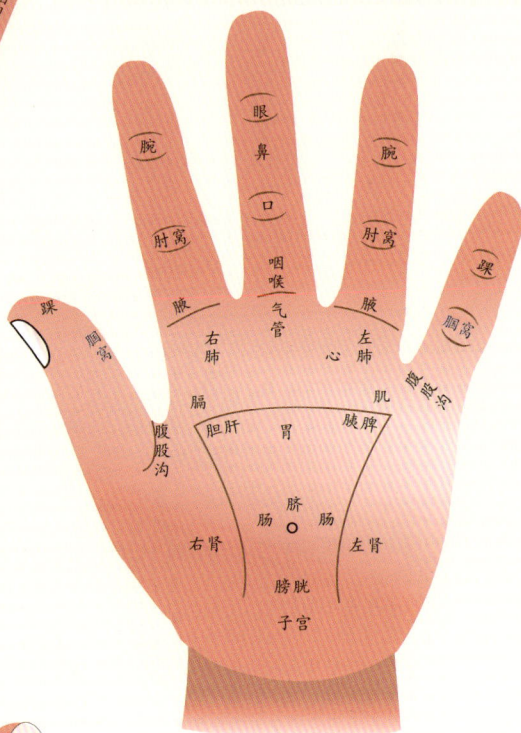

图 11　手经图脏器分布图（掌面）

腕
眼
鼻
口
腕
肘窝
咽喉气管
肘窝
踝
腋
右肺
心
左肺
肾盏点
胸窝
踝
膈
肌
胸窝
胆肝
胃
胰脾
腹股沟
脐
右肾
肠
肠
左肾
膀胱子宫
右肾

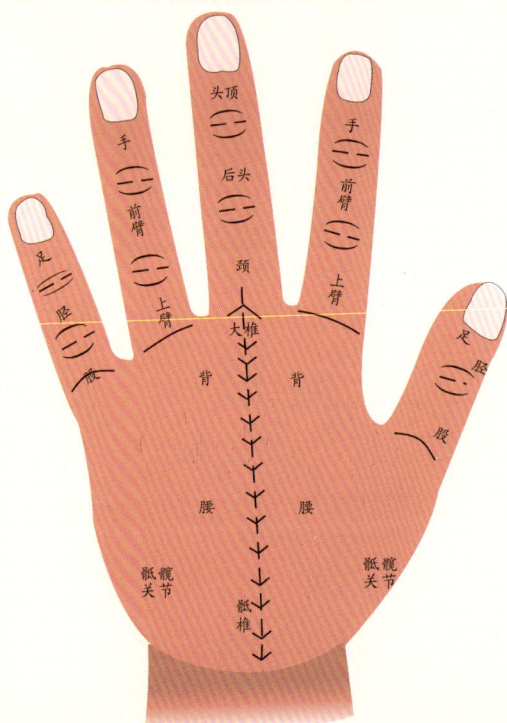

图 12　手经图脏器分布图（背面）

头顶
手
前臂
手
后头
前臂
上臂
颈
上臂
足
胫
大椎
背
背
足
胫
膝
腰
腰
膝
髋关节
骶椎
骶关节